高等职业教育创新与改革教材

中医护理

（供护理、助产专业使用）

主　编　曹　华
副主编　辛增辉　吴小凤
编　者　（以姓氏笔画为序）
吴小凤（广东岭南职业技术学院）
吴晶晶（广东岭南职业技术学院）
辛增辉（广东岭南职业技术学院）
陈静敏（广东岭南职业技术学院）
曹　华（广东岭南职业技术学院）

中国健康传媒集团
中国医药科技出版社

内容提要

本教材编写是以成果为导向，体现了高职高专院校教育特色；配套临床案例导入，理论与临床相结合；根据岗位需求设计教学内容，内容与护考无缝对接；配套目标检测习题，直击护考。内容涵盖中医护理学概论、中医基础理论、中医护理学基础、常用中医护理技术四个模块。

本教材主要供高职高专院校护理、助产及相关专业教学使用，同时也可作为护理工作者参考用书。

图书在版编目（CIP）数据

中医护理/曹华主编. —北京：中国医药科技出版社，2020.9
高等职业教育创新与改革教材
ISBN 978 - 7 - 5214 - 2014 - 2

Ⅰ. ①中…　Ⅱ. ①曹…　Ⅲ. ①中医学 - 护理学 - 高等职业教育 - 教材　Ⅳ. ①R248

中国版本图书馆 CIP 数据核字（2020）第 176586 号

美术编辑　陈君杞
版式设计　友全图文

出版　**中国健康传媒集团**｜中国医药科技出版社
地址　北京市海淀区文慧园北路甲 22 号
邮编　100082
电话　发行：010 - 62227427　邮购：010 - 62236938
网址　www. cmstp. com
规格　787 × 1092 mm $^{1}/_{16}$
印张　19 $^{1}/_{4}$
字数　429 千字
版次　2020 年 9 月第 1 版
印次　2022 年 6 月第 2 次印刷
印刷　三河市万龙印装有限公司
经销　全国各地新华书店
书号　ISBN 978 - 7 - 5214 - 2014 - 2
定价　78.00 元

前 言

PREFACE

《中医护理》是“高等职业教育创新与改革教材”之一，该教材根据教育部有关高等职业教育教材建设的文件精神和中医护理学教学大纲的要求编写而成。中医护理学是护理和助产专业的专业课程之一，是学生了解中医的一扇窗口。通过对本课程的学习，学生能运用中医药理论和技术指导临床护理工作，解决临床护理问题，为学生进入各级医疗机构，尤其是中医、中西医结合医疗机构及社区卫生保健和康复机构，打下坚实的基础。

本教材的内容包括中医护理学概论、中医基础理论、中医护理学基础、常用中医护理技术四大模块。本教材以成果为导向，充分体现了应用技能型人才培养理念，具有以下特色。

1. 内容精炼，重点突出。本教材编写突出高等职业教育的特点，遵循理论知识“必需、够用”为度，注重基本理论、基础知识、基本技术技能的培养；结合岗位需求，注重护理理论与实践相结合。

2. 编写体例多维化。本教材以培养学生职业能力为核心，首先明确学习目标，通过引入临床案例，激发学生学习的兴趣，培养学生理论联系实践的能力；其次，正文插入知识链接、考点提示模块，既突出重点，使主次分明，又拓展了学生的视野，启发了学生的思维；再次，每章内容结束后进行项目小结模块，培养了学生的整体观和系统化学习思维；最后，每章加上精心设计的目标检测，便于学生复习和自测。

3. 对接岗位，满足护考需求。本教材内容设计与护理岗位需求相结合，对接职业标准和岗位需求，同时无缝对接护士执业资格考试，设置考点提示和目标检测，同时满足相关岗位与考试需求。

本教材由曹华担任主编，具体编写分工如下：项目一、项目二、项目八、项目九由曹华编写；项目三、项目四、项目五由辛增辉编写；项目七、项目十二由吴小凤编写；项目六、项目十、项目十一由陈静敏编写；项目十三至项目十八由吴晶晶、曹华编写。

本教材中案例涉及的企业及个人仅为教学举例需要，不作商业推广用途，特此声明。

本教材虽经多次讨论和修改，但由于编者水平所限，不足之处在所难免，殷切希望同行及读者提出宝贵意见，以期不断完善。

编 者

2020 年 4 月

目 录

CONTENTS

模块一　中医护理概论

模块二　中医基础理论

模块三 中医护理基础

模块四 常用中医护理技术

模块一

中医护理概论

项目一　中医护理的发展简史

学习目标

知识目标

1. **掌握**　中医护理发展史上经典著作的主要内容及贡献。
2. **熟悉**　中医护理的发展简史。

能力目标

学会中医护理的基本思维方式。

案例导入

案例：《黄帝内经》是我国现存最早的中医经典著作，系统总结了西汉以前的中医理论。该书记载诸多护理方法，如“肝病禁辛，心病禁咸，脾病禁酸，肾病禁甘，肺病禁苦”“朝则人气始生，病气衰，故旦慧；日中人气长，长则胜邪，故安；夕则人气始衰，邪气始生，故加；夜半人气入脏，邪气独居于身，故甚也”“恬淡虚无，真气从之，精神内守，病安从来”。

问题：上述原文提及哪些中医护理方法？

几千年来，中医治病医、药、护不分，所以中医护理始终未能形成独立专业，有关护理方面的记述散见于浩瀚的历代中医文献之中。随着社会的发展和中医地位的提升，中医护理学逐步完善，发展成为一门具有独特的理论体系和操作技术的学科。

一、远古－春秋时期

早在远古时期，人类在生产生活过程中，为保护自己，适应环境变化，发明了钻木取火技术，用火烤熟食物，取暖散寒，避免生食对身体的伤害，治疗风寒导致的局部疼痛；摸索出用树叶或兽皮遮体以避寒邪，用泥土和树叶敷涂伤口；用抚摸按揉跌损仆伤，即最原始的按摩术。中医历来主张“三分治，七分养”，养即护理。最早的生活护理记载见于夏商时期《礼记》“头有疮则沐，身有疡则浴”等。《礼记》记载，“炮生为熟，令人无腹疾”，为食物的消毒灭菌提供了资料；《诗经》提出“凡食齐视春时，饭宜温也。羹齐视夏时，羹宜热也……春多酸，夏多苦，秋多辛，冬多咸”等饮食护理的内容；按摩疗法已成为殷商时期民间最常用的医护手段，如《枕中记·导引》有“顺发摩项良久，摩手以浴面目，久久令人明目，邪气不干”“常以两手拭面，令人面有光泽，斑皱不生”等记载。人类在这些本能的自身保护方法中，初步掌握了医药卫生及中医护理知识。

二、战国－两汉时期

考点提示

中医的四大经典著作。

成书于战国时期的《黄帝内经》，是现存最早的一部系统完整的医学典籍。全书分为《素问》和《灵枢》两部分，包括中医基础理论、诊断与辨证、养生、护理等方面的内容，系统论述了人体结构、生理、病理、疾病诊治、养生及生活起居护理、饮食护理、情志护理等内容，奠定了中医护理学的理论基础，对后世中医护理学的发展影响深远。

在生活起居方面，《黄帝内经》认为“人与天地相应也”，强调天人合一。《灵枢·五癃津液别》说：“天暑衣厚则腠理开，故汗出；寒留于分肉之间，聚沫则为痛；天寒则腠理闭，气湿不行，水下留于膀胱，则为溺与气。”《素问·四气调神大论》指出：“夫四时阴阳者，万物之根本也，所以圣人春夏养阳，秋冬养阴，以从其根，故与万物沉浮于生长之门。”《素问·移精变气论》有：“动作以避寒，阴居以避暑”。人们应顺应四时气候变化，注意生活起居护理，预防疾病的发生。《素问·上古天真论》指出：“法于阴阳，和于术数，食饮有节，起居有常，不妄劳作，故能形与神俱，而尽终其天年。”指出加强生活起居护理，劳逸结合，是养生防病的根本。

在饮食护理方面，《素问·脏气法时论》：“五谷为养，五果为助，五畜为益，五菜为充，气味和而服之以补益精气。”提出日常饮食应注意全面均衡，忌肥甘厚味。《素问·五常政大论》有：“大毒治病，十去其六……无毒治病，十去其九。谷肉果菜，食养尽之，无使过之，伤其正也。”指出食物与药物相辅佐，合理选择食物可以补充药力、减少药物的不良反应。

在情志护理方面，《黄帝内经》强调情志活动与脏腑功能密切相关，如“怒伤肝”“喜伤心”“思伤脾”“忧伤肺”“恐伤肾”。《素问·生气通天论》曰：“大怒则形气绝，而血菀于上，使人薄厥。”指出情志失调会导致气机紊乱，脏腑功能失调，诱发或加重病情。《素问·汤液醪醴论》言：“精神不进，志意不治，故病不可愈。”强调顺从患者之意愿，并取得患者的合作，是施行治疗、护理的前提。《内经》还记载了“恐胜喜”“怒胜思”“喜胜忧”“思胜恐”的情志相胜法及“告之以其败，语之以其善，导之以其所便，开之以其所苦。”的说理开导法等情志调护的方法。

在护理技术方面，《黄帝内经》记载了九针、气功、敷贴、导引、熏洗、按摩等中医护理基本技术。《素问·玉机真脏论》言：“今风寒客于人或痹不仁肿痛，当是之时，可汤熨及火灸刺而去之”，指出风寒邪入经络，麻痹肿痛，可用汤熨、火罐、艾灸、针刺等方法以散寒邪。从广义的角度来说，《内经》的九针是目前应用的注射针的雏形。经络学说与现代护理技术的注射法相结合，即为现在的水针疗法。《内经》的“熨法”，以后逐渐发展为药熨、汤熨、针熨、酒熨、铁熨、土熨等。热敷分为干热敷和湿热敷。干热敷与现代科学技术相结合发展为日光浴、光疗、电疗、磁疗及激光点穴等，这些都是根据经络系统的原理发展而来的。又如《灵枢·痈疽》第八十一，较详细地记载有关药物熏蒸的护理方法，其原理与现代较先进的蒸汽治疗机、熏洗治疗机是一致的。

我国现存最早的药物学专著《神农本草经》，载药365种，根据药物毒性的大小将其分为上、中、下三品，明确指出“疗寒以热药，疗热以寒药”的用药原则，为中药理论体系奠定了基础。书中指出用药要配合得宜、密切观察用药情况、记录其增效与减效、有毒与无毒的各种临床变化。认为服药时间和方法将直接影响药物效果的发挥，“病在胸膈以上者，先食后服药；病在心腹以下者，先服药而后食；病在四肢血脉者，宜空腹而在旦；病在骨髓者，宜饱满而在夜”，这些基本理论和用药护理原则，一直被后世沿用。

东汉末年张仲景所著的《伤寒杂病论》（包括《伤寒论》和《金匮要略》），在《黄帝内经》理论指导下，提出了系统的理、法、方、药辨证论治原则，奠定了中医辨证论治的理论体系，开创了中医辨证施护的先河，丰富了中医护理的内容。

《伤寒杂病论》在护理方面详细记载了药物的煎煮法、服药法、服药时间、服药后注意事项及饮食宜忌等。如对感冒属风寒表虚证者服桂枝汤，注明“以水七升，微火煮取三升，去渣，适寒温，服一升”，服药后应啜热稀粥一升余，以助药力”，并加衣被，观察微有汗出为佳，不可大汗淋漓，同时“禁生冷、粘滑、肉面、五辛、酒酪、臭恶等物”。

> **考点提示**
>
> 《伤寒杂病论》（《伤寒论》和《金匮要略》）开创了中医辨证施护的先河。

《伤寒杂病论》在饮食护理方面提出“脏病食忌、四时食忌、冷热食忌、妊娠食忌及合食禁忌”等内容，如《金匮要略·禽兽鱼虫禁忌并治》有“肝病禁辛、心病禁咸、脾病禁酸、肺病禁苦、肾病禁甘”等内容。明确提出了应辨证施食，如“所食之味，有与病相宜，有与身为害，若得宜则益体、害则成疾”。在饮食卫生方面指出“秽饭、馁肉、臭鱼，食之皆伤人”“肉中有米点者，不可食”“梅多食，坏齿”等。在当时，有如此严格的预防“病从口入”措施，实属难得。

《伤寒杂病论》在护理技术方面首创药物灌肠法，对津枯肠燥、大便秘结者，用蜜煎导通之，或用猪胆汁灌肠，以排出宿粪。此外还提出了“护治一体”疗法，如治百合病的洗身法，治狐惑病的熏洗法、烟熏法、坐药法，治咽痛的含咽法及点烙法等。对自缢、溺死等患者采用“一人以手按据胸上，数动之”的体外心脏按压等抢救技术，是世界上最早开展急诊复苏护理的典范。

后汉名医华佗以发明“麻沸散”用于外科手术闻名于世。首创了剖腹术，在手术过程中有完整的手术及护理方法；在古代气功导引的基础上，创编模仿虎、鹿、猿、熊、鸟五种动物姿态动作的“五禽戏”，把医疗、护理、体育三者融为一体，通过运动活动关节，防病治病，强身健体，开创了外科护理和康复护理的先河。

拓展阅读

四大经典著作

中医护理是随着中医学理论体系的形成与发展而发展起来的。中医学理论体系主要形成于战国至两汉时期。《黄帝内经》《难经》《伤寒杂病论》《神农本草经》等专著的相继问世标志着中医学理论体系的初步形成，为中医护理学确立了准则规范，被后世尊称为中医学的四大经典著作。

三、魏晋－隋唐时期

魏晋南北朝，历经隋唐至五代时期，随着政治、经济和文化的发展，在四大经典著作的指导下，众多名医辈出，名著问世，促进了中医护理的发展。

针灸学家皇甫谧根据《灵枢》并结合临证经验，编著了《针灸甲乙经》，发展了针灸疗法，阐述了针灸治疗的针刺和灸法的操作技术，使中医学更为丰富，也为中医护理工作增加了新的内容。

《脉经》是我国现存最早的脉学专著，集汉朝以前脉学之大成。将晋朝以前的诊脉方法、脉象所反映的病理变化以及脉诊的临床意义等许多重要文献资料收集保存了下来。书中阐明了脉理，比较了脏各部分的生理、病理脉象，分析了各种杂病及妇女、小儿的脉证，同时改进了寸、关、尺的诊脉方法，将脉象归纳为24种，并对每种脉象进行了具体描述，使脉诊法成为护理临床观察病情时的重要手段。

东晋著名道教医家葛洪所著的《肘后备急方》，记载了大量护理学方面的内容，是传染病、中医急救及中医内、外、妇、伤、五官等各科护理的代表作。书中描写的天花症状，以及对于天花危险性、传染性的描述，都是世界上最早的记载；《肘后备急方》还记载了有关内伤大出血患者护理的内容；首创了“口对口吹气法”抢救猝死患者的复苏术；首次使用竹板固定骨折法，开创了骨折小夹板外固定疗法的先河。《肘后备急方》用海藻治瘿疾，为世界上最早用含碘食物治疗甲状腺疾病的记载。

南北朝医家龚庆宣所著的《刘涓子鬼遗方》，是我国现存最早的外科专著，书中详细记载了外科疾病的诊治和护理，特别强调饮食护理、精神护理和生活起居护理的重要性。如在腹部开放性创伤、肠管脱出者纳入腹腔后的护理中应注意外敷药的干湿，干后即当更换。还提出“十日之内不可饱食，频食而宜少，勿使患者惊，惊则煞人”。

隋代巢元方所著的《诸病源候论》，是我国第一部病因病机证候学专著，对临证各科病候的病因、病机、症状、诊断进行了精辟的论述，书中有温热病观察记录和大量的养生导引方法，还记载了外科肠吻合术的步骤、方法、缝合以及术后护理等内容。例如在“消渴候”中记有“此肥美之所发，此人必数食甘美而多肥也”，提出了消渴病与过食肥甘有关，这与现代医学对糖尿病的病因研究，认为其与代谢失调有关极其相似。

《诸病源候论》还记载了伤寒病初愈患者的饮食禁忌，提出“夫病之新后，但得食糜粥，宁少食令饥，慎勿饱”，防止患者饮食不慎而导致旧病复发，对当今我们的护理工作仍有指导意义。

唐代孙思邈所著的《千金方》（包括《千金要方》和《千金翼方》），是我国首部医学百科全书。书中有“大医习业”与“大医精诚”两篇专论医德，对医护人员提出医德规范要求。妇儿护理方面详细叙述从妇人怀孕养胎、分娩及产褥期的护理。如妊娠妇人应“居处简静”、禁酒水及冰浆，分娩妇人的护理强调“特忌多人瞻视”，产后护理指出“妇人产后百日已来，极须殷勤”等；详细记载了“拭儿口”“治生不作声”“断脐”“哺乳”“育儿法”等新生儿护理的操作方法与步骤。他指出“天和暖无风之时，令母将儿于日中嬉戏。数令见风日，则血凝气刚，肌肉牢密，堪耐风寒，不致疾病。若常藏在帏帐之中，重衣温暖，譬犹阴地之草，不见风日，软脆不堪当风寒也”。对初生婴儿，他还指出“先以绵裹指，拔儿中口及舌上青泥恶血……若不急拭，啼声一发，即入腹成百病也”。小儿沐浴后，腋窝和阴部要扑上细粉，保持干燥，以防湿疹。在母乳喂养方面，有更丰富完整的护理内容。首先要求对喂奶的次数和量有一定的限制；乳母在喂奶时，先要把宿乳挤掉；强调乳母的饮食、精神状态、健康状况与小儿的身心发育关系密切，在乳母的选择上，指出狐臭、瘿瘤、疥疮、耳聋、鼻渊、癫痫等患者皆不宜。随着初生儿年龄的增长，强调要适当增加辅助食品等。护理技术方面，孙思邈首创了葱管导尿术，这一方法比1860年法国发明橡皮管导尿术早了1200年；发展了蜡疗和热熨法；提出了最早的“食毕当漱口数过，令人牙齿不败”等护齿、洁齿及口腔护理的方法。在精神调护方面，孙思邈提出“少思、少欲、少念、少事、少语、少笑、少愁、少乐、少喜、少怒、少好、少恶行”，要“莫忧思、莫大怒、莫悲愁、莫大惧”等，这为中医护理学中的情志护理增添了不少内容。养生保健方面，孙思邈强调“预防为主”，对按摩、饮食、起居护理等方面有精辟阐述，强调有病痛应早诊治，早用按摩等疗法进行护理，如“食毕当步行踌躇，则食易消……饮食即卧，乃生百病”“饥忌浴，饱忌沐”“湿衣及汗衣皆不可久着”“浴沐后不得触风冷”等。

唐代王焘所著的《外台秘要》注重传染病的病情观察与护理，如在对黄疸病的病情观察中指出“每夜小便里浸少许帛，各书记日，色渐退白则瘥”，是世界上最早的“实验观察法”。传染病的护理中，有“禁止带菌人进入产房”和“不得令家有死丧或污秽之人来探”等护理探视制度。关于肺结核的叙述，认为肺结核患者下午均可出现潮热、盗汗、身体日益消瘦的症状，假如见到有腹水的出现则是病情极为严重的证象。他还详细地描写了天花的症状，对发疹、起浆、化脓、结痂的全部过程都作了明确的说明，并能根据痘疹的色泽和分布的情况，对患者预后作出判断。

四、宋金元时期

科技的发展带动了医学的进步，尤其是印刷术的发明，为医学著作的传播、整理和研究创造了便利条件，推动了中医护理学的发展，使医学著作颇丰。

《太平圣惠方》是北宋前最大官修方书，全面系统反映了北宋初期以前医学发展的水平。书中的“中药成药的保管”对现代药物保管和使用仍有指导作用。该书提出服药的原则是“食气消即进药，药气散即进食”；汤药的冷热指出“凡服汤，欲得稍热服之则泻消，下若冷则呕吐不下；若太热则伤人咽喉，务在用意”。

宋代陈自明所著的《妇人良方大全》，是我国现存最早具有系统性的妇产科专著。记载了“胎杀避忌产前将护法”“妊娠随月数服药及将息法”“产后将护法”“产后调理法”等，对孕妇护理、孕妇用药禁忌、产褥期护理及产后病证护理等方面均进行了翔实的阐述。

这一时期医学百花齐放，有著名的金元四大家，即“寒凉派”的刘完素、“攻下派”的张子和、“补土派”的李东垣和“养阴派”的朱震亨。刘完素提出“五志过极皆为热甚”，注重心理护理。张子和在《儒门事亲》里详细记载了运用坐浴疗法治疗脱肛的护理技术，即“脱肛，大肠热甚，用酸浆水煎三五沸，稍热涤洗三五度，次以苦剂坚之，则愈”。李东坦提出了“内伤脾胃，百病由生”的观点，提出“安养心神，调治脾胃”，主张“不宜常服淡渗利尿之方药，不宜吃酸、咸、苦、辛等食物，以防损伤脾胃的元气”。朱丹溪把“摄护阴精”作为治疗和养生保健的主要原则，倡导“养生”“茹淡”等生活起居护理。

> **考点提示**
>
> 金元四大家是指刘完素、张子和、李东坦、朱震亨。

金元时期的著名医家也相当重视养生保健和饮食调护。元朝忽思慧所撰《饮膳正要》是中医营养学的代表著作，该书提出了养生避忌、妊娠食忌、乳母食忌、饮食避忌以及各种珍奇食品的食用，对养生与医疗的关系都有叙述。如“补下元，理腰膝，温中顺气”用苦豆汤；“治胺背疼痛，骨髓虚损、深重气乏”用生地黄鸡；“治脾胃虚弱，泄泻久不瘥者”用鲫鱼羹等。这些食物强壮身体、延年益寿，是预防和治疗疾病的良药，又是鲜美可口的佳肴。该书同时对饮食卫生提出了护理具体要求，提倡“先饥后食，勿令过饱”“不可饱食而卧，尤其夜间不可多食”“勿食不洁或变质之物”，饮酒适量，“不可大醉”，注意口腔卫生“食毕宜用温水漱口，睡前刷牙”等。这些养生方法至今仍沿用。

五、明清时期

明清时期，中医护理的理论与实践逐渐成熟，并向独立、完整的体系发展。特别是对传染病护理、老年护理、产后护理形成了系统的理论和方法。

明朝冷谦所著的《修龄要旨》阐述了“四时调摄”“起居调摄”“延年六字总决”“四季却病歌”“长生一十六字诀”“十六段锦”“八段锦法”“导引歌诀”“却病八则”等内容，对古人养生修炼的经验进行了整理和总结。

明清时期瘟疫流行，促进了温病学的发展，在疫病的理法方药、病情观察和护理方面，积累了丰富的经验。明末著名医家吴又可所著的《瘟疫论》是我国第一部急性传染病专著，提出“戾气说”，是17世纪在传染病因学上的卓越创见，反映了当时防治急性热病的丰富经验和理论知识。在护理方面，通过"论食""论饮""调理法"3篇专论，详细论述了瘟疫病的护理措施，如"饮服西瓜汁、梨汁、蔗浆，用井水、冷水或雪水擦浴"等。清代叶天士所著的《温热论》，系统阐明了温病发生、发展的规律，提出温病卫、气、营、血四个阶段辨证论治和辨证施护的纲领，并总结温病察舌、验齿、辨斑疹的病情观察法。清代著名医家吴鞠通所著的《温病条辨》，详细记载了瘟病患者的口腔护理、饮食护理等方面内容，如"以新布蘸新汲凉水，再蘸薄荷细末，频擦舌上""胃液干燥，外感已净者，牛乳饮主之"等。这一时期，由于传染病的流行，在预防交叉感染、消毒灭菌和预防接种方面有了突破性的进展。如对患传染病的患者衣服用蒸汽消毒法处理，对于空气消毒可以通过焚烧檀香、沉香之类的药物，而且还可以除室内异味，使空气清香。

张景岳的《景岳全书》提出了独到的养生思想，指出"天之大宝，只此一丸红日；人之大宝只此一息真阳"。认为阳气是人体阴阳矛盾中的主导方面，原因是万物之生由乎阳，万物之死亦由乎阳。人之生长壮老，皆由阳气为之主，精血津液之生成，皆由阳气为之化。基于阳气为主导的思想，他又指出"阳强则寿，阳衰则夭"，从而提出阳气的盛衰关系着人之寿夭的论点。张景岳在这方面的详尽论述，是对医学理论的推进与深化。他在《景岳全书》中写道："凡伤寒饮食有宜忌者，不欲食，不可强食，强食则助邪。"说明饮食护理的重要性。

明代著名医药学家李时珍，以毕生精力，亲历实践，广收博采，实地考察，对本草学进行了全面的整理，历时27年，编成《本草纲目》。他不但能看病，还亲自采药，为患者煎药，甚至给患者喂药，并指导患者家属或弟子对患者实施护理。《本草纲目》指出："煎药须用小心老成人，以涤罐密封，新水活火，先武后文，如法服之，未能不效者。""凡煮药，欲微火令小沸……用水一斗，煮取四升以此为准……温汤勿用铁器，服汤宁小沸，热则易下，冷则呕涌。""而煎药者鲁莽造次，水火不良，火候失度，则药亦无功。"对煎药、服药提出了严格要求。

清代钱襄所著的《侍疾要语》，是我国现存最早的中医护理学专著。该书叙述了饮食护理、生活起居护理和老年病患者的护理要点，强调情志护理对于患者康复的重要性，认为长寿与起居、饮食、锻炼和情志修养有关。

六、近、现代时期

自鸦片战争以后，中国逐步沦为半封建半殖民地社会，随着西方医学在我国的广泛流传和渗透，以及政府采取了一系列限制中医乃至消灭中医的措施，致使中医及中医护理的发展举步维艰。这一时期的中医护理是前一时期的自然延续，但在延续中也融入了一些新的理念。随着西方列强文化侵略的逐步深入，帝国主义开始在我国各通商口岸和大都市开设了医院。最初这些医院里的护士全由外籍人士担任，后来各医院根据需要也招收少量的中国学员，培养她们担任护理工作，这可能是我国最早出现的护士。20世纪初，各西方国家教会，政府甚至个人在中国设立的医院护士学校日益增多，1890－1915 年，仅教会学校就有 23 所，护士学校、药学校及助产学校 36 所。其中由各国教会合办的北京协和医科大学（1915 年）和齐鲁大学医学院（1916－1917 年）所附设的护士学校在全国有影响。中医药学在坚持自身特色的同时也积极吸取西方医学的经验，一些有识之士大力推进中医教育，相继创办了许多中医学校、中医院。中医学校、医院的建立，对中医护理的发展起到了积极的推动作用。

张锡纯受时代思潮的影响，萌发了衷中参西的思想，于是潜心医学。在沈阳开办立达中医院，并担任院长，提倡中西医合作；开办天津“国医函授学校”，设立“中西汇通医社”，培养后继人才。他比较中西医学，认为各有长短，因而又自学西医，吸收西医之长处以补中医之不足，完成《医学衷中参西录》。张锡纯还“不避劳苦，自奉甚俭，常念学与年俱进，终生治学不辍”。《医学衷中参西录》是其一生治学临证经验和心得的汇集，使人看到了其精湛的医术与仁厚之人品。

1929 年（中华民国 18 年），岑炳璜出版了《医药卫生录》，在精神护理方面认为，人患病时应心情平和，对人对己均应宽容，对世事应淡然处之，要善于自我调节，自我解脱，这样才能尽快痊愈。《医药卫生录》还对病室提出了严格要求，要求病室收拾清洁，患者脱换衣服使用器皿须另置别处；瘟疫患者应分房别舍，与健康人隔离；瘟疫患者的病室更应保持清洁，窗户常开，还要用消毒药水洒扫室内，以阻断传染源，控制瘟疫的蔓延。

1949 年后，中医药事业得以快速发展，各地各级中医院不断成立，中医开始了严格的医护分工。中医护理经过了漫长的历史阶段，在高科技日新月异飞速发展的今天，中医护理仍以它扎实的理论基础、简便独特的技术手段、奇特的效果而深受广大患者喜爱。中医护理经过历代的发展，近几十年来已经日益成热和完善，并逐步走向科学化和现代化。目前，全国各地的中医院借现代化医院的管理手段，使医院的护理管理走向科学化、规范化。在临床护理中运用中医辨证施护的方法和传统护理技术对患者实施护理，结合现代化护理模式，吸收传统理论中的精华，逐步形成现代中医护理理论。20 世纪 60 年代初，南京举办第一期中医护理培训班并出版了第一部系统的中医护理专著《中医护理学》，标志着中医护理已走向新时代。继而中医护理的各种专著相继出版，如《中医护理学》《中医辨证护理学》《中医护理学基础》《中医内科护理学》《中医妇科护理学》《中医儿科护理学》《中医外科护理学》《中医护理手册》等，体现出中医护理理论的充实与临床护理实践的总结已达到一定的水平。中医护理的科学研究工作正在全国各地蓬勃开展，学术研究气氛日益浓厚，学术水平不断提高。中华护理学会于 1986 年成立了“中医、中西医结合护理学术委员会”，创办了《中医护理报》，组织并指导中医护理的学术研究，对中医护理的发展以及临床辨证施护的研究进行深入探讨，挖掘与整理中医护理古籍，将现代护理学的理论与操作技术及传统中医护理理论与技术相结合进行研究与实验，使中医护理理论更加完善、系统、丰富，逐渐形成一个独立、完整、系统的科学理论体系，标志着中医护理作为一门学科其理论体系日臻完善。目前，中医护理教育事业发展迅速，大学本科、高等专科、中等专业学校、网络大学等各种类型中医护理教育，等待有志于中医护理事业的人去选择。中医护理学术水平和职业素质正在逐步提高。一批批高学历、高职称、年轻化、富有献身精神的专业技术人才源源不断地充实在中医临床护理和教学科研岗位上。中医护理学在中医药学发展中的地位和作用正日益受到国际护理界的关注，我国大陆与台湾、香港地区的学术交流也日益增多。随着中医药事业的日益兴旺，随着现代科学技术的迅猛发展，中医护理将继承和发扬祖国医药学遗产，并汲取现代护理的新理论、新技术，向着更高的水平发展，为广大人民的身心健康作出更大的贡献。

项目小结

中医护理的发展经历了几千年的发展，已经形成了一个独立、完整、系统的科学理论体系，并且日臻完善。《黄帝内经》《难经》《伤寒杂病论》《神农本草经》等专著的相继问世标志着中医学理论体系的初步形成，为中医护理学确立了准则规范，被后世尊称为中医学的四大经典著作。随着现代科学技术的迅猛发展，中医护理将继承和发扬祖国医药学遗产，并汲取现代护理的新理论、新技术，向着更高的水平发展。

目标检测

一、单项选择题

1. 我国现存最早的一部医学专著是（　）。
   A.《黄帝内经》　　B.《肘后备急方》
   C.《诸病源候论》　　D.《伤寒杂病论》
2. 我国医学史上，开创临床辨证施护先河的著作是（　）。
   A.《黄帝内经》　　B.《肘后备急方》
   C.《诸病源候论》　　D.《伤寒杂病论》
3. 首创剖腹术的名医是（　）。
   A. 华佗　　B. 李时珍
   C. 孙思邈　　D. 叶天士
4. 首创中医灌肠法解决便秘的著作是（　）。
   A.《内经》　　B.《伤寒杂病论》
   C.《千金翼方》　　D.《肘后备急方》
5. 现代注射法的雏形是（　）。
   A. 毫针　　B. 三棱针
   C. 九针　　D. 皮肤针
6. 被称为外科“鼻祖”的人物是（　）。
   A. 张仲景　　B. 王叔和

C. 李时珍　　D. 华佗

7.《本草纲目》的成书时代是（　）。

A. 后汉　　B. 唐朝

C. 宋朝　　D. 明朝

8. 以下属叶天士所著的著作是（　）。

A.《瘟疫论》　　B.《温热论》

C.《妇人大全良方》　　D.《脾胃论》

9. 孙思邈首创用细葱管导尿，比法国发明橡皮管要早（　）。

A. 100 年　　B. 1000 年

C. 1200 年　　D. 1500 年

10. 提出“乳母在哺乳时，先要把宿乳挤掉”这一观点的著作是（　）。

A.《黄帝内经》　　B.《千金方》

C.《伤寒论》　　D.《金匮要略》

11. 吴又可所著的著作是（　）。

A.《瘟疫论》　　B.《温热论》

C.《伤寒论》　　D.《脾胃论》

二、简答题

1. 中医四大经典著作是哪些？

2. 金元四大家是指哪四位？

项目二　中医护理的基本特点

学习目标

知识目标

掌握　中医护理的基本特点。

能力目标

具备将整体观念、辨证施护应用于护理工作中的能力。

案例导入

案例：患者一，男，35 岁，1 天前因天气突然变冷淋雨受凉，出现恶寒重、发热轻症状，诊断为风寒感冒；患者二，女，32 岁，因气候炎热出现恶寒轻、发热重，诊断为风热感冒。

问题：1. 二位患者的护理方法是否相同？

2. 请解释护理方法相同或不同的原因。

中医护理的理论体系是在经过长期反复的临床实践，在唯物论和辩证法思想的指导下，逐步形成的。

一、整体观念

考点提示

中医护理的基本特点：整体观念、辨证施护。

整体观念作为中医学的方法论和指导思想，贯穿于中医生理、病理、诊法、辨证、治疗等整个中医理论体系之中，是指导中医护理工作的重要理论。整体就是统一性和完整性。整体观念是中医学对自身完整性和人与外部环境统一性的认识。认为人体是一个有机的整体，人与自然环境、人与社会环境密切相关。

拓展阅读

《黄帝内经》的整体观念

《黄帝内经》强调整体观念。认为人体是一个统一的整体，如五脏与六腑，有着表里相合的关系，《灵枢·本藏》说“肺合大肠，大肠者，皮其应……”，尤其强调人与自然的息息相通，如《灵枢·岁露》指出："人与天地相参也，与日月相应也。"亦非常重视社会环境对人的影响，如《素问·上古天真论》指出："虚邪贼风，避之有时，恬淡虚无，真气从之，精神内守，病安从来"。

（一）人体是一个有机的整体

中医学认为，人体以五脏为中心，通过经络"内联脏腑、外络肢节"的作用，把五脏、六腑、五体、五官五窍、四肢百骸等有机地联系起来，构成一个表里相连、上下沟通、密切联系、协调共济、井然有序的统一整体，在精、气、血、津液的参与下共同完成机体统一的功能活动。构成人体的各个组成部分之间，在结构上不可分割，功能上互相协调、相互为用，在病理上相互影响。

因为人体一旦发病，脏腑之间、脏腑与体表组织器官之间必然相互影响，所以，通过诊察五官、形体、色脉等外在变化，可以了解内在脏腑的病变，从而做出正确的诊断。同样，某些体表的病变，可以采取调整脏腑功能的治法，而脏腑的病变也可以采取外治的方法。临床护理中可以通过各脏腑与五官、肌肉、皮毛、筋脉、四肢百骸之间的关系，观察病情变化，有针对性地进行护理。如心在体合脉，开窍于舌，其华在面，与小肠通过经络联系互为表里。心火亢盛者循经可见心火上炎之口舌生疮、心烦、面赤、脉数外，尚可见心火下移小肠所致小便短赤、涩痛症状，临床护理中应从整体观念出发，除了口舌生疮的局部护理外，还必须进行清心泻火，方能收到良好的疗效。

（二）人与自然环境息息相关

人与自然界息息相关。人生活在自然中间，自然界存在着人类赖以生存的必要条件。人适应自然界的变化而生存，中医称之为"人与天地相应"。《灵枢·岁露》称："人与天地相参也，与日月相应也。"认为人体是一个小天地，是与自然界不可分割的相互协调的统一体。

自然界的时令交替、气象变迁、环境改变，均可以使人体产生一定的反应或适应。如自然界有春温、夏热、长夏湿、秋燥、冬寒等气候变迁，各种生物受其影响，有春生、夏长、秋收、冬藏的变化，为了与自然界相适应，人体也有类似变化。当春夏阳气发泄时，人体气血容易趋向于表，表现为皮肤松弛、多汗少尿；当秋冬阳气收藏时，人体气血容易趋向于里，表现为皮肤致密、少汗多尿。人体对自然界的适应还表现在地理环境、居住条件等许多方面。自然界的变化如果超出人体的适应能力，或者由于人体的功能失常，不能对自然界的变化作出适应性调节，就会发生疾病。人体发病往往具有季节特点，如春季多温病、夏季多泻痢、秋季多燥证和疟疾、冬季多伤寒。又如我国江南多湿热，人体腠理比较稀疏；西北多寒燥，腠理多致密。人们习惯了长期居住的环境，一旦易地而处，对气候、时差、水土不易适应，就有可能生病。在护理方面，西北地区应少用寒凉之品，多补充水分；东南之地应慎用辛热之药，保持居室干燥通风。

（三）人与社会环境密切相关

人是社会的组成部分，人能影响社会，社会的变化对人也产生影响。其中影响最明显的是社会的进步与落后、社会的治与乱，以及人的社会地位变化。社会进步，经济发达，物资供应充足，医疗保健条件较好，人们的健康水平就较高。国泰民安，人们生活规律，抵抗力强，就不易得病；而社会大乱，人们生活不安宁，抵抗力就会降低，各种疾病就容易流行。社会地位的变化，家庭、婚姻、人际关系的影响，会给人们带来生活及心理的变化，也会对人体的健康产生影响。在护理工作中，不但要做好患者本身的护理，还要注意其家庭、社区、社会等方面对患者的影响，并给予相应的护理指导。

二、辨证施护

辨证施护是中医认识和护理疾病的基本法则，也是中医护理学的基本特点之一。

辨证，就是将望、闻、问、切所收集的症状与体征，通过分析、综合，辨清其疾病的病因、性质、部位和邪正之间的关系，从而概括判断为某种证候。施护，就是根据辨证的结果，确定相应的护理方法。辨证是决定施护的前提和依据，施护是辨证的目的和手段。辨证施护的过程，就是认识疾病和护理疾病的过程。辨证与施护，是诊治和护理疾病过程中相互联系、不可分割的两个方面，是理论和实践相结合的体现，是理、法、方、药在临床上的具体应用。辨证施护涉及“病”“症”“证”的内容，只有正确认识“病”“症”“证”的含义，才能理解辨证施护的实质及临床意义。

“病”，即疾病，是指有特定病因、发病形式、病机、发展规律及转归的一种完整的过程，如感冒、中风、胸痹等。

“症”，是症状和体征的总称。症状是患者主观感觉到的不适或病态改变，如发热、口渴、头痛、尿频、便秘等；体征是医生通过检查患者获得异常征象，如咳声重浊、舌红苔黄腻、脉弦数等。症是疾病过程中的个别表面现象，不能完全反应疾病的本质。

“证”，是指证候，是机体在疾病发展过程中某一阶段的病理概括。包括病因、部位、性质、病势、邪正关系等。如风热犯肺证、肝气郁结证等。证候能反映出疾病发展过程中某一阶段病理变化的本质，因而比“症”更全面、更深刻、更正确地揭示了疾病的本质，也比“病”更具体、更贴切。

辨证施护是整体观念在护理工作中的体现，是中医护理的精华，是指导中医护理的基本原则，是护理过程中的重要环节。由于一个疾病的不同阶段可以出现不同的证候，而不同的疾病有时在其发展过程中却可以出现相同的证候，因此，临床护理时应采取同病异护、异病同护的方法。

同病异护，是指对同一种病，由于发病时间不一、地域不同、体质差异或疾病的发展阶段不同，所表现出的症候不同，采取不同的护理方法。如感冒有风寒感冒证、风热感冒证之别。风寒感冒证用辛温解表的护理原则，注意防寒保暖，饮食药物宜偏热服，忌食生冷寒凉；风热感冒证用辛凉解表的护理原则，注意起居通风，饮食宜清淡易于消化，忌食辛辣油腻食物。

异病同护，是指对不同疾病在发展过程中表现出相同证候则采取同一种护理方法，如久泻、久痢、子宫下垂、胃下垂、脱肛等不同的疾病，若均为中气下陷证导致，则均采用补中升提的护理原则，给予黄芪、升麻等补中益气、升阳举陷中药及健脾益气饮食。

项目小结

中医护理基本特点包括整体观念和辨证施护。整体观念是中医学对自身完整性和人与外部环境统一性的认识。临床护理中应从整体观念出发，有的放矢地进行护理。辨证施护，就是将望、闻、问、切所收集的症状与体征，通过分析、综合，辨清其疾病的病因、性质、部位和邪正之间的关系，从而概括判断为某种证候，确定相应的护理方法。临床护理时应注意同病异护、异病同护的区别。

目标检测

一、单项选择题

1. 中医护理的基本特点是（　）。

A. 五脏为中心的整体观　　B. 阴阳五行和脏腑学说

C. 整体观念和辨证施护　　D. 望闻问切和辨证施护

2. 中医学认为人体是一个以（　）为中心的有机整体。

A. 五脏　　B. 六腑

C. 奇恒之腑　　D. 五体

3. 中医护理疾病重要的是看（　）。

A. 症候　　B. 疾病

C. 证候　　D. 体征

4. “对于一个疮疡的患者，不仅要看到邪毒局部侵入的情况，还要观察患者的舌脉和形体，考虑是否存在消渴的全身病变”，此法最符合中医护理基本特点中的（　）。

A. 天人合一　　B. 人体是有机的整体

C. 人和自然相互关联　　D. 辨证施护

5. 为全面展开对患者的护理，中医护理的核心是（　）。

A. 对症护理　　B. 辨病护理

C. 辨证施护　　D. 异病同护

6.《素问·气交变大论》云：“上知天文，下知地理，中知人事，可以长久”，高度概括了中医护理基本特点中的（ ）。

A. 人体是一个有机的整体　B. 人和大自然息息相关

C. 辨证的原则　D. 整体治疗和护理

7. 中医学整体观念的内涵是（ ）。

A. 人是一个有机整体

B. 自然界是一个整体

C. 季节晨昏对人体有影响

D. 人是一个有机的整体，人与外界环境的统一性

8. 治疗护理脱肛、胃下垂不同病证均采取升提中气法，属于护理原则的（ ）临床应用。

A. 异病同治（护）　B. 同病异治（护）

C. 标本兼护　D. 寒因寒用

9. 王某，男，20 岁，恶寒发热、无汗、头身痛、鼻流清涕、咳吐稀痰，苔薄白，脉浮紧。李某，女，34 岁，发热重、恶寒轻，头痛、咽喉肿痛，舌尖红、苔薄黄、脉浮数。二者都诊断为“感冒”，但护理人员告诉王某应多食辛味发散食物，如生姜、葱白，多饮开水，而告诉李某某宜多食凉润之品，如西瓜、绿豆粥等。这符合护理原则中的（ ）。

A. 护病求本　B. 三因制宜

C. 同病异护　D. 异病同护

10. 中医学的“证”不包括下列（ ）。

A. 病因　B. 病性

C. 病位　D. 病的表现

11. 中医护理学诊断和护理疾病的基本原则是（ ）。

A. 整体观念　B. 辨病施护

C. 辨证施护　D. 对症护理

12. 辨证施护的过程就是（ ）。

A. 认识疾病的过程

B. 同病异护的过程

C. 异病同护的过程

D. 认识疾病和护理疾病的过程

二、简答题

1. 什么是辨证施护？

2. 如何理解人体是一个有机的整体？

3. 人和自然界的统一性表现在哪几个方面？

4. 什么是中医的“病”“症”“证”？

模块二

中医基础理论

项目三　阴阳五行

学习目标

知识目标

1. **掌握**　阴阳的概念和阴阳学说的基本内容；五行的概念和五行学说的基本内容。

2. **熟悉**　阴阳的特性；五行的特性。

能力目标

1. 会对事物进行阴阳、五行归类。

2. 会在临床案例中应用阴阳、五行学说来辨证施护。

案例导入

案例： 李某，女，40岁，工人。患者咳嗽2年余，证见其经常气逆胁痛，咳嗽阵发性加剧，咽干少痰，咳嗽时面红目赤，伴见口苦、心烦，甚至痰中带血，舌苔黄薄少津，脉弦数，左侧关脉尤甚。

问题： 1. 该病从阴阳学说的角度属阴证还是阳证？

2. 该病病在哪些脏腑？在五行上有何关系。

阴阳五行学说，属于中国古代哲学的范畴，是人们用以认识和解释物质世界发生、发展和变化规律的宇宙观，是构建中医学理论体系的基石。

阴阳五行学说被运用到中医学以后，从始至终一直贯穿于中医理论体系中，成为中医学的精髓和重要组成内容，并用作分析和归纳人体生理学及病理学的工具，是用来预防、诊断和治疗疾病的依据，是理解和掌握中医学理论体系的一把钥匙。

任务一　阴阳学说

阴阳学说，属于中国古代哲学理论范畴，阴阳的对立统一是天地万物运动变化的根本规律。中医学以阴阳对立、互根、消长、转化等规律，阐释人体的生命运动，分析疾病发生、发展和变化的机理，并指导疾病的诊断和防治，成为中医学理论体系的哲学基础，对中医学理论体系的发展有着极为重要的影响。

一、阴阳的基本概念

阴阳，指事物或事物之间相互对立的两种基本属性，既可表示一事物内部相互对立的两个方面，又可表示相互对立的两种事物或现象。

阴阳的概念起源于远古时期。人类对自身及自然现象的观察，特别是对人类生活、生产影响最大的太阳出没、月亮变化等明暗交替的天象观察，由此形成阴阳最初含义，即向日为阳、背日为阴。《说文解字》说："阴，暗也。水之南，山之北也。""阳，高明也。"朝向日光、明亮者为阳；背向日光、晦暗者为阴。随着对自然现象的观察不断扩展，阴阳的含义逐渐引申，如天地、上下、明暗、寒热、动静等。

> **考点提示**
>
> 阴阳的概念及其引申含义。

《素问·阴阳应象大论》说："阴阳者，天地之道也，万物之纲纪，变化之父母，生杀之本始，神明之府也。"阴阳作为哲学名词，是一个抽象的概念。阴阳是自然界的法则和规律，世界万物运动变化的纲领和根本，贯穿事物新生消亡的始终，是事物发生、发展和变化的内在动力。应用阴阳学说分析事物和现象，凡是具有对立相反又相互关联的事物和现象或一事物内相互对立的两个方面，都可用阴阳来概括。如以天地而言，则天为阳、地为阴；以人而言，则男为阳、女为阴；以气血而言，则气为阳、血为阴等。

事物的阴阳属性并不是一成不变的。其一，在一定条件下，事物的阴阳属性可以发生相互转化，阴可以转化为阳，阳也可以转化为阴。如寒证和热证的转化：属阴的寒证在一定条件下可以转化为属阳的热证；属阳的热证在一定条件下也可以转化为属阴的寒证。其二，阴阳之中复有阴阳，即阴中有阳，阳中有阴。如昼为阳，夜为阴。白昼的上午与下午相对而言，则上午为阳中之阳，下午为阳中之阴；夜晚的前半夜与后半夜相对而言，则前半夜为阴中之阴，后半夜为阴中之阳。其三，阴阳属性随比较对象而变。事物的阴阳属性是通过对立双方比较而划分的，若比较的对象发生了改变，事物的阴阳属性可随之发生改变。如人体内六腑与五脏分阴阳，六腑主传泻水谷属阳，五脏主内藏精气属阴；六腑与四肢比较，则六腑居内为阴，四肢在外为阳。

事物的阴阳属性，依据阴阳各自的属性特征进行类比区分。凡是具有运动的、外向的、上升的、弥散的、温热的、明亮的、兴奋的等特性的事物和现象，都属于阳；相对静止的、内守的、下降的、凝聚的、寒冷的、晦暗的、抑制的等特性的事物和现象，都属于阴（表3-1）。

表3-1　事物阴阳属性归类表

属性	空间					时间	季节	温度	湿度	重量	性状	亮度	运动状态			
阳	上	外	左	南	天	昼	春夏	温热	干燥	轻	清	明亮	上升	运动	兴奋	亢进
阴	下	内	右	北	地	夜	秋冬	寒凉	湿润	重	浊	晦暗	下降	静止	控制	衰退

水与火这一对事物具备了寒热、动静、明暗的特性，集中反映了阴阳的属性，成为事物划分阴阳属性的标志。《素问·阴阳应象大论》说："水火者，阴阳之征兆也"。

二、阴阳学说的基本内容

阴阳学说是以阴阳的对立统一和相互作用阐释宇宙间万物的生成、发展和变化的根本规律，其主要内容包括阴阳对立、阴阳互根、阴阳消长、阴阳转化等方面。

（一）阴阳对立

考点提示

阴阳学说的基本内容。

阴阳对立，指阴阳"一分为二"，即对峙、相反的关系，如水与火、寒与热、动与静、上与下、左与右等。阴阳对立的形式，通过阴阳之间的相互斗争、相互制约而发挥作用。阴可制约阳，阳能制约阴。如春、夏、秋、冬四季有温、热、凉、寒的气候变化，春夏之所以温热，是因为春夏阳气上升抑制了秋冬的寒凉之气；秋冬之所以寒冷，是因为秋冬阴气上升抑制了春夏的温热之气的缘故。阴阳相互制约是自然界四时寒暑往复变化的根源。人体正常生理活动具有兴奋和抑制的两种状态，即兴奋为阳，抑制属阴，彼此相互制约。昼则阳制约阴，人处于兴奋清醒状态；夜则阴制约阳，进入安静睡眠状态。

阴阳对立制约的意义，在于防止阴阳的任何一方不至于亢盛为害，以维持阴阳之间的协调平衡。阴阳双方始终处于矛盾运动之中，在一定的限度内，由于阴阳双方相互斗争和相互制约的作用，才能够使阴阳的任何一方既无太过，也无不及，从而实现事物或现象内部及其相互之间的动态平衡，才能生生不息。如果阴阳双方中的一方过亢，对另一方制约太过；或阴阳双方中的一方不及，不能制约对方，则阴阳之间的对立制约关系失调，彼此之间的动态平衡被破坏，则会导致疾病产生。

（二）阴阳互根

阴阳互根，指相互对立的阴阳两个方面，具有相辅相成、相互依存的关系，即"阳根于阴，阴根于阳"。阳的根本在阴，阴的根本在阳，双方互为存在的前提，互为根本的阴阳双方具有相互资生、促进和助长的作用。如《素问·阴阳应象大论》说："阴在内，阳之守也；阳在外，阴之使也。"概括阴阳相互依存，不可分离的关系。阴精主内，阳气主外；阴精为阳气固守提供物质基础，阳气为阴精生成给予功能保证。阴阳和谐，脏腑经络功能正常，气血运行有序，形肉血气相称，则人体保持健康状态。

阴阳互根的意义，在于阴阳始终处于统一体之中，每一方都以对方的存在作为自身存在的前提和条件，任何一方都不能脱离对方而单独存在。例如，春夏为阳，秋冬为阴，没有春夏，就无所谓秋冬；没有秋冬，就无所谓春夏。寒为阴，热为阳，没有寒，就无所谓热；反之亦然。阴不可无阳，阳不可无阴，阴阳双方密不可分。

（三）阴阳消长

阴阳消长，指阴阳双方不是静止不变的，而是处于不断消减和增加的运动变化之中。古代哲学家认为，阴阳双方始终处于运动变化中，阴长阳消，阳长阴消。阴阳双方彼此的消减与增加的变化在一定的范围、限度、时空之内，保持着动态平衡。正是由于阴阳的消长变化，自然万物才能够维持相对、动态的平衡。

阴阳消长的意义，在于维持阴阳双方在一定的限度内，属于正常状态。例如，自然界的寒热温凉、人身的气血阴阳，始终处在阴阳消长不断地运动变化之中，消而不偏衰，长而不偏亢，维持在一定范围之内，保持相对的动态平衡。自然界体现在正常气候变化，人体则体现在正常的生命活动。因此，阴阳消长是绝对的，阴阳平衡是相对的，保持阴阳双方在消长运动过程中的动态平衡极其重要。

（四）阴阳转化

阴阳转化，指事物的阴阳属性，在一定条件下可以向其相反的方向转化，即属阳的事物可以转化为属阴的事物，属阴的事物可以转化为属阳的事物。阴阳相互转化的形式，属于质变过程中事物的运动变化，既可以表现为渐变的形式，又可以表现为突变的形式。如一年四季之中的寒暑交替，一天之中的昼夜转化等，即属于“渐变”的形式；夏季酷热天气的骤冷和冰雹突袭等，即属于“突变”的形式。

阴阳消长是一个量变的过程，事物本身属性并未发生改变；阴阳转化是在量变基础上的质变，事物本身的属性转化为相反一面。所谓“物极必反”，当阴阳消长运动发展到一定阶段；“极则生变”，则该事物的阴阳属性发生转化。《素问·阴阳应象大论》谓之“重阴必阳，重阳必阴”“寒极生热，热极生寒”，《灵枢·论疾诊尺》谓之“寒甚则热，热甚则寒”。如急性热病中，患者出现高热、面红、咳喘、气粗、烦渴、脉数有力等实热性表现，属阳证；邪热极盛，正气大伤，突然出现面色苍白、四肢厥冷、精神萎靡、脉微欲绝等虚寒性表现，属阴证。

三、阴阳学说在中医护理中的应用

（一）说明人体的组织结构

> **考点提示**
>
> 阴阳学说的应用。

人体各组织结构之间虽然关系复杂，但都能够用阴阳来加以概括。如人体的上部属于阳，下部属于阴；五脏属于阴，六腑属于阳；体表属于阳，体内属于阴等。人体是一个有机的统一体，人体内部既对立又统一。

（二）说明人体的生理功能

阴阳学说认为人体正常的生命活动是阴阳双方保持着对立统一的协调关系的结果。如用功能活动与营养物质相对来说，则功能活动属于阳，营养物质属于阴；吸入清气等脏腑功能活动属于阳，营养物质如水谷精微等属于阴。功能活动与营养物质之间也始终处于阴阳消长的发展变化中，并维持一种动态的平衡。

（三）说明人体的病理变化

中医学认为，任何疾病的发生，都是人体阴阳失去平衡的结果。所以阴阳失衡

（阴阳失调）是发生疾病的前提和基础，能够破坏人体的阴阳平衡并出现偏盛偏衰的因素主要有两个：正气与邪气。正气与邪气相互作用、相互斗争的关系，都可以用阴阳来进行概括说明，邪气有阳邪与阴邪之分，正气则含有阳气与阴精两部分。因此，病理上的阴阳失调，主要表现为阴阳某一方面的偏盛偏衰，具体情况如图 3－1。

- 阴阳失调
  - 阴阳偏盛
    - 阴盛—阴盛则寒—实寒证
    - 阳盛—阳盛则热—实热证
  - 阴阳偏衰
    - 阴衰（阴盛）—阴虚则热—虚热证
    - 阳衰（阳盛）—阳虚则寒—虚寒证

图 3－1　阴阳失调的表现

（四）指导疾病的诊治与护理

因为疾病发生、发展的基本病机是阴阳失调，所以，任何疾病无论其临床表现多么复杂，都能够用阴阳来进行解释说明。中医诊断疾病，应首先区分清楚阴和阳，然后再用阴阳对疾病进行诊断和治疗。例如，望诊时面色鲜明红润、听诊时语声高亢有力者属于阳证，望诊时面色晦暗苍白、听诊时语声低微无力者属于阴证，这是阴阳在疾病诊断方面的应用。另外，在临床用药和治疗方面，中医学也是用阴阳学说来作为指导的。阳邪过盛所致的实热证，根据热则寒之的原则，临床上选用寒凉性质的药物来进行清热治疗；阴邪过盛所致的实寒证，根据寒则热之的原则，临床上选用温热性质的药物来进行治疗。对于虚证，依据虚则补之的治疗原则，临床上多选用相应的补益药。

（五）指导疾病的预防

作为生命之根的阴阳，对于疾病的预防和护理十分重要。这就需要我们依据自然界的法则和阴阳变化规律来调理阴阳，以维持人与自然界的协调平衡，从而取得祛病长寿的目的。“春夏养阳，秋冬养阴”就是阴阳在防病养生方面的具体体现。

拓展阅读

阴阳学说的研究进展

近、现代以来，众多医家学者围绕阴阳学说对中医基础理论进行了大量的研究。主要以古代文献为基础，从阴阳学说的概念发生、演变规律、思维方法、辨证论治、用药规律、中医理论的诠释与创新以及中医经典中科学问题的梳理等方面加以研究。中国医学科学院皮肤病研究所中医科张怀亮等自 2004 年首次提出细胞生物场效应与经络实质理论后，又运用现代生物共振技术相继开展了一系列中医中药的临床筛选与理论符合度的研究，通过引进现代科学分析方法，在中医中药属性上找突破口，以揭示作用机制，用精确和新颖的证据来证明阴阳学说的科学性，取得了一定的进展。近年来，海外的生物医学家们已将阴阳学说运用在现代医学的各个分支领域，用来阐述和分析人体内各种生理功能调节和病理变化及人体内稳态的相互关系，并为科学研究提供前瞻性的理论指导。

任务二　五行学说

五行学说，和阴阳学说一样，也属于中国古代哲学理论范畴。木、火、土、金、水的生克制化是宇宙间各种事物普遍联系、协调平衡的基本规律。中医学用以说明人体自身及其与外界环境的统一性，以系统的观点阐明生命、健康和疾病。

一、五行的基本概念

（一）五行的概念

> **考点提示**
>
> 五行的概念和特性。

五行，即木、火、土、金、水五类物质属性及其运动变化。“五”，指由宇宙本原之气分化的构成宇宙万物的木、火、土、金、水五类物质属性；“行”，指运动变化。

五行最初的含义与“五材”有关，指木、火、土、金、水五种基本物质。《左传·襄公二十七年》说：“天生五材，民并用之，废一不可。”木、火、土、金、水是人类日常生产和生活中最为常见和不可缺少的基本物质。五行一词，最早见于春秋时期的《尚书》。随着人们对自然现象的观察与推理，逐渐认识到木、火、土、金、水五类物质之间存在着既“相生”又“相胜”的关系。

五行学说是以木、火、土、金、水五类物质属性及其运动规律来认识世界、解释世界和探求宇宙变化规律的世界观和方法论。古人运用五行学说，采用取象比类和推演络绎的方法，将自然与社会的各种事物或现象分为五类，并以五行之间生克制化关系来解释其发生、发展和变化的规律。

（二）五行的特性与归类

五行的特性，是古人在长期的生活和生产实践中对木、火、土、金、水五种基本物质的直接观察和朴素认识的基础上，进行抽象而逐渐形成的理性概念，以此作为归纳各种事物或现象五行属性的基本依据。《尚书·洪范》对五行特性的经典概括为“水曰润下，火曰炎上，木曰曲直，金曰从革，土爰稼穑”。

1. 五行的特性

（1）“木曰曲直”　曲，屈也，弯曲；直，伸也，伸直。曲直，指树木枝条具有生长、升发、柔和、能屈能伸的特性。引申为凡具有生长、升发、条达、舒畅等类似性质或作用的事物和现象，归属于木。

（2）“火曰炎上”　炎，炎热、光明；上，上升、升腾。炎上，指火具有炎热、上升、光明的特性。引申为凡具有炎热、升腾、光明等类似性质或作用的事物和现象，归属于火。

（3）“土爰稼穑”　爰，通“曰”；稼，种植谷物；穑，收获谷物。稼穑，泛指人类种植和收获谷物的农事活动。引申为凡具有承载、受纳、生化等类似性质或作用的事物和现象，归属于土。“土载四行”“土为万物之母”之说，都是基于土之特性的表述。

（4）“金曰从革” 从，顺也；革，变革。从革，指金具有顺从变革、刚柔相济之性。引申为凡具有沉降、肃杀、收敛、变革等类似性质或作用的事物和现象，归属于金。

（5）“水曰润下” 润，即滋润、濡润；下即向下、下行。润下，指水具有滋润、下行的特性。引申为凡具有滋润、下行、寒冷、闭藏等类似性质或作用的事物和现象，归属于水。

2. 五行的归类 依据五行各自的特性，对自然界的各种事物和现象进行归类，从而构建五行系统。事物和现象五行归类的方法，主要有取象比类法和推演络绎法两种。

（1）取象比类法 “取象”，即是从事物或现象的形象（形态、作用、性质）中找出最能反映本质的特有征象；“比类”，是通过比较而归类，即以五行特性为基准，与某种事物所特有的征象相比较，以确定其五行归属。事物或现象的某一特征与木的特性相类似，则归属于木；与水的特性相类似，则归属于水；其他以此类推。如以空间方位配五行，日出东方，与木的升发特性相似，故东方归属于木；南方炎热，与火的温热特性相类似，故南方归属于火；日落于西方，与金的沉降相类似，故西方归属于金；北方寒冷，与水的寒冷特性相类似，故北方归属于水；中原地带土地肥沃，万物繁茂，与土的生化特性相类似，故中央归属于土。中医学以五脏配五行，肝主升发而性喜条达舒畅，故归属于木；心主血脉而主神明，故归属于火；脾主气血生化为全身提供营养，故归属于土；肺主清肃沉降，故归属于金；肾主闭藏精气又主水，故归属于水。

（2）推演络绎法 根据已知某些事物的五行归属，联系推断其他与之相关的事物，从而确定这些事物的五行归属。如已知肝属木，由于肝合胆、主筋、其华在爪、开窍于目、在志为怒，因此可推演络绎胆、筋、爪、目、怒皆属于木；同理，已知心属火，小肠、脉、面、舌、喜与心相关，故亦归属于火；已知脾属土，胃、肌肉、唇、口、思与脾相关，故亦归属于土；已知肺属金，大肠、皮肤、毛发、鼻、悲与肺相关，故亦属于金；已知肾属水，膀胱、骨、发、耳、二阴、恐与肾相关，故亦归属于水。

中医学在天人相应思想指导下，以五行为中心，将自然界的各种事物和现象以及人体的生理病理现象，进行五行属性归类，从而将人体生命活动与自然界事物或现象联系起来，形成联系人体内外环境的五行结构系统，用以说明人体自身以及人与自然环境的密切关系（表3-2）。

表3-2　事物属性的五行归类表

自然界							五行	人体						
五音	五味	五色	五化	五气	方位	季节		五脏	五腑	五官	形体	情志	五声	变动
角	酸	青	生	风	东	春	木	肝	胆	目	筋	怒	呼	握
徵	苦	赤	长	暑	南	夏	火	心	小肠	舌	脉	喜	笑	忧
宫	甘	黄	化	湿	中	长夏 四时	土	脾	胃	口	肉	思	歌	哕
商	辛	白	收	燥	西	秋	金	肺	大肠	鼻	皮	悲	哭	咳
羽	咸	黑	藏	寒	北	冬	水	肾	膀胱	耳	骨	恐	呻	栗

二、五行学说的基本内容

五行学说的基本内容包括两个方面：一是五行生克制化的正常规律；二是五行生克的异常变化。

（一）五行生克制化

五行生克制化，是在正常状态下五行系统所具有的自我调节机制。由于五行之间存在着相生、相克与制化的关系，从而维持五行系统的平衡与稳定，促进事物的生生不息。

考点提示

五行的相生相克顺序。

1. 五行相生　指木、火、土、金、水之间存在着有序的递相资生、助长和促进的关系。

五行相生次序是：木生火，火生土，土生金，金生水，水生木。在五行相生关系中，任何一行都具有“生我”和“我生”两方面的关系。《难经》将此关系比喻为母子关系：“生我”者为母，“我生”者为子。因此，五行相生，实际上是五行中的某一行对其子行的资生、促进和助长。以火为例，木生火，故“生我”者为木，木为火之母；火生土，故“我生”者为土，土为火之子。木与火是母子关系，火与土也是母子关系（图3-2）。

2. 五行相克　指木、火、土、金、水之间存在着有序的递相克制、制约和抑制的关系。五行相克次序是：木克土、土克水、水克火、火克金、金克木。在五行相克关系中，任何一行都具有“克我”和“我克”两方面的关系。《内经》把相克关系称为“所胜”“所不胜”关系：“克我”者为我“所不胜”，“我克”者为我“所胜”。因此，五行相克，实际上是五行中的某一行对其所胜行的克制和制约。如以木为例，由于木克土，故“我克”者为土，土为木之“所胜”；由于金克

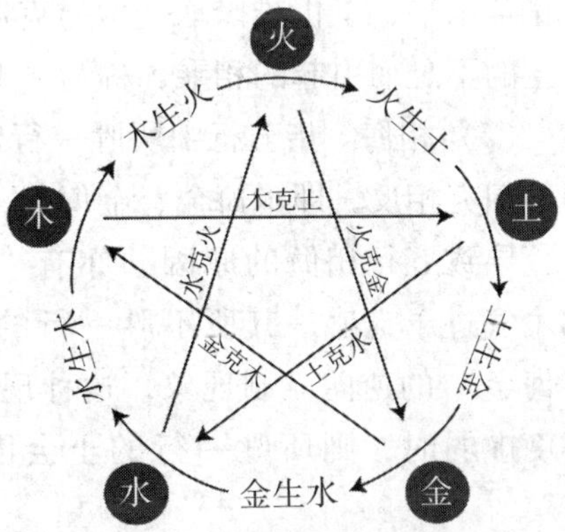

图3-2　五行相生相克示意图

木，故“克我”者为金，金为木之“所不胜”（图3-2）。

3. 五行制化 制，克制；化，生化。五行制化，指五行之间逆相生化，又逆相制约，生化中有制约，制约中有生化，二者相辅相成，从而维持其相对平衡和正常的协调关系。五行制化的规律：五行中一行亢盛时，必然随之有制约，以防止亢而为害；一行相对不及时，必然随之有相生，以维持生生不息。五行制化的次序：木生火，火生土，而木又克土；火生土，土生金，而火又克金；土生金，金生水，而土又克水；金生水，水生木，而金又克木；水生木，木生火，而水又克火；如此循环往复。

（二）五行生克异常

五行生克关系出现异常，包括五行母子相及与相乘相侮。五行之间异常的生克变化，主要用于阐释某些异常的气候变化和人体的病机变化。

1. 五行母子相及 属于相生关系的异常变化，包括母病及子和子病及母两种情况。

（1）母病及子 指五行中的某一行异常，累及其子行，导致母子两行皆异常。如肾病及肝，即属母病及子。

（2）子病及母 指五行中的某一行异常，累及其母行，终致子母两行皆异常。子病及母，既有子脏不足引起母脏亦虚的母子俱虚之证，又有子脏亢盛导致母脏亦盛的母子俱实之证。

2. 五行相乘相侮 属于相克关系的异常变化，包括相乘和相侮两种情况。

> **考点提示**
>
> 相乘相侮的含义。

（1）相乘 指五行中所不胜一行对其所胜一行的过度制约或克制。五行相乘的次序与相克相同，即木乘土、土乘水、水乘火、火乘金、金乘木。

导致五行相乘的原因有“太过”和“不及”两种情况。太过导致的相乘，以木克土为例，正常情况下，木能克土，土为木之所胜。若木气过于亢盛，对土克制太过，可致土的不足。这种由于木的绝对亢盛而引起的相乘，称为“木旺乘土”；不及所致的相乘仍以木克土为例，若土气绝对不足，即使木处于正常水平，土仍难以承受木的克制，因而造成木乘虚侵袭，使土更加虚弱。这种由于土的不足而引起的相乘，称为“土虚木乘”。

（2）相侮 指五行中所胜一行对其所不胜一行的反向制约和克制。五行相侮的次序与相克相反，即木侮金、金侮火、火侮水、水侮土、土侮木。

导致五行相侮的原因，亦有“太过”和“不及”两种情况。太过所致的相侮，如木气过于亢盛，其所不胜一行的金不仅不能克木，反而受到木的欺侮，出现“木反侮金”的逆向克制现象，这种现象称为“木亢侮金”；不及所致的相侮，如当木气过度虚弱时，则所胜一行的土会因木的衰弱而反向制约，这种现象称为“木虚土侮”。

五行相乘和相侮，都是相克关系的异常，两者之间既有区别又有联系。相乘与相侮的主要区别是：前者是按五行的相克次序发生过度的克制，后者是与五行相克次序发生相反方向的克制现象。

三、五行学说在中医护理中的应用

（一）说明五脏的生理功能及其相互关系

五行学说，将人体的内脏分别归属于五行，以五行的特性来说明五脏的部分生理功能。如木性可曲可直，条顺畅达，有生发的特性，故肝喜条达而恶抑郁，有疏泄的功能；火性温热，其性炎上，心属火，故心阳有温煦之功；土性敦厚，有生化万物的特性，脾属土，故脾有消化水谷，运送精微，营养五脏、六腑、四肢百骸之功，为气血生化之源；金性清肃，收敛，肺属金，故肺具清肃之性，肺气有肃降之能；水性润下，有寒润、下行、闭藏的特性，肾属水，故肾主闭藏，有藏精、主水等功能。

中医五行学说对五脏五行的分属，不仅阐明了五脏的功能和特性，而且还运用五行生克制化的理论，来说明脏腑生理功能的内在联系。如木生火，即肝木济心火，肝藏血，心主血脉，肝藏血功能正常有助于心主血脉功能的正常发挥；木克土，即肝木能制约脾土，如肝气条达，可疏泄脾气之壅滞。五脏中各脏具有生我、我生、克我、我克的关系。五脏之间的生克制化，说明每一脏在功能上有他脏的资助，不致于虚损，又能克制另外的脏器，使其不致过亢。这种生克关系把五脏紧紧联系成一个整体，从而保证了人体内环境的对立统一。

（二）说明五脏病变的传变规律

五行学说阐释五脏病变的相互传变，可分为相生关系的传变和相克关系的传变两类。

相生关系的传变包括“母病及子”和“子病及母”两个方面。“母病及子”如临床常见的水不涵木证，即先有肾水（阴）不足，不能涵养肝木，导致肝阴不足；肝肾阴虚，阴不制阳，进而导致肝阳偏亢。“子病及母”如心病及肝的病机传变，临床可见由于心血不足累及肝血亏虚，而致心肝血虚证；由于心火旺盛引动肝火，而致心肝火旺证。

相克关系的传变包括“相乘”和“相侮”两个方面。“相乘”如由于肝气郁结或肝气上逆，影响脾胃的运化功能而出现胸胁苦满、脘腹胀痛、泛酸、泄泻等表现时，称为“木旺乘土”。“相侮”如肺金本能克制肝木，由于暴怒而致肝火亢盛，太过导致相侮，肺金不仅无力制约肝木，反遭肝火之反向克制，而出现急躁易怒、面红目赤，甚则咳逆上气、咯血等肝木反侮肺金的症状，称为“木火刑金”。

（三）指导疾病的诊断

人体是一个有机整体，当内脏有病时，其功能活动及其相互关系的异常变化，可以反映到体表相应的组织器官，出现色泽、声音、形态、脉象等诸方面的异常变化，即所谓“有诸内者，必形诸外”（《孟子·告子下》）。五行学说将人体五脏与自然界的五色、五音、五味等都作了相应联系，构成了天人一体的五脏系统，因而观察分析望、闻、问、切四诊所搜集的外在表现，依据事物属性的五行归类和五行生克乘侮规律，可确定五脏病变的部位，推断病情进展和判断疾病的预后。即所谓“视其外应，以知其内脏”。如面见青色，喜食酸味，脉见弦象，可以诊断为肝病；面见赤色，口味苦，脉象洪，是心火亢盛之病。

（四）指导疾病的防治

根据药物的色、味，按五行归属指导脏腑用药；按五行的生克乘侮规律，控制疾病的传变和确定治则治法；指导针灸取穴和情志疾病的治疗等几个方面。

1. 指导脏腑用药 不同的药物，有不同的颜色与气味。以颜色分，有青、赤、黄、白、黑“五色”；以气味辨，则有酸、苦、甘、辛、咸“五味”。药物的五色、五味与五脏的关系是以天然色味为基础，以其不同性能与归经为依据，按照五行归属来确定的。即青色、酸味入肝，赤色、苦味入心，黄色、甘味入脾，白色、辛味入肺，黑色、咸味入肾。如白芍、山茱萸味酸入肝经以补肝之精血；丹参味苦色赤入心经以活血安神；石膏色白味辛入肺经以清肺热；白术色黄味甘以补益脾气；玄参、生地色黑味咸入肾经以滋养肾阴等。

2. 控制疾病的传变 根据五行生克乘侮理论，五脏中一脏有病，可以传及其他四脏而发生传变。如肝有病可以影响到心、肺、脾、肾等脏，心、肺、脾、肾有病也可以影响肝脏。不同脏腑的病变，其传变规律不同。因此，临床治疗时除对所病本脏进行治疗之外，还要依据其传变规律，治疗其他脏腑，以防止其传变。如肝气太过、郁结或上逆，木亢则乘土，病将及脾胃，此时应在疏肝平肝的基础上预先培其脾气，使肝气得平，脾气得健，则肝病不得传于脾。如《难经·七十七难》所说：“见肝之病，则知肝当传之于脾，故先实其脾气。”这里的“实其脾气”，是指在治疗肝病的基础上佐以补脾、健脾。

3. 确定治则治法 依据五行相生规律确定治则和治法，包括补母和泻子，即“虚则补其母，实则泻其子”（《难经·六十九难》）。补母适用于母子关系的虚证。如肝血不足，除须用补肝血的药物（如白芍等）外，还可以用补肾益精（如何首乌等）的方法，通过“水生木”的作用促使肝血的恢复。泻子适用于母子关系的实证。如肝火炽盛，除须用清泻肝火的药物（如龙胆草、柴胡等）外，还可用清泻心火（如生地、木通等）的方法，通过“心受气于肝”“肝气舍于心”的机理，以消除亢盛的肝火。

（1）依据五行相生规律确定的治法 常用的有滋水涵木法、益火补土法、培土生金法和金水相生法四种。①滋水涵木法：是滋肾阴以养肝阴的治法，又称滋肾养肝法、滋补肝肾法。适用于肾阴亏损而肝阴不足，甚或肝阳上亢之证。②益火补土法：是温肾阳以补脾阳的治法，又称温肾健脾法、温补脾肾法。适用于肾阳衰微而致脾阳不振之证。③培土生金法：是健脾生气以补益肺气的治法。主要用于脾气虚衰，生气无源，以致肺气虚弱之证，若肺气虚衰，兼见脾运不健者，亦可应用。④金水相生法：是滋养肺肾之阴的治法，亦称滋养肺肾法。主要用于肺阴亏虚，不能滋养肾阴，或肾阴亏虚，不能滋养肺阴的肺肾阴虚证。

（2）依据五行相克规律确定治则和治法 抑强扶弱。人体五脏相克关系异常而出现的相乘、相侮等病理变化的原因，不外乎“太过”和“不及”两个方面。“太过”者属强，表现为机能亢进；“不及”者属弱，表现为机能衰退。因而治疗上须同时采取抑强扶弱的治疗原则，并侧重于制其强盛，使弱者易于恢复。抑强，如肝气横逆，乘脾犯胃，出现肝脾不调、肝胃不和之证，称为“木旺乘土”，治疗应以疏肝平肝为主。扶弱，如脾胃虚弱，肝气乘虚而入，导致肝脾不和之证，称为“土虚木乘”或“土虚木贼”，治疗应以健脾益气为主。

（3）依据五行相克规律确定的治法 常用的有抑木扶土法、培土制水法、佐金平木法和泻南补北法四种。①抑木扶土法：是疏肝健脾或平肝和胃以治疗肝脾不和或肝气犯胃病证的治法，又称疏肝健脾法、调理肝脾法（或平肝和胃法）。②培土制水法：是健脾利水以治疗水湿停聚病证的治法，又称为敦土利水法。③佐金平木法：是滋肺阴清肝火以治疗肝火犯肺病证的治法，也可称为滋肺清肝法。④泻南补北法：是泻心火补肾水以治疗心肾不交病证的治法，又称为泻火补水法、滋阴降火法。

总之，根据五行相生、相克规律可以确立有效的治则和治法，指导临床用药。但在具体运用时又须分清主次，要依据双方力量的对比进行全面考虑。或以治母为主，兼顾其子；治子为主，兼顾其母。或以抑强为主、扶弱为辅；扶弱为主，抑强为辅。如此，方能正确地指导临床实践，提高治疗效果。

4. 指导情志疾病的治疗 人的情志活动，属五脏功能之一，而情志活动异常，又会损伤相应内脏。由于五脏之间存在相生相克的关系，故人的情志变化也有相互抑制作用。临床上可以运用不同情志变化的相互抑制关系来达到治疗目的。如“怒伤肝，悲胜怒……喜伤心，恐胜喜……思伤脾，怒胜思……忧伤肺，喜胜忧……恐伤肾，思胜恐”（《素问·阴阳应象大论》）。这就是情志病治疗中的所谓“以情胜情”之法。

以五行生克规律阐释疾病的治疗，有其一定的实用价值，但是并非所有疾病的治疗都能用五行生克规律来解释。临床上既要正确地掌握五行生克规律，又要根据具体病情进行辨证论治。

项目小结

阴阳学说和五行学说是中医学的两大理论基础。阴阳学说主要内容包括阴阳对立、阴阳互根、阴阳消长、阴阳转化等方面。阴阳学说在中医护理中的应用主要包括说明人体的组织结构、说明人体的生理功能、说明人体的病理变化 、指导疾病的诊治与护理、指导疾病的预防。五行学说是以木、火、土、金、水五类物质属性及其运动规律来认识世界、解释世界和探求宇宙变化规律的世界观和方法论。五行学说在中医护理中的应用包括说明五脏的生理功能及其相互关系、说明五脏病变的传变规律、指导疾病的诊断、指导疾病的防治。

目标检测

一、单项选择题

1. 阴阳比较完整而简要的概念是（　）。

A. 事物的对立　　B. 事物的对立统一
C. 事物的一分为二　　D. 事物内部的一分为二
E. 事物特定属性的一分为二

2. “动极者镇之以静，阴亢者胜之以阳”说明阴阳的（　）。

A. 交互感应　　B. 对立制约
C. 互根互用　　D. 消长平衡
E. 相互转化

3. “无阳则阴无以生，无阴则阳无以化”说明阴阳的（　）。

A. 交互感应　　B. 对立制约
C. 互根互用　　D. 消长平衡
E. 相互转化

4. 根据阴阳属性的可分性，五脏中属于阴中之阳的脏是（　）。

A. 心　　B. 肺
C. 肝　　D. 脾
E. 肾

5. 根据阴阳属性的可分性，五脏中属于阳中之阳的脏是（　）。

A. 心　　B. 肺
C. 肝　　D. 脾
E. 肾

6. 根据阴阳属性的可分性，五脏中属于阴中之至阴的脏是（　）。

A. 心　　B. 肺
C. 肝　　D. 脾
E. 肾

7. 根据阴阳属性的可分性，五脏中属于阴中之阴的脏是（　）。

A. 心　　B. 肺
C. 肝　　D. 脾
E. 肾

8. 根据阴阳属性的可分性，一日之中属于阴中之阴的是（　）。

A. 上午　　B. 下午
C. 前半夜　　D. 后半夜

E. 以上均非

9. 根据阴阳属性的可分性，一日之中属于阳中之阴的是（　）。

A. 上午　　B. 下午

C. 前半夜　　D. 后半夜

E. 以上均非

10. “阳病治阴”的方法适用于下列何证（　）。

A. 阳损及阴　　B. 阳盛伤阴

C. 阴虚阳亢　　D. 阳气暴脱

E. 阳虚阴盛

11. 以补阴药为主，适当配伍补阳药的治疗方法属于（　）。

A. 阴中求阳　　B. 阳中求阴

C. 阴病治阳　　D. 阳病治阴

E. 以上均不是

12. 把“脾”归属土，主要采用的归类法是（　）。

A. 取象比类法　　B. 推演络绎法

C. 以表知里法　　D. 试探法

E. 反证法

13. “亢则害，承乃制”说明五行间的（　）。

A. 相生　　B. 相克

C. 相乘　　D. 相侮

E. 制化

14. “见肝之病，知肝传脾”，从五行之间的相互关系看，其所指内容是（　）。

A. 木疏土　　B. 木克土

C. 木乘土　　D. 木侮土

E. 土侮木

15. 属于“子病犯母”的是（　）。

A. 脾病及肺　　B. 脾病及肾

C. 肝病及肾　　D. 肝病及心

E. 肺病及肾

16. 据五行相生规律确立的治法是（　）。

A. 培土生金　　B. 佐金平木

C. 泻南补北　　D. 抑木扶土

E. 培土制水

17. “泻南补北”法适用于（　）。

A. 肾阴虚而相火妄动　　B. 心阴虚而心阳亢

C. 肾阴虚而心火旺　　D. 肾阴虚而肝阳亢

E. 肾阳虚而心火越

二、简答题

1. 何谓阴阳？请举例说明。
2. 五脏有何生克关系？

项目四　藏　象

学习目标

知识目标

1. **掌握**　五脏、六腑、奇恒之腑的生理功能。

2. **熟悉**　五脏与形体、官窍、神志、体液之间的关系。

能力目标

具备运用藏象理论解决护理工作中的问题的能力。

案例导入

案例： 黄某，女，3岁半。因系人工喂养，从小体弱多病。此次病咳嗽已历月余，咯吐少量清稀白痰，咳甚时有喘呕，神疲食少，声低气短，大便时溏，形体瘦弱，腹部膨大，面色萎黄，四肢欠温，脉虚而缓，舌淡嫩，苔花剥。

问题： 1. 该患者哪些脏腑出现异常？

2. 应该如何对其进行日常照护？

藏象，又称"脏象"，指脏腑生理功能、病理变化表现于外的征象。"藏象"一词，首载于《素问·六节藏象论》，内容涉及人体形态结构、脏腑的生理活动和相关的神志活动、形体官窍、自然环境因素等。如《类经·藏象类》注云："象，形象也。藏居于内，形见于外，故曰藏象。"

"藏"，指藏于体内的脏腑与脏腑之气及其运动，包括五脏（心、肺、脾、肝、肾）、六腑（胆、胃、小肠、大肠、膀胱、三焦）和奇恒之腑（脑、髓、骨、脉、胆、女子胞）。由于五脏是人体生命活动的中心，六腑和奇恒之腑可分别统归于五脏的功能范畴，故"藏"实际上是以五脏为中心的五个生理功能系统。

"象"，指外在的现象和比象，其含义有二：一指表现于外的生理病理现象，如《素问·藏气法时论》说："肝病者，两胁下痛引少腹，令人善怒。"二指以五脏为中心的五个生理功能系统与外界事物或现象相比类所获得的比象，如心气通于夏，"南方赤色，入通于心"（《素问·金匮真言论》）等。中医学认为"有诸内，必形于外"（《类经·三卷·藏象类》），所以，可以通过观察外在的征象来研究内在脏腑的功能活动，探寻其生理病理变化规律，即所谓"视其外应，以知其内脏"（《灵枢·本藏》）。一般来说，任何外在的表象都有其内在的依据，而外界环境各种变化与脏腑功能活动也存在着一定的关联性。"藏象"把"藏"与"象"统一起来，集中反映了中医学对生命活动的独特认识方法，即通过“以象测藏”来认识和把握内在脏腑的功能状态。

“藏象”是中医学特有的概念，与脏器的概念不同。在藏象学说的构建过程中，大体解剖与整体观察以及“以象测藏”等特殊的认识方法，决定了“藏”的概念是在形态结构基础上又赋予了功能系统所形成的认识。如心“如倒垂莲蕊”之形态及其“主血脉”的功能，无疑主要是通过解剖观察获得的认识；而其“藏神”的功能则是通过整体观察所赋予的。西医的脏器概念主要基于解剖学的器官，其结构以实体性脏器为基础，对功能的认识也是从分析其器官而获得。因此，中医“藏”与西医脏器在称谓上虽大致相同，但其内涵所指却有很大差异。

任务一 五 脏

五脏，即心、肺、脾、肝、肾的合称。五脏的共同生理特点是化生和贮藏精气，并能藏神而称为“神脏”，又与时间、空间等环境因素密切相关。五脏虽各有所司，但彼此协调，共同维持生命活动。

> **考点提示**
>
> 五脏及主要生理特点。

一、心

心位于胸中，两肺之间，膈膜之上，外有心包络卫护。形态尖圆，如未开之莲蕊。心在五行属火，为阳中之太阳。心系统包括：心藏神，在志为喜，在体合脉，其华在面，在窍为舌，在液为汗，与夏气相通应。心与小肠通过经络构成表里关系。心主宰人的整个生命活动，故称心为“君主之官”“生之本”“五脏六腑之大主”。

（一）心主血脉

> **考点提示**
>
> 心的功能及其与体、窍、志、液的关系。

心主血脉，指心气推动血液运行于脉中，流注全身，循环不休，发挥营养和濡润作用。心主血脉包括主血和主脉两个方面。

1. 心主血 基本内涵是指心气推动和调控血液运行，输送营养物质于全身各脏腑形体官窍的作用。人体脏腑组织以及心脉自身，其生理功能的正常发挥皆有赖于血液的濡养。血液运行与五脏功能密切相关，其中，心的搏动作用尤为重要。另一内涵是心生血，即所谓“奉心化赤”，指饮食水谷经脾胃运化而生成的水谷精微，其化为血液，须经心火（即心阳）的“化赤”作用。可见，心有总司一身血液的运行及参与血液生成的作用。

2. 心主脉 指心气推动和调控心脏的搏动，维持脉道通利的作用。脉为“血之府”，是容纳和运输血液的通道。血液的正常运行及其作用的正常发挥，除心气充沛外，还有赖于血液充盈和脉道通利。换言之，血液的正常运行必须以心气充沛、血液充盈、脉道通利为基本条件。其中，心气充沛又起着主导作用，故说“心主身之血脉”（《素问·痿论》）。

（二）心主神明

心主神明，指心具有主宰五脏六腑、形体官窍等生命活动和意识、思维等精神活动的功能。见于《素问·灵兰秘典论》说：“心者，君主之官也，神明出焉。”

人身之神，有广义与狭义之分。广义之神，指整个人体生命活动的主宰和总体现；狭义之神，指人的意识、思维、情志等精神活动。心主神明，既包括广义之神，又包括狭义之神。

心主血脉与主神明密切相关。血是神志活动的物质基础之一，《灵枢·营卫生会》说：“血者，神气也。”而心主神明，又能驭气以调控心血的运行。病理状态下，两者也常相互影响。如心血不足，心神失养，可致心神失常，而见精神恍惚、心悸失眠等症；心神异常，亦可影响心主血脉功能。

（三）心与形、窍、志、液、时的关系

1. 在体合脉，其华在面　体，即五体；脉，即血脉。心在体合脉，指全身的血脉都属于心，心脏不停地搏动，推动血液在脉中循行。脉与心脏的关系最为密切，故称心主血脉。

华，外荣。全身血气皆上注于面，如《灵枢·邪气脏腑病形》说：“十二经脉，三百六十五络，其血气皆上于面而走空窍。”面部色泽，可以反映心血、心气的盛衰及其功能的强弱，故称心之华在面。心气旺盛，血脉充盈，则面色红润光泽。心气不足，可见面色㿠白；心血亏虚，则面色无华；心脉痹阻，则见面色晦滞；心火亢盛，则见面色红赤。

2. 在窍为舌　舌的主要功能是主司味觉，表达语言。心开窍于舌，指舌为心之外候，也称“舌为心之苗”。心主血脉、藏神功能正常，则舌体红活荣润，柔软灵活，味觉灵敏，语言流利。若心血不足，则舌淡；心火上炎，则舌红生疮；心血瘀阻，则舌质紫暗，或有瘀斑。若心主神明的功能失常，则可见舌强、语謇，甚或失语等。

3. 在志为喜　喜，是心对外界刺激应答而产生的良性情绪反应。心血、心气充沛，心阴、心阳协调，是产生喜乐情绪的内在基础，如《素问·阴阳应象大论》说：“在脏为心……在志为喜。”喜乐愉悦有益于心主血脉的功能，故《素问·举痛论》说：“喜则气和志达，荣卫通利。”喜乐过度则可使心神受伤，如《灵枢·本神》说：“喜乐者，神惮散而不藏。”

4. 在液为汗　汗是五液之一，是津液经阳气蒸化后，由汗孔排于体表的液体。如《素问·阴阳别论》说：“阳加于阴谓之汗。”心气、心血为汗液化生之源，故称心在液为汗。《素问·宣明五气》有“五脏化液：心为汗”之说。汗由津液所化，津液是气的载体，大汗可大量耗散津液，致心气或心阳无所依附而亡失，出现心气脱失或心阳暴脱的危候。

5. 心与夏气相通应 夏季是一年之中最热的季节，自然界一派炎热之象，属阳中之阳的太阳。五脏和自然界的四时阴阳相通应，心主夏。心与夏气相通应，是因为自然界在夏季以炎热为主，在人体则心为火脏而阳气最盛，同气相求，故夏季与心相应。人体的阳气随着自然界阴阳之升降而发生周期性变化。夏季则人体阳气隆盛，生机最旺。从五脏来说，心为阳中之阳，属火，故心之阳气在夏季最旺盛。一般说来，心脏疾患，特别是心阳虚衰的患者，其病情往往在夏季缓解，其自觉症状也有所减轻。而阴虚阳盛之体的心脏病和情志病，在夏季又往往加重。即《素问·阴阳应象大论》所说的“阳胜则身热……能冬不能夏。”

拓展阅读

心包络

心包络，简称心包，是心脏外面的包膜，有保护心脏的作用。在经络学说中，手厥阴心包经与手少阳三焦经为表里，故心包络属脏。古代医家认为，心为人身之君主，不得受邪，所以若外邪侵心，则心包络当先受病，故心包有“代心受邪”之功用。

二、肺

肺位于胸腔，左右各一，覆盖于心之上。肺有分叶，“虚如蜂巢”。肺经肺系（气管、支气管等）与喉、鼻相连，故称喉为肺之门户，鼻为肺之外窍。肺在五行属金，为阳中之少阴。肺系统包括：肺藏魄，在志为悲（忧），在体合皮，其华在毛，在窍为鼻，在液为涕，与自然界秋气相通应。肺与大肠构成表里关系。肺具有治理调节全身气、血、津液的作用，概括为“肺主治节”，如《素问·灵兰秘典论》说：“肺者，相傅之官，治节出焉。”

（一）肺主气、司呼吸

考点提示

肺的功能及其与体、窍、志、液的关系。

肺主气，首见于《内经》。《素问·五脏生成篇》说：“诸气者，皆属于肺。”肺主气包括主呼吸之气和主一身之气两个方面。

1. 肺主呼吸之气 指肺具有吸入自然界清气，呼出体内浊气的生理功能。肺是气体交换的场所，通过肺气的宣发与肃降运动，吸清呼浊，吐故纳新，实现机体与外界环境之间的气体交换，以维持人体的生命活动。如《素问·阴阳应象大论》说：“天气通于肺。”

肺主呼吸的功能，由肺气的宣发与肃降运动来维系：肺气宣发，浊气得以呼出；肺气肃降，清气得以吸入。肺气的宣发与肃降运动协调有序，则呼吸调匀通畅。若邪气犯肺，宣发肃降失调，影响气体交换，则出现胸闷、咳嗽、喘促、呼吸不利等症状。

2. 肺主一身之气　指肺主司一身之气的生成和运行的功能。《素问·六节藏象论》说："肺者，气之本。"

（1）肺主一身之气的生成　肺司呼吸，吸入自然界的清气，而清气是人体之气的重要来源之一。尤其体现于宗气的生成。宗气由肺吸入的自然界清气与脾胃运化的水谷之精化生的水谷之气在肺中相结合而成。宗气作为一身之气的重要组成部分，在机体生命活动中占有非常重要的地位，关系着一身之气的盛衰。

（2）肺主一身之气的运行　一身之气皆受肺之统领。凡元气、宗气、营气、卫气等，皆需通过肺的呼吸得以敷布；而人体各脏腑活动之气及经络、营卫之气，也都赖肺的调节而实现其升降出入，发挥其各自特有的功能。可见，肺为气之主宰，对全身气机具有调节作用。肺有节律的呼吸，对全身之气的升降出入起着重要的调节作用。肺的呼吸调匀通畅，节律均匀，和缓有度，则全身之气升降出入通畅协调。

肺主一身之气和呼吸之气，实际上都取决于肺的呼吸功能。呼吸调匀是气的生成和气机调畅的根本条件。如果肺的呼吸功能失常，不仅影响宗气的生成，进而影响一身之气的生成不足，即所谓"气虚"，出现短气不足以息、声低气怯等症；并且影响一身之气的敷布和气机的调节，导致各脏腑之气的升降运动失调。若肺丧失了呼吸功能，清气不能吸入，浊气不能排出，新陈代谢停止，生命活动也就宣告终结。

（二）肺主通调水道

肺主通调水道，出自《素问·经脉别论》，指通过肺气宣发肃降对体内水液的输布、运行和排泄具有疏通和调节作用。作用机理有二：一是肺气宣发，将脾转输至肺的津液，向上向外布散，上至头面诸窍，外达皮毛肌腠，并化为汗液排出体外；二是肺气肃降，将脾转输至肺的津液，向下向内布散，下输于肾，成为尿液生成之源。可见，肺通调水道是肺宣发肃降的作用是通调水道生理功能的中心环节。

肺为华盖，在五脏六腑中位置最高，参与调节全身的津液代谢，故称"肺为水之上源"。如果肺的宣发或肃降失常，水道失于通调，均可导致津液代谢障碍，出现痰饮、尿少、水肿等症。

临床上对津液输布失常的痰饮、水肿等病证，可用"宣肺利水"和"降气利水"治法进行治疗。宣肺利水法是采用宣通肺气、发汗利水之方药治疗肺失宣降所致皮水、风水等病证的治法，即《内经》所谓"开鬼门"之法；提壶揭盖法是采用宣肺或升提之方药通利小便的治法，《医学源流论》称之为"开上源以利下流"。

（三）肺朝百脉、主治节

肺朝百脉，是指全身的血液，都要通过经脉而会聚于肺，经肺的呼吸进行气体交换，而后输布于全身，即肺气助心行血的生理功能。

全身血脉统属于心，心气是行血的基本动力。肺吸入自然界之清气与脾胃运化生成的水谷精气在胸中结合，生成宗气，而宗气具有"贯心脉"以推动血液运行的作用。因此，血液运行，又依赖肺气助心行血的作用。肺气充沛，宗气旺盛，气机调畅，则血行正常。若肺气虚弱或壅塞，不能助心行血，则可导致心血运行不畅，甚至血脉瘀滞，出现心悸胸闷、唇青舌紫等症；反之，心气虚衰或心阳不振，心血运行不畅，也能影响肺气的宣降，出现呼吸困难、气喘等症。

肺对气、血、津液的治理和调节作用，称为"肺主治节"，具体表现在四个方面。一是治理调节呼吸运动，使之保持呼吸节律有条不紊；二是治理调节全身气机，随着肺一呼一吸的运动，调节全身气机的升降出入；三是肺朝百脉，治理调节血液的运行；四是肺主通调水道，治理调节津液的代谢。可以说，肺主治节，是对肺的主要生理功能的高度概括。

（四）肺与形、窍、志、液、时的关系

1. 在体合皮，其华在毛 皮毛为一身之表，具有防御外邪，调节津液代谢与体温，以及辅助呼吸的作用。毛附于皮，故常"皮毛"合称。肺与皮毛之间存在着相互为用的关系，故称"肺合皮毛"。

肺对皮毛的作用主要有二：一是肺气宣发，将卫气外输于皮毛，以发挥其温分肉、充皮肤、肥腠理、司开阖及防御外邪的作用；二是肺气宣发，将水谷精微和津液外输于皮毛，以发挥其濡养、滋润的作用。若肺气、肺津亏虚，既可致卫表不固而见自汗或易罹感冒，又可因皮毛失养而见枯槁不泽。

皮毛对肺的作用也主要有二：一是皮毛宣散肺气，以调节呼吸。《内经》把汗孔称作"玄府"，又叫"气门"，汗孔不仅是排泄汗液之门户，而且是随着肺气宣发肃降进行体内外气体交换的场所。二是皮毛受邪，可内舍于肺。如寒邪客表，卫气被遏，可见恶寒发热、头身疼痛、无汗、脉紧等症；若伴有咳喘等症，则表示病邪已伤及肺脏。故治疗外感表证时，解表与宣肺常同时并用。

2. 在窍为鼻 肺主呼吸，而鼻是呼吸的通道，为呼吸道的最上端，肺通过鼻与自然界相贯通，肺之经脉与鼻相连，肺的生理和病理状况，可由鼻反映出来，故称"肺开窍于鼻"。鼻的主要生理功能是主通气和主嗅觉。鼻的通气和嗅觉功能，均依赖肺津的滋养和肺气的宣发运动。肺津充足，肺气宣畅，鼻窍得养而通利，嗅觉灵敏；肺津亏虚，肺失宣发，则鼻窍失润而干燥，或鼻塞不通，嗅觉迟钝。故曰："鼻者，肺之官也"（《灵枢·五阅五使》）；"肺气通于鼻，肺和则鼻能知臭香矣"（《灵枢·脉度》）。临床治疗鼻干生疮、嗅觉失常，多用滋养肺津以润燥之法；治疗鼻塞流涕、嗅觉失常，多用辛散宣肺之法。

3. 在志为忧（悲） 忧、悲由肺气化生而成。《素问·阴阳应象大论》说："在脏为肺……在志为忧。"忧和悲虽有不同，但对人体生理活动的影响却大致相同，故忧和悲同属肺志。悲忧皆为人体正常的情绪变化或情感反映，但悲忧过度，则可损伤肺气，出现呼吸气短等现象。如《素问·举痛论》说："悲则气消。"反之，肺气虚衰或肺气宣降失调，机体对外来刺激耐受能力下降，也易于产生悲忧的情绪变化。

4. 在液为涕 涕，即鼻涕，为鼻窍的分泌液，有润泽鼻窍、防御外邪、利于呼吸的作用。鼻涕由肺津所化，并有赖于肺气的宣发。《素问·宣明五气篇》有"五脏化液

……肺为涕”之说。

肺津、肺气充足，则鼻涕润泽鼻窍而不外流。若外邪袭肺，涕分泌的多少、性状就会发生变化。如寒邪袭肺，肺气失宣，肺津不化，可见鼻流清涕；风热犯肺，热伤肺津，可见鼻流黄涕；风燥犯肺，伤及肺津，可见鼻干而痛。

5. 肺与秋气相通应 秋季，暑去而凉生，草木皆凋，属阳中之阴的少阴；人体之肺气清肃下降，同气相求，应秋而旺。秋季也多见肺系病变。故说肺与秋季相通应。时至秋日，人体气血运行也随“秋收”之气而内敛，并逐渐向“冬藏”过渡。故养生家主张秋三月“早卧早起，与鸡俱兴”。(《素问·四气调神大论》)，使肺志安宁，收敛神气。治疗肺病时，秋季不宜过于发散，而应顺其敛降之性。此外，秋季气候多清凉干燥，而肺为清虚之脏，喜润恶燥，故秋季易见肺燥之证，临床常见干咳无痰、口鼻干燥、皮肤干裂等症。

三、脾

脾位于腹腔上部，横膈下方，与胃相邻。《素问·太阴阳明论》说：“脾与胃以膜相连。”脾的形态，《医贯·内经十二官论》说：“其色如马肝赤紫，其形如刀镰”；脾在五行属土，为阴中之至阴。脾系统包括：脾藏意，在志为思，在形体为四肢及肌肉，其华在唇，在窍为口，在液为涎，与长夏之气相通应。脾与胃通过经络构成表里关系。人出生后，生命过程的维持及其所需精气血津液等营养物质的生成，均依赖于脾（胃）运化所化生的水谷精微，故称脾（胃）为“后天之本”“气血生化之源”。

（一）脾主运化

脾主运化，指脾具有将水谷化为精微，将精微物质吸收并转输全身的生理功能。脾主运化是整个饮食物代谢过程的中心环节，也是后天维持生命活动的主要生理功能。为了便于理解，分为运化谷食（以固态食物为主）与运化水饮（以液态水饮为主）两个方面。

> **考点提示**
>
> 脾的功能及其与体、窍、志、液的关系。

1. 运化水谷 指脾能够将食物化为精微物质，并将其吸收、转输到全身的生理功能。食物入胃，经胃初步消化即腐熟后，变为食糜，下传于小肠以进一步消化。小肠中的食糜，在脾气作用下经进一步消化后，分为清浊两部分。其精微部分之清者，在脾的作用下，经小肠吸收后，再经脾气的转输作用输送到全身，分别化为精、气、血、津液，内养五脏六腑，外养四肢百骸、筋肉皮毛。脾气转输精微的途径有二：一是上输心肺，化生气血，布散全身；二是向四周布散到其他脏腑、四肢百骸，即《素问·玉机真藏论》所谓“脾为孤脏，中央土以灌四傍”，《素问·厥论》所谓“脾主为胃行其津液者也”。

脾的运化功能强健，称为“脾气健运”，则能为化生精、气、血等提供充足的原料，脏腑、经络、四肢百骸以及筋肉皮毛等组织就能得到充足的营养而发挥正常的生理功能。脾的运化功能减退，称为“脾失健运”，则可影响食物消化和精微物质吸收以及转输布散，而出现食欲不振、腹胀、便溏，以及倦怠、消瘦等精气血生化不足的病变。

2. 运化水饮 指脾能够将水饮化为津液，并将其吸收、转输到全身脏腑、四肢百骸的生理功能。水饮的吸收亦与胃、小肠和大肠的功能相关，但必须依赖脾的运化功能，才能完成。脾转输津液的途径有四：一是"脾气散精，上输于肺"，通过肺气宣降输布全身；二是"以灌四傍"，向四周布散，发挥滋养濡润脏腑、四肢百骸的作用；三是脏腑气化后多余的水液，在脾的运化作用下，经过三焦，下输膀胱，成为尿液生成之源；四是通过脾胃气机升降之枢纽作用，使全身津液随气之升降而上腾下达。脾在中焦，为水液运化调节的枢纽，脾气健运，津液化生充足，输布正常，脏腑形体官窍得养。脾失健运，或为津液生成不足而见津亏之证，或为津液输布障碍而见水湿痰饮等病理产物，甚至导致水肿。《素问·至真要大论》说："诸湿肿满，皆属于脾。"临床治疗此类病证，一般采用健脾化痰、健脾燥湿和健脾利水之法。

运化谷食和运化水饮，是脾主运化的两个方面，二者是同时进行的。饮食物是人出生后所需营养的主要来源，是生成精、气、血、津液的主要物质基础，而饮食物的消化及其精微的吸收、转输都由脾所主，脾气将饮食物化为水谷精微，为化生精、气、血、津液提供充足的原料，故称脾为"气血生化之源"；脾还能将水谷精微吸收并转输至全身，以营养五脏六腑、四肢百骸，为维持人体的生命活动提供物质基础，并能充养先天之精，促进人体的生长发育，故又称为"后天之本"。脾为"后天之本"理论，对养生防病有着重要意义。在日常生活中注意保护脾胃，使脾气健运，则正气充足，不易受到邪气的侵袭，即所谓"四季脾旺不受邪"（《金匮要略·脏腑经络先后病脉证》）。反之，脾失健运，气血亏虚，则正气不足，容易生病。故《脾胃论·脾胃盛衰论》说："百病皆由脾胃衰而生也。"

（二）脾主统血

脾主统血，指脾气有统摄血液运行于脉中，不使其逸出于脉外的作用。

脾气统摄血液的功能，实际上是气的固摄作用的体现。脾气是一身之气分布于脾的部分。一身之气充足，则脾气充盛；而脾气健运，生气充足，则一身之气自然充足。气足则能摄血，故脾统血与气摄血是统一的。脾气健旺，气生有源，气足而固摄作用强健，血液则能循脉运行而不逸出脉外。若脾失健运，气衰而固摄作用减退，血液失去统摄则逸出脉外而为出血。

病理上，脾不统血与气不摄血的机理亦属一致。只是由于脾气的升举特性，及其与肌肉的密切联系，习惯把下部和皮下肌肉出血，如便血、尿血、崩漏及肌衄等，称为"脾不统血"。脾不统血由气虚所致，一般出血时间较长，色淡质稀，多见于人体下半部，并有气虚见症，如倦怠乏力、面色萎黄等。治以健脾摄血。

（三）脾与形、窍、志、液、时的关系

1. 在体合肉，主四肢 肉，指肌肉，《内经》称为"分肉"。全身肌肉赖脾胃运化

的水谷精微的营养滋润，才能壮实丰满，并发挥其运动功能，故说“脾在体合肉”。《素问·痿论》有“脾主身之肌肉”之论。张志聪注释《素问·五脏生成》明确指出：“脾主运化水谷之精，以生养肌肉，故主肉。”脾失健运，水谷精微生成和转输障碍，肌肉失养，必致瘦削，软弱无力，甚至萎废不用。临床上，肌肉萎废不用等疾患，常从脾胃治疗，如《素问·痿论》说：“治痿独取阳明。”

四肢与躯干相对而言，是人体之末，故又称“四末”。人体的四肢同样需要脾胃运化的水谷精微的营养滋润，以维持其正常的生理活动。脾气健运，则四肢营养充足，活动轻劲有力；若脾失健运，则四肢营养缺乏，可见倦怠无力，甚或萎废不用。所以《素问·太阴阳明论》说：“四肢皆禀气于胃而不得至经（径至），必因于脾乃得禀也。今脾病不能为胃行其津液，四肢不得禀水谷气……筋骨肌肉皆无气以生，故不用焉。”

2. 在窍为口，其华在唇 口主接纳和咀嚼食物，便于胃的受纳和腐熟。脾经“连舌本，散舌下”，食欲和口味均可反映脾的运化功能状态，故称“口为脾之窍”。脾气健运，则食欲旺盛，口味正常，如《灵枢·脉度》说：“脾气通于口，脾和则口能知五谷矣。”若脾气虚弱，则口淡乏味；脾失健运，湿浊内生，则口中黏腻；饮食停滞，食积化热，则口臭。

唇，指口唇。口唇受水谷精微及其化生气血的濡养，其色泽可以反映气血的盈亏、脾胃运化的强弱，故称“脾之华在唇”。如《素问·五藏生成》说：“脾之合，肉也；其荣，唇也。”《灵枢·五阅五使》说：“口唇者，脾之官也。”脾气健运，气血充足，则口唇红润光泽；脾失健运，则气血衰少，口唇淡白不泽。

3. 在志为思 思，指思考、思虑。脾胃运化的水谷精微是思维活动的物质基础，故思为脾志。思又与心神有关，故有“思出于心，而脾应之”之说。思虑，是人皆有之的情志活动，对机体并无不良影响。但思虑过度，或所思不遂等情况下，则会影响机体正常的生理活动。脾气健运，化源充足，气血旺盛，则思虑、思考等心理活动正常。若脾虚则不耐思虑，思虑太过又易伤脾，致使脾胃之气结滞，脾气不能升清，胃气不能降浊，因而出现不思饮食、脘腹胀闷、头目眩晕等症，即所谓“思伤脾。”

4. 在液为涎 涎为口津，即唾液中较清稀的部分。由脾气布散脾精上溢于口而化生，故说“脾在液为涎”。涎具有保护口腔、润泽口腔的作用，在进食时分泌旺盛，以助食物的咀嚼和消化，故有“涎出于脾而溢于胃”之说。

脾精、脾气充足，涎液化生适量，上行于口而不溢出口外。若脾胃不和，或脾气不摄，则导致涎液异常增多，可见口涎自出。若脾精亏虚，涎液分泌减少，则见口干舌燥。

5. 脾与长夏之气相通应 脾属土，与长夏相通应。长夏（夏至至处暑）之季，气候炎热，雨水较多，天气下迫，地气上腾，湿为热蒸，酝酿生化，万物华实，合于土生万物之象；而人体的脾主运化，化生精气血津液，以奉生身，类于“土爰稼穑”之理，故脾与长夏，同气相求而相通应。长夏之湿虽主生化，而湿之太过，反困其脾，使脾运不展。故至夏秋之交，脾弱者易为湿伤，诸多湿病由此而起。又因时逢炎夏，湿与热兼，湿热交相为病，多见身热不扬、肢体困重、脘闷不舒、纳呆泄泻等湿热交结不解等症。治疗时应重在除湿，所谓“湿去热孤”。

四、肝

肝位于腹腔，横膈之下，右胁之内。肝在五行属木，为阴中之少阳。肝系统包括：肝藏魂，在志为怒，在体合筋，其华在爪，在窍为目，在液为泪，与春气相通应。肝与胆通过经络构成表里关系。肝主疏泄而藏血，调和气血，刚柔相济，如《素问·灵兰秘典论》说：“肝者，将军之官，谋虑出焉。”肝的疏泄和藏血功能正常，气血充盈，能耐受疲劳，故称肝为“罢极之本”。

（一）肝主疏泄

> **考点提示**
>
> 肝的功能及其与体、窍、志、液的关系。

肝主疏泄，指肝具有维持全身气机疏通畅达、通而不滞、散而不郁的生理功能。

肝主疏泄的中心环节是调畅气机。肝气疏通、畅达全身气机，使脏腑经络之气的运行通畅无阻，升降出入运动协调平衡，从而维持了全身脏腑、经络、形体、官窍等功能活动的有序进行。若肝的疏泄功能失常，气机失调，可导致五脏病变，故《四圣心源·六气解》称肝为“五脏之贼”。

肝气的疏泄作用失常，称为肝失疏泄。其病机主要有三个方面：一为肝气郁结，疏泄失职。临床多见情志抑郁，善太息，胸胁、两乳或少腹等部位胀痛不舒等症。二是肝气亢逆，疏泄太过。临床表现为情志急躁易怒，头痛、头胀，面红目赤，胸胁、乳房走窜胀痛，或血随气逆而吐血、咯血，甚则突然昏厥，如《素问·调经论》说：“血之与气并走于上，则为大厥，厥则暴死，气复反（返）则生，不反则死。”三是肝气虚弱，疏泄不及，升发无力。表现出一系列因虚而郁滞的临床表现，如情志抑郁、胆怯、懈怠乏力、头晕目眩、两胁虚闷、时常太息、脉弱等。《灵枢·本神》说：“肝气虚则恐。”

肝主疏泄、调畅气机的生理作用，派生的功能活动如下。

1. 调畅精神情志 情志活动是脏腑精气对外界刺激的应答，适度的情志活动以气机调畅、气血调和为重要条件。《灵枢·平人绝谷》说：“血脉和利，精神乃居。”肝主疏泄，畅达气机，和调气血，对情志活动发挥调节作用。肝气疏泄，气机调畅，气血调和，则心情开朗，心境平和，情志活动适度。若肝气郁结或亢逆，疏泄失职或太过，则可导致情志活动的异常。前者常见情志抑郁、闷闷不乐；后者多见性情急躁、亢奋易怒等。另一方面，情志异常也可影响肝气疏泄，造成肝气郁结或亢逆。鉴于肝与情志的密切关系，故临床治疗情志病证多注重调肝。

2. 协调脾升胃降 肝气疏泄，畅达气机，促进和协调脾胃之气的升降运动，使脾气升、胃气降的运动稳定有序，为脾胃正常纳运创造条件，促进饮食物的消化、水谷精微的吸收和糟粕的排泄。若肝疏泄功能失常，既可影响脾气升清，致脾失健运、清气下陷，见腹胀、腹泻等症，又可影响胃气降浊，致胃失通降、胃气上逆，见纳呆、脘胀、嗳气、呕吐、便秘等。前者称“肝脾不和”或“肝气犯脾”，后者称“肝胃不和”或“肝气犯胃”。以上病机变化，在五行学说中称为“木乘土”。正如《血证论·脏腑病机论》所说：“木之性主于疏泄，食气入胃，全赖肝木以疏泄之，而水谷乃化；设肝之清阳不升，则不能疏泄水谷，渗泄中满之症，在所不免。”

3. 促进胆汁泌泄 胆汁，又称“精汁”，由肝之精气化生汇聚而成。《东医宝鉴》说：“肝之余气泄于胆，聚而成精。”胆汁贮存于胆，排泄进入小肠参与饮食物的消化。胆汁的分泌、排泄是在肝气的疏泄作用下完成的。肝气疏泄，畅达气机，胆汁化生正常，排出通畅。若肝气郁结，疏泄失职，胆汁的分泌排泄障碍，不仅会影响脾胃纳运功能，致厌食、腹胀，而且会导致胆汁淤积，进而形成结石，见胁痛、黄疸等症。若肝气亢逆，肝胆火旺，疏泄太过，则可致胆汁上溢，出现口苦、泛吐苦水等。

4. 维持血液循行 血液的正常循行，有赖于气的推动和调控。肝气疏泄，畅达气机，气行则血行，因而调畅了血液的运行。若肝气疏泄失常，在气机失调的同时，常见血行异常。如肝气郁结，疏泄失职，可致血行不畅，甚则停滞为瘀，出现月经后期、痛经、闭经、癥积痞块等；若肝气亢逆，疏泄太过，可致血随气逆，血不循经，出现吐血、咯血、月经先期、崩漏等；若肝气虚弱，疏泄无力，也可致血行不畅，出现气虚乏力、时见太息、月经愆期等。临床上，调理肝气而复其疏泄之职在瘀血内阻以及出血性病证中广为应用。

5. 维持津液输布 气能行津，气行则津布。肝气疏泄，畅达气机，气行则津液布散，因而与津液输布密切相关。《济生方·痰饮论治》说：“人之气道贵乎顺，顺则津液流通，绝无痰饮之患。”若肝气郁结，疏泄失职，气滞津停，可滋生痰饮水湿等病理产物，引起梅核气、瘰疬、痰核、瘿瘤、乳癖、水肿、鼓胀等病证。临床上，疏肝理气亦为治疗痰饮水湿内停的常法。

6. 调节排精行经 男子的排精、女子的排卵与月经来潮等，皆有赖于肝气疏泄。《格致余论·阳有余阴不足论》说：“主闭藏者肾也，司疏泄者肝也”，指出男子精液的贮藏与施泄，是肝肾二脏疏泄与闭藏作用相互协调的结果。肝气疏泄，畅达气机，与肾气的闭藏作用协调，则精液排泄通畅有度。若肝气郁结，疏泄失职，则排精不畅而见精瘀；若肝火亢盛，疏泄太过，精室被扰，则见梦遗等。

女子按时排卵和月经定期来潮，也是肝气疏泄和肾气闭藏相互协调的体现，其中肝气疏泄尤为关键。若肝气郁结，疏泄失职，常致月经后期、量少，经行不畅，甚或痛经等；若肝气亢逆，或肝火亢盛，疏泄太过，血不循经，常致月经先期、量多，崩漏等。临床治疗此类病症，常注重调肝。相对于男子而言，肝的疏泄功能对于女子经、带、胎、产更为重要，故有“女子以肝为先天”（《临证指南医案·调经》）之说。

（二）肝主藏血

肝主藏血，指肝具有贮藏血液、调节血量和防止出血的功能。

1. 贮藏血液 肝藏血，有“血海”之称，其意义概括起来有三个方面：一是濡养肝及其形体官窍。肝内贮藏的血液，即肝血，除濡养肝脏本身外，还输布至其形体官窍，濡养筋、爪、目等，维持其正常的功能。《素问·五脏生成》云：“肝受血而能视，足受血而能步，掌受血而能握，指受血而能摄。”若肝血不足，濡养功能减退，筋、爪、目等常出现异常。如血不荣筋则致肢体麻木、筋脉拘挛、肌肉颤动、手足瘛疭等；血不养目则见目涩、目花、目珠刺痛等；血不荣爪则见爪甲脆薄、干枯、易于折断等。二是为经血生成之源。女子月经来潮，与冲脉充盛、肝血充足及肝气畅达密切相关。冲脉起于胞中而通于肝。肝血充足、肝气畅达则肝血流注冲脉，冲脉血海充盛则月经按时来潮，故以肝血为经血之源，并将肝与冲脉并称为“血海”。若肝血不足，常致月经量少，甚或闭经。三是化生和濡养肝气。肝内贮藏充足的血液，能够化生和濡养肝气，维护肝气充沛及冲和畅达，使之发挥正常的疏泄功能。若肝血不足，可致肝气虚弱，出现疏泄不及的病证。

2. 调节血量 一般情况下，人体各部分血量是相对恒定的，但又随着机体活动量、情绪、外界气候等因素的变化而变化。如剧烈运动或情绪激动时，外周血流量增加；在安静或休息时，外周血液分配量则减少。《素问·五脏生成》说：“人卧则血归于肝。”唐代王冰注解说：“肝藏血，心行之，人动则血运于诸经，人静则血归于肝脏。何者？肝主血海故也。”

肝调节血量的功能，以贮藏血液为前提。只有充足的血量贮备，才能有效地进行调节。而肝血的外流诸经和回归肝脏，又受肝气疏泄作用的调节。

3. 防止出血 肝为藏血之脏，具有收摄血液、防止出血的功能。《杂病源流犀烛·肝病源流》说：“肝，其职主藏血而摄血”。

肝防止出血的机理有三个方面：一是肝气能收摄血液。肝气充足，则能固摄肝血而不致出血。二是肝气疏泄，畅达气机，维持血液运行通畅而不出血。若肝气亢逆，疏泄太过，血随气逆，可导致出血。三是肝主凝血。肝之阴气主凝敛，肝阴充足，涵养肝阳，阴阳协调，则能发挥凝血作用而防止出血。明·章潢《图书编》说：“肝者，凝血之本。”

肝藏血功能失职引起的出血，称“肝不藏血”。肝不藏血的病机：一是肝气虚弱，收摄无力。如《丹溪心法·头眩》说：“吐衄漏崩，肝家不能收摄荣气，使诸血失道妄行。”二是肝火亢盛，灼伤脉络，迫血妄行。三是肝阴不足，不能凝敛血液于肝脏，反而虚火内扰，引起出血。肝不藏血可见吐、衄、咯血，或月经先期、崩漏等出血征象。三种情形可从出血的多寡、血出之势及兼症等方面对其病机和证候加以鉴别。其中气虚者宜补肝气，兼补脾气；火旺者宜清肝火、降肝气；阴虚者宜滋阴制阳。

肝主疏泄和藏血功能是相互为用、相辅相成的。肝内贮藏充足的血液，可涵养肝气，维持肝气的冲和调达，以保证疏泄功能的正常发挥；血液藏于肝中，以及肝血输布外周，或下注冲任，形成月经，又需要在肝气疏泄作用调节下完成。

（三）肝与形、窍、志、液、时的关系

1. 在体合筋，其华在爪 筋，附着于骨而聚于关节，具有连接关节、肌肉，主司关节运动的功能。《素问·五脏生成》说：“诸筋者，皆属于节。”筋依赖肝血和肝气

的濡养。肝血充足，筋得其养，运动灵活而有力，《素问·阴阳应象大论》称为“肝生筋”。若肝血亏虚，筋脉失养，则运动能力减退。老年人动作迟缓不便，容易疲劳，正是由于肝血、肝气衰少而不能养筋之故。《素问·上古天真论》说：“丈夫……七八，肝气衰，筋不能动。”

爪，即爪甲，包括指甲和趾甲，乃筋之延续，故有“爪为筋之余”之说。《素问·六节藏象论》说：“肝者……其华在爪。”爪甲赖肝血和肝气的荣养，肝血、肝气的盛衰及其作用的强弱，可从爪甲的色泽与形态上表现出来。肝血充足，则爪甲坚韧，红润光泽；肝血不足，则爪甲痿软而薄，枯而色夭，甚则变形、脆裂。

2. 在窍为目 目，又称“精明”，为视觉器官。目的视觉功能，主要依赖肝血的濡养和肝气的疏泄。《素问·五脏生成篇》说：“肝受血而能视。”《灵枢·脉度》说：“肝气通于目，肝和则目能辨五色矣。”《灵枢·经脉》说：“肝足厥阴之脉……连目系。”肝血充足，肝气调和，循经上注眼目，则目能视物辨色。若肝阴、肝血不足，则易导致两目干涩、视物不清、目眩、目眶疼痛等症；肝经风热则见目赤痒痛；肝风内动则见目睛上吊、两目斜视；因情志不畅，致肝气郁结，久而火动痰生，蒙蔽清窍，可致两目昏矇，视物不清。由于肝与目在生理病理上关系密切，临床上凡目疾以治肝为主。

除肝之外，目的视物功能还依赖于五脏六腑之精的濡养。《灵枢·大惑论》说：“五脏六腑之精气，皆上注于目而为之精，精之窠为眼，骨之精为瞳子，筋之精为黑眼，血之精为络，其窠气之精为白眼，肌肉之精为约束。”后世医家据此发展为“五轮学说”，以眼部不同部位的形色变化诊察相应脏腑的病变。眼部与脏腑相关部位是：目内眦与外眦的血络属心，称“血轮”；黑睛属肝，称“风轮”；白睛属肺，称“气轮”；瞳仁属肾，称“水轮”；上下眼睑属脾，称“肉轮”。五轮学说为眼科疾病的辨证论治奠定了理论基础。

3. 在志为怒 怒是人在情绪激动时的反应状态，人皆有之。一定限度内的正常发泄不仅对人体无害，反而有利于肝气的疏导和调畅。一般来说，当怒则怒，怒而有节，未必有害。若怒而无制，大怒或郁怒不解则易于伤肝，造成肝气疏泄失调，前者可致肝气升发太过、疏泄过亢，后者可致肝失疏泄、肝气郁结，故又有“怒伤肝”之说。

怒以肝之气血为生理基础，故肝之气血失调常可引起怒的情志改变。《素问·调经论》说：“血有余则怒。”《灵枢·本神》说：“肝气虚则恐，实则怒。”当肝气过亢，或肝阴不足、肝阳偏亢时，常可表现出易于激动，情绪失控，易于发怒。肝气虚、肝血不足，则易于产生郁怒之变。临床上，治怒当调肝：“郁怒以疏肝之法，大怒以平肝之法。”《杂病源流犀烛》指出：“治怒为难，惟平肝可以治怒，此医家治怒之法也。”

4. 在液为泪 泪从目出，由肝精、肝血经肝气疏泄于目而化生，有濡润眼球、保护眼睛的功能。正常情况下，泪液分泌适量，既能濡润眼球，又不至外溢。但当异物入眼时，泪液即可大量分泌，起到排除异物和清洁眼球的作用。极度悲哀时，泪液也可大量分泌。肝脏功能失调常可导致泪液的分泌、排泄异常。如肝血不足，可见两目干涩；肝经风热或肝经湿热，则见目眵增多、迎风流泪等。

5. 肝与春气相通应 春季，阳气始生，生机萌发，万物欣欣向荣，属阴中之阳的少阳。人体之肝气升发，疏泄，喜条达而恶抑郁，故与春气相通应。肝气随春而盛，升发而畅达。时至春日，人体气血亦随“春生”之气而生生不息，故养生家主张春三月“夜卧早起，广步于庭”（《素问·四气调神大论》），保持心情开朗舒畅，力戒暴怒忧郁等，以顺应春气的升发和肝气的畅达之性。春季肝气应时而旺，若素体肝气偏旺、肝阳偏亢或脾胃虚弱之人在春季易于发病。可见眩晕头痛，烦躁易怒，中风昏厥，或情志抑郁，或胁肋胀痛，胃脘痞闷，嗳气、泛恶，腹痛、腹泻等症状。

五、肾

肾左右各一，位于腰部脊柱两侧。《素问·脉要精微论》说：“腰者，肾之府。”肾在五行属水，为阴中之太阴。肾系统包括：肾藏志，在志为恐，在体合骨，其华在发，在窍为耳和二阴，在液为唾，与冬气相通应。肾与膀胱通过经络构成表里关系。肾为先天之本。先天指人诞生前的胚胎时期。《灵枢·决气》：“两神相搏，合而成形，常先身生，是谓精。”先天之精，又称“元精”，禀受于父母，藏之于肾，为构成胚胎的基本物质和生命来源。临床与遗传有关的先天疾病，皆责之于肾。

（一）肾主藏精

肾主藏精，指肾贮存、封藏精气以主司人体的生长发育、生殖的生理功能。《素问·六节藏象论》说：“肾者，主蛰，封藏之本，精之处也。”精藏于肾而不无故流失，是其发挥正常生理效应的重要条件。

> **考点提示**
> 肾的功能及其与体、窍、志、液的关系。

肾中精气的构成，以先天之精为基础，以后天之精为给养。先天生后天，后天养先天，先、后天之精结合为肾中精气。肾中精气分为肾精、肾气：肾精，即肾藏之精，来源于先天，充养于后天，是肾脏生理活动的物质基础；肾气，即肾精所化之气，是肾脏生理活动的物质基础及其动力来源。两者相互化生、相互促进，共同完成肾的生理功能。

肾藏精的主要生理效应如下。

1. 主生长发育与生殖 肾精、肾气具有促进机体生长发育的作用。肾藏精，精化气，肾精足则肾气充，肾精亏则肾气衰。《素问·上古天真论》记述了肾气由稚嫩到充盛，由充盛到衰少，继而耗竭的演变过程：“女子七岁，肾气盛，齿更发长。二七而天癸至，任脉通，太冲脉盛，月事以时下，故有子。三七，肾气平均，故真牙生而长极。四七，筋骨坚，发长极，身体盛壮。五七，阳明脉衰，面始焦，发始堕。六七，三阳脉衰于上，面皆焦，发始白。七七，任脉虚，太冲脉衰少，天癸竭，地道不通，故形坏而无子也。丈夫八岁，肾气实，发长齿更。二八，肾气盛，天癸至，精气溢泻，阴阳和，故能有子。三八，肾气平均，筋骨劲强，故真牙生而长极。四八，筋骨隆盛，肌肉满壮。五八，肾气衰，发堕齿槁。六八，阳气衰竭于上，面焦，发鬓斑白。七八，肝气衰，筋不能动，天癸竭，精少，肾藏衰，形体皆极。八八，则齿发去。”

机体生、长、壮、老、已的生命过程，可分为幼年期、青年期、壮年期和老年期等阶段，而生、长、壮、老均取决于肾中精气的盛衰，并从“齿、骨、发”的变化中体现出来。出生之后，机体随着肾精及肾气的逐渐充盛；到幼年期，则表现出头发生长较快、日渐稠密，更换乳齿，骨骼逐渐生长而身体增高；青年期，肾精及肾气隆盛，表现为长出智齿、骨骼长成、人体达到一定高度；壮年期，肾精及肾气充盛至极，表现出筋骨坚强、头发黑亮、身体壮实、精力充沛；老年期，随着肾精及肾气的逐渐衰少，表现出面色憔悴、头发脱落、牙齿枯槁等。肾精、肾气不足，在小儿则为生长发育不良，五迟（站迟、语迟、行迟、发迟、齿迟），五软（头软、项软、手足软、肌肉软、口软）；在成人则为早衰。

机体生殖器官的发育、性功能的成熟与维持，以及生殖能力等，同样取决于肾中精气的盛衰。出生之后，由于肾精及肾气的不断充盈，天癸随之产生。天癸，是肾精充盈而化生的促进生殖器官成熟，维持生殖功能的精微物质。14～16 岁，天癸来至，女子月经来潮，男子精气溢泻，说明性器官发育成熟，初步具备了生殖能力。其后，肾精及肾气的日趋充盈维持着机体日益旺盛的生殖功能。49～56 岁以后，肾精及肾气逐渐衰少，天癸亦随之衰减，生殖功能逐渐衰退，生殖器官日趋萎缩，女子绝经，男子精少。最后，天癸竭绝，丧失生殖功能而进入老年期。

临床上，防治某些先天性疾病、生长发育迟缓、生殖功能低下或一些原发性不孕、不育症，以及优生优育、养生保健、预防衰老等，多从补益肾、精肾气着手。

2. 为脏腑之本 肾中精气阴阳对先天脏腑的生成和后天脏腑的功能具有重要的生理作用。肾藏先天之精，为生命之元始，呼吸之根本。如《脉诀汇辨·脉论》所说：“肾为脏腑之本，十二脉之根，呼吸之本，三焦之源，而人资之以为始者也。”

肾气由肾精所化，又分为肾阴、肾阳二部分：肾阴，又称为元阴、真阴，具有宁静、滋润和濡养作用；肾阳，又称为元阳、真阳，具有推动、温煦、振奋作用。肾阴与肾阳对立统一，相反相成，平衡协调，则肾气冲和。

肾阳为脏腑阳气之本，“五脏之阳气，非此不能发”，推动和激发脏腑的各种功能，温煦全身脏腑形体官窍。肾阳充盛，脏腑形体官窍得以温煦，各种功能旺盛，精神振奋。若肾阳虚衰，推动、温煦等作用减退，则脏腑功能减退，精神不振，发为虚寒性病证。

肾阴为脏腑阴液之本，“五脏之阴气，非此不能滋”，宁静和抑制脏腑的各种功能，滋润全身脏腑形体官窍。肾阴充足，脏腑形体官窍得以滋润，其功能健旺而又不至于过亢，精神内守。若肾阴不足，抑制、宁静、滋润等作用减退，则致脏腑功能虚性亢奋，精神虚性躁动，发为虚热性病证。

肾阴、肾阳又称为“五脏阴阳之本”。生理上，肾之精、气、阴、阳与他脏之精、气、阴、阳之间，存在着相互资助和相互为用的动态关系。病理上，两者也相互影响。

各脏之精、气、阴、阳不足，最终必然会累及肾，故有“久病及肾”之说。

3. 主生髓化血 肾藏精，精能生髓，精髓不仅可上充脑髓，还可充养脊髓、骨骼等组织器官，促进骨骼的生长发育，使骨骼健壮有力、牙齿坚固等。如《灵枢·经脉》：“人始生，先成精，精成而脑髓生，骨为干，脉为营，筋为刚，肉为墙，皮肤坚而毛发长，谷入于胃，脉道以通，血气乃行。”当肾精不足，化髓减少，可导致精髓亏虚、骨失充养而影响骨的生长发育，如骨质疏松、牙齿早脱等。临床可用补肾填精、益髓壮骨的方法防治骨质疏松症。

人体血液的生成，一方面是后天脾胃运化的水谷精微上输心肺而化赤为血；另一方面是肾精生髓，髓充于骨，骨中精髓为化生血液之源。故《侣山堂类辨·卷上》指出：“肾为水脏，主藏精而化血。”《张氏医通·虚损》亦有“血之源头在乎肾”之说。肾精充足而精髓盈满，则血液生化有源。肾精亏虚日久可导致血虚，临床上治疗血虚亦常用补肾填精之法。

4. 主抵御外邪 肾精具有保卫机体、抵御外邪，而使人免于疾病的作用。《素问·金匮真言论》：“精者，身之本也。”精充则生命力强，卫外固密，适应能力强，邪不易侵。反之，精亏则生命力弱，卫外不固，适应能力弱，邪易侵犯而致病。如《冯氏锦囊秘录·先天根本论》：“足于精者，百病不生；穷于精者，万邪蜂起。”肾精这种抵御外邪的能力属正气范畴，与“正气存内，邪不可干”“邪之所凑，其气必虚”的意义相同。

肾藏精，以藏为主，但藏中有泻。《素问·上古天真论》：“肾者主水，受五脏六腑之精而藏之，故五脏盛乃能泻。”肾藏精的“藏中有泻”，主要体现在流溢脏腑，化生脏腑之精；溢泻精气，以为生殖之用；藏精起亟，以备应急之需等。

（二）肾主水

肾具有主持和调节人体水液代谢的功能。《素问·逆调论》说：“肾者水藏，主津液。”津液的输布和排泄是一个十分复杂的生理过程，肾主水的作用主要体现在以下两方面。

1. 调节并参与津液代谢相关脏腑功能 津液的生成、输布与排泄，是在肺、脾、肾、肝、胃、小肠、大肠、三焦、膀胱等脏腑的共同参与下完成的。肾为脏腑之本，肾气的蒸腾气化、肾阴的滋润宁静、肾阳的温煦推动，对各脏腑参与津液代谢功能的正常发挥具有重要的调控作用。通过对各脏腑之气及其阴阳的调控，肾主司和调节着机体津液代谢的各个环节。肾的调控作用失常，或为津液生成不足，或为津液输布和排泄障碍。如《素问·水热穴论》说：“肾者，胃之关也，关门不利，故聚水而从其类也，上下溢于皮肤，故为胕肿。胕肿者，聚水而生病也。”

2. 调节尿液的生成和排泄 尿液的生成和排泄是津液代谢的一个重要环节。津液代谢过程中，输布于全身的津液，通过三焦水道下输于膀胱，在肾气的蒸腾气化作用下，津液之清者，上输于肺，重新参与津液代谢；津液之浊者，生成尿液。尿液排泄，主要是膀胱的生理功能，但依赖于肾中阴阳的平衡、肾气蒸化与固摄作用的协调。肾阳虚衰，激发和推动作用减弱，津液不化，可致尿少、水肿；肾阴不足，相火偏亢，虚热与水湿蕴结，可见尿频而数。肾气虚衰而失其固摄，则见尿失禁。

（三）肾主纳气

肾具有摄纳肺吸入的清气而维持正常呼吸的功能。肾气摄纳肺所吸入的自然界清气，保持吸气的深度，防止呼吸表浅。肺司呼吸，呼气赖肺气宣发，吸气赖肺气肃降。但吸气维持一定的深度，除肺气肃降作用外，还有赖于肾气的摄纳潜藏。故《难经·四难》说："呼出心与肺，吸入肾与肝。"《类证治裁·喘证》说："肺为气之主，肾为气之根。"

肾的纳气功能，实际上是肾气的封藏作用在呼吸运动中的具体体现。肾气充沛，摄纳有权，则呼吸均匀和调、气息深长。若肾气衰弱，摄纳无力，肺吸入之清气不能下纳于肾，则会出现呼吸表浅，或呼多吸少、动则气喘等病理表现，称为"肾不纳气"。

肾藏精是肾的基本功能，肾为脏腑之本、主生长发育和生殖、主水及主纳气等，都是肾藏精功能的延伸。在认识肾的各种功能时，必须把藏精作为最根本的功能来理解和把握。

（四）肾与形、窍、志、液、时的关系

1. 在体合骨，荣齿，其华在发 肾精具有生髓而充养骨骼的功能。《素问·阴阳应象大论》："肾生骨髓。"骨骼的发育是形体发育状态的标志之一，由肾精充养，由肾气推动与调控。肾藏精，精生髓，髓居骨中，骨骼赖之以生长发育。肾精充足，骨髓生化有源，髓以养骨，则骨骼坚固有力；若肾精不足，骨髓生化无源，骨骼失养，则可出现小儿囟门迟闭、骨软无力，以及老年人骨质脆弱、易于骨折等。

齿，即牙齿，为骨之延续，亦由肾中精气充养，故称"齿为骨之余"。《杂病源流犀烛·口齿唇舌病源流》说："齿者，肾之标，骨之本也。"牙齿松动、脱落及小儿齿迟等，多与肾精、肾气不足有关。

发之色泽荣枯是肾脏功能的反映。发，即头发。发的生长，赖精血以养，故称"发为血之余"。由于肾藏精，精生血，精血旺盛，则毛发粗壮、浓密而润泽，故说发的生机根于肾。《素问·六节藏象论》说："肾……其华在发。"肾精、肾气的盛衰，可从头发的色泽、疏密等表现出来。青壮年肾精、肾气旺盛，发长而润泽；老年人肾精、肾气衰少，发白而脱落，皆属常理。但临床所见的未老先衰，年少而头发枯萎、早脱早白等，则与肾精、肾气不足有关，应考虑从肾论治。

2. 在窍为耳及二阴 肾精濡养于耳而维持听觉功能。耳是听觉器官，听觉灵敏与否，与肾精、肾气的盛衰密切相关。《灵枢·脉度》说："肾气通于耳，肾和则耳能闻五音矣。"肾精及肾气充盈，髓海得养，听觉灵敏；反之，肾精及肾气虚衰，髓海失养，则听力减退，或见耳鸣，甚则耳聋。人到老年，由于肾精及肾气衰少，多表现为听力减退。

二阴，指前阴和后阴。前阴包括尿道和外生殖器，男性睾丸又有“外肾”之称，司排尿和生殖；后阴肛门主排泄粪便。《素问·金匮真言论》说：“肾……开窍于二阴。”前阴的排尿与生殖功能，为肾所主，前已叙述。粪便的排泄本属大肠，但亦与肾气及肾阴、肾阳的作用有关。若肾阴不足，滋润作用减退，虚热虚火内生，耗伤津液，可致肠液枯涸而见便秘；肾阳虚损，温煦作用减退，气化失常，可见泄泻或便秘；肾气虚衰，固摄失司，可见久泄滑脱。

3. 在志为恐　《素问·阴阳应象大论》说：“在脏为肾……在志为恐。”恐多自内生，由渐而发，事前自知。恐，是肾精、肾气对外在环境的应答而产生的恐惧、害怕的情志活动。正常情况下，恐惧，使人能自觉地避开危险，从而保护自身。过度恐惧，可导致“恐伤肾”“恐则气下”等病理变化，出现二便失禁，甚则遗精、滑精等症。

4. 在液为唾　唾为口津，具有润泽口腔，滋润食物及滋养肾精的作用。《素问·宣明五气》说：“五脏化液……肾为唾。”唾由肾精化生。肾精在肾气的作用下，沿足少阴肾经到达舌下或齿缝，分泌津液而出则为唾。由于唾源于肾精，若咽而不吐，则能回滋肾精；若多唾久唾，则能耗伤肾精。故古代养生家主张“吞唾”以养肾精。

5. 肾与冬气相通应　肾五行属水，为阴中之阴，与冬气相通应。冬季属阴中之太阴，是一年中气候最寒冷的季节，一派霜雪严凝、冰凌凛冽之象。自然界的物类，则静谧闭藏以度冬时。肾藏精而为封藏之本。时至冬日，人体气血亦随“冬藏”之气而潜藏，故养生家主张冬三月“早卧晚起，必待日光”（《素问·四气调神大论》），保持肾精静谧内守，皮肤腠理致密，避寒就温，以利阴精积蓄、阳气潜藏。若冬季不慎保养肾精，则“春必病温”，易发外感热病。若素体阳虚，或久病肾阳不足，多在阴盛之冬季发病。

拓展阅读

命门

命门，即性命之门，指生命的关键和根本。命门一词，最早见于《灵枢·根结》：“太阳根于至阴，结于命门。命门者，目也。”自《难经》提出“右肾为命门”之后，历代医家对命门的部位、形态及生理功能，各有发挥。特别是明清时期，关于命门的研究更加深入。

关于命门的部位，有左肾右命门说、两肾为命门说、两肾之间为命门说等。从形态而言，分有形与无形之论：《难经》以右肾为命门；持无形之论者，如明·孙一奎则认为命门非水非火，乃“肾间动气”，为元气发动之机，生生不息造化之机枢。从功能而言，有主火、水火共主之不同：明·赵献可认为，命门即是真火，主持一身阳气。清·陈士铎认为，命门真火是各脏腑功能活动的根本。

肾与命门在部位、功能等方面皆有相同之处，故历代医家皆有肾与命门合一而论者。如隋·杨上善《黄帝内经太素·经脉标本》："肾为命门。"元·滑寿《难经本义·三十六难》："三十九难亦言左为肾，右为命门，而又云其气与肾通，是肾之两者，其实则一尔。"命门与肾同为脏腑之本、阴阳之根、水火之宅，故称肾阳即命门之火，肾阴即命门之水。古代医家之所以提出"命门"，无非是强调肾阴肾阳在生命活动中的重要性。

任务二 六 腑

考点提示

六腑及主要生理特点。

六腑，是胆、胃、小肠、大肠、膀胱、三焦的合称。六腑的生理功能是"传化物"，即受盛和传化水谷。六腑的生理特点是"泻而不藏""实而不能满"。饮食物入口，通过食道入胃，经胃的腐熟，下传于小肠，经小肠的分清泌浊，其清者（精微、津液）由脾吸收，转输布散于全身，以供脏腑经络生命活动之需要；其浊者（糟粕）下达于大肠，经大肠的传导，形成大便排出体外；废液则经肾之气化而形成尿液，渗入膀胱，排出体外。饮食物的消化吸收和排泄，须通过消化道的七道门户，《难经》称为"七冲门"。《难经·四十四难》说："唇为飞（扉）门，齿为户门，会厌为吸门，胃为贲门，太仓下口为幽门，大肠小肠会为阑门，下极为魄门，故曰七冲门也。"

六腑具有通降下行的特性，《素问·五脏别论》说："水谷入口，则胃实而肠虚。食下，则肠实而胃虚。"即每一腑都必须适时排空其内容物，以保持六腑通畅，功能协调，故有"六腑以通为用，以降为顺"之说。

一、胆

考点提示

胆、胃、小肠、大肠、膀胱、三焦的生理功能。

胆居六腑之首，又为奇恒之腑。胆位于右胁，附于肝之短叶间。足少阳胆经与足厥阴肝经相互属络而成表里关系。胆的主要生理功能是贮藏、排泄胆汁和主决断。

（一）胆贮藏和排泄胆汁

胆具有贮藏和排泄胆汁的生理功能。胆汁由肝之精气化生汇聚而成，贮存于胆囊，排泄进入小肠，参与饮食物的消化、吸收。胆的这种功能依赖肝的疏泄才能完成。若肝胆功能失常，胆汁分泌排泄障碍，影响脾胃纳运功能，则出现厌食、腹胀、腹泻等症状。若湿热蕴结肝胆，以致肝失疏泄，胆汁外溢，浸渍肌肤，则发为黄疸，以目黄、身黄、小便黄为特征。相对于肝气升发，胆气则以下降为顺。胆气不利，气机上逆，胆汁上溢，则可出现口苦、呕吐黄绿苦水等症状。

（二）胆主决断

胆主决断，指胆具有对事物进行判断、做出决定的功能。《素问·灵兰秘典论》说："胆者，中正之官，决断出焉。"胆的决断能力取决于胆气强弱，胆气强者勇敢果断，胆气弱者则数谋虑而不决。肝胆为表里，肝主谋虑，胆主决断，二者相成互济，谋虑定而后决断出。诚如《类经·藏象类》所说："胆附于肝，相为表里，肝气虽强，非胆不断，肝胆相济，勇敢乃成。"临床上，肝胆气虚或心胆气虚者多见善惊易恐、胆怯等精神情志异常改变。

胆是中空的囊状器官，内盛胆汁。古人认为，胆汁是精纯、清净的精微物质，称为"精汁"，故胆有"中精之府""清净之府"及"中清之府"之称。胆的形态中空、排泄胆汁参与消化，类似六腑，但其内盛"精汁"则又与五脏"藏精"的生理特点相似。可见，胆具备似脏非脏、似腑非腑的特征，故又为奇恒之腑。

二、胃

胃位于膈下，腹腔上部，上接食管，下通小肠，与脾以膜相连。胃又称为胃脘，分为上、中、下三部：胃的上部为上脘，包括贲门；胃的下部为下脘，包括幽门；上下脘之间的部分称为中脘。贲门上连食管，幽门下通小肠，是饮食物进出胃腑的通道。足阳明胃经与足太阴脾经相互属络而成表里关系。胃的主要生理功能是主受纳和腐熟水谷。

（一）胃主受纳水谷

受纳，是接受和容纳之意，胃主受纳水谷，指胃具有接受和容纳饮食水谷的功能。饮食入口，由胃接受并容纳于其中，故胃有"太仓""水谷之海"之称。由于机体精气血津液的化生，都依赖于饮食水谷，故胃又有"水谷气血之海"之称。胃主受纳，既是胃主腐熟功能的基础，又是饮食物消化吸收的基础。因此，胃主受纳功能的强弱，可从食欲和饮食多少反映出来。

（二）胃主腐熟水谷

腐熟，是饮食物经过胃的初步消化，形成食糜的过程。胃主腐熟水谷，指胃气将饮食物初步消化，并形成食糜。容纳于胃的饮食物，经胃气磨化和腐熟作用后，精微物质被吸收，并由脾气转输至全身；而食糜则下传于小肠进一步消化。

胃气的受纳、腐熟水谷功能，必须与脾气运化相互配合，唯有纳运协调，才能将水谷化为精微，进而化生精气血津液，供养全身。故脾胃合称为后天之本，气血生化之源。饮食营养和脾胃的消化功能，对人体生命和健康至关重要。

胃的生理特性有二。其一，胃主通降。胃气具有向下运动以维持胃肠道通畅的生理特性，具体体现于饮食物的消化和糟粕的排泄过程中。饮食物入胃，胃容纳水谷；经胃气消化腐熟作用而形成的食糜，下传小肠；进而食物残渣下传大肠，燥化后形成粪便，有节律地排出体外。从而保证了胃肠虚实更替的状态，这是由胃气通畅下行作用而完成的。胃气通降是胃主受纳的前提条件。所以，胃气不降则出现纳呆脘闷、胃脘胀满或疼痛、大便秘结等症。若胃气不降反而上逆，则出现恶心、呕吐、呃逆、嗳气等症。

胃气下降与脾气上升相反相成。脾宜升则健，胃宜降则和。脾气升则水谷精微得以输布，胃气降则食糜糟粕得以下传。脾胃之气升降协调，共同完成饮食物的消化吸收过程。脾胃并居人体之中央，为脏腑气机升降的枢纽。脾气升则肝肾之气皆升，胃气降则心肺之气皆降。胃气不降，可影响心火和肺气的下降，在腹胀、便秘的同时，可伴见心烦、失眠、口舌生疮、牙龈咽喉肿痛等病变。如《素问·逆调论》有“胃不和则卧不安”之论。

其二，胃喜润恶燥。与脾喜燥而恶湿相对而言，胃有喜润而恶燥的生理特性。胃为阳明燥土之腑，赖阴液滋润以维持其正常的生理功能。胃主受纳腐熟，不仅依赖胃气的推动，亦需胃中津液的濡润。胃中津液充足，则能维持其受纳腐熟功能和通降下行的特性。胃为阳土，其病易成燥热之害，胃中津液每多受损。所以，临床治疗各种疾病，强调保护胃中津液。即使必用苦寒泻下之剂，也应中病即止，以祛除实热燥结为度，不可妄施，以免化燥伤阴。

三、小肠

小肠位于腹中，上端与胃在幽门相接，迂曲回环叠积于腹腔之中，下端与大肠在阑门相连。手太阳小肠经与手少阴心经相互属络而成表里关系。小肠的主要生理功能是主受盛化物，泌别清浊，主液。

（一）小肠主受盛化物

小肠主受盛化物，指小肠具有接受容纳胃腐熟之食糜，并作进一步消化的功能。小肠主受盛化物，包括小肠主受盛和小肠主化物两个方面：一是小肠接受由胃腑下移而来的食糜而容纳之，即受盛作用；二是食糜在小肠内必须停留一定的时间，由脾气与小肠的共同作用对其进一步消化，化为精微和糟粕两部分，即化物作用。小肠受盛化物的功能失常，表现为腹胀、腹泻、便溏等。

（二）小肠主泌别清浊

小肠主泌别清浊，指小肠对食糜进一步消化，并将其分为清浊两部分的生理功能。清者即精微部分，包括谷精和津液，由小肠吸收，经脾气转输至全身，灌溉四傍；浊者即食物残渣和水液，食物残渣经阑门传送到大肠而形成粪便，水液经三焦下渗膀胱而形成尿液。小肠泌别清浊的功能正常，则精微与糟粕各走其道而二便正常。如《类经·藏象类》说：“小肠居胃之下，受盛胃中水谷而分清浊，水液由此而渗于前，糟粕由此而归于后，脾气化而上升，小肠化而下降，故曰化物出焉。”若小肠泌别清浊的功能失常，清浊不分，就会出现尿少而便溏泄泻等症。临床上，以“利小便所以实大便”

的方法治疗泄泻，就是“小肠主泌别清浊”理论的具体应用。

（三）小肠主液

小肠主液，指小肠在吸收谷精的同时，吸收大量津液的生理功能。小肠吸收的津液与谷精合为水谷之精，由脾气转输到全身；部分水液经三焦下渗膀胱，生成尿液。《医贯·噎膈论》说：“小肠主液……小肠热结则液燥。”小肠实热，可出现小便短赤涩灼痛等症状，甚则热盛灼伤阳络，可见尿血。

四、大肠

大肠位于腹腔之中，其上口在阑门处与小肠相接，回环腹腔，其下端连肛门。手阳明大肠经与手太阴肺经相互属络而成表里关系。大肠的主要生理功能是主传导糟粕与主津。

（一）大肠主传导糟粕

大肠主传导，又称“传导之官”，指大肠接受由小肠下移的食物残渣，吸收水分，形成糟粕，经肛门排泄粪便的功能。如大肠传导糟粕功能失常，则出现排便异常，常见大便秘结或泄泻。若湿热蕴结大肠，大肠传导失常，还会出现腹痛、里急后重、下痢脓血等。

大肠的传导糟粕，实为对小肠泌别清浊功能的承接。除此之外，尚与胃气的通降、肺气的肃降、脾气的运化、肾气的推动和固摄作用有关。胃气通降，包括大肠对糟粕的排泄作用；肺与大肠为表里，肺气肃降有助于糟粕的排泄；脾气运化，有助于大肠对食物残渣中津液的吸收；肾气的推动和固摄作用，主司二便的排泄。

（二）大肠主津

大肠主津，指大肠接受食物残渣，吸收水分的功能。由于大肠参与体内的津液代谢，故称“大肠主津”。大肠主津功能失常，津液不得吸收，与糟粕俱下，可出现肠鸣、腹痛、泄泻等症；若大肠实热，消烁津液，津亏失润，可见大便秘结不通。如《医贯·噎膈论》说：“大肠主津……大肠热结则津涸。”

五、膀胱

膀胱，又称尿脬、净腑、水腑，位于下腹部，与肾相连，下有尿道，开口于前阴。足太阳膀胱经与足少阴肾经相互属络而成表里关系。膀胱的主要生理功能是贮存和排泄尿液。

（一）膀胱主贮藏尿液

人体的津液通过肺、脾、肾等脏腑的作用，布散全身脏腑形体官窍，发挥其滋养濡润作用，其代谢后的浊液，则下归于膀胱。尿液是津液代谢的产物，贮藏于膀胱，故《灵枢》称之为“津液之府”。《素问·灵兰秘典论》说：“膀胱者，州都之官，津液藏焉。”尿液的贮藏，有赖于肾气及膀胱之气的固摄。

（二）膀胱主排泄尿液

膀胱中尿液的排泄，由肾气及膀胱的气化作用调节。肾的气化作用正常，则膀胱开合有度，尿液可及时地从溺窍排出体外。若肾气失于固摄，膀胱合少开多，可见夜尿多、尿后余沥、尿频、遗溺、小便失禁等症状；肾的气化作用失常，膀胱开少合多，可出现小便不利或癃闭。故《素问·宣明五气》说：“膀胱不利为癃，不约为遗尿。”

六、三焦

三焦首见于《内经》，属六腑之一。《难经》明确提出三焦部位划分（《三十一难》），并称其“有名而无形”（《二十五难》），则三焦形质之辨，历代医家众说纷纭。清·吴鞠通创立“三焦辨证”，指导外感温热病的辨证论治。

（一）六腑之三焦

六腑之三焦，是分布于胸腹腔的一个大腑，脏腑之中惟三焦最大，无与匹配，故有“孤府”之称。《类经·藏象类》说：“三焦者，确有一腑，盖脏腑之外，躯壳之内，包罗诸脏，一腔之大腑也。”手少阳三焦经与手厥阴心包经相互属络而成表里关系。

三焦的主要生理功能是运行津液和通行元气。

1. 运行津液 《素问·灵兰秘典论》说：“三焦者，决渎之官，水道出焉。”三焦是全身津液上下输布运行的通道。全身津液的输布和排泄，是在肺、脾、肾等脏腑的协同作用下完成的，但必须以三焦为通道。三焦水道不利，肺、脾、肾等脏腑输布调节津液代谢的功能则难以实现。三焦具有疏通水道、运行津液的作用，以调节津液代谢平衡，称作“三焦气化”。三焦气化失常，水道不利，可导致津液代谢失调。正如《类经·藏象类》所说：“上焦不治则水泛高原，中焦不治则水留中脘，下焦不治则水乱二便。三焦气治，则脉络通而水道利。”

2. 通行元气 《难经·六十六难》说：“三焦者，原气之别使也。”《难经·三十八难》指出三焦“有原气之别焉，主持诸气。”三焦是一身之气上下运行的通道。肾精化生的元气，通过三焦输布到五脏，充沛于全身，以激发、推动各个脏腑组织的功能活动；胸中气海的宗气，自上而下达于脐下，以资先天元气。诸气的运行输布，皆以三焦为通道。因此，三焦通行元气的功能，关系到整个人体的气化作用。

三焦运行津液和通行元气的功能相互关联，实际上是一个功能的两个方面：津液的运行赖于气的推动（气能行津），而气又依附于津液而存在（津能载气）。故《难经·三十一难》所谓“三焦者，水谷之道路，气之所终始也”。

（二）部位三焦

1. 上焦 横膈以上的部位，包括心、肺两脏，以及头面部，归属上焦。也有人将上肢归属于上焦。“上焦如雾”（《灵枢·营卫生会》），是对心肺输布营养至全身的作用形象化的描写与概括，喻指上焦宣发卫气，敷布水谷精微、血和津液的作用，如雾露之灌溉。如《灵枢·决气》说："上焦开发，宣五谷味，熏肤、充身、泽毛，若雾露之溉，是谓气。"

2. 中焦 横膈以下、脐以上的部位，包括脾胃、小肠、肝胆等脏腑。"中焦如沤"（《灵枢·营卫生会》），是对脾胃、肝胆等脏腑的消化饮食物的作用形象化的描写与概括，喻指中焦消化饮食物的作用，如发酵酿造之过程。如《灵枢·营卫生会》说："中焦……此所受气者，泌糟粕，蒸津液，化其精微，上注于肺脉，乃化而为血，以奉生身，莫贵于此。"

就解剖位置而言，肝胆属中焦。《脉经》寸口分部以候脏腑，以肝应左关，属于中焦。明清时期，温病学以三焦辨证作为纲领，将外感热病后期出现的精血亏虚和动风病证，归于下焦范围，又肝肾同源、精血互生，即以肝属下焦。

3. 下焦 脐以下的部位为下焦，包括肾、大肠、膀胱、女子胞、精室等脏腑。也有人将下肢归属于下焦。"下焦如渎"（《灵枢·营卫生会》），是对大肠、肾和膀胱排泄糟粕和尿液的作用和形式的描写与概括，喻指肾、膀胱、大肠等脏腑排泄二便的功能，如沟渠之通导。

任务三　奇恒之腑

奇恒之腑，是脑、髓、骨、脉、胆、女子胞的总称。奇恒之腑形态似腑，多为中空的管腔或囊状器官；功能似脏，主藏精气而不泻。因其似脏非脏、似腑非腑，异于常态，故以"奇恒"名之。除胆为六腑之外，其余皆无表里配合，也无五行配属，但与奇经八脉有关。本节重点阐述脑及女子胞，其他如脉、骨、胆，前已述及。

一、脑

脑藏于颅腔之中，为脑髓汇聚而成，位于头部之内，故又名"髓海"。脑与脊髓相通，"上至脑，下至尾骶，皆精髓升降之道路"（《杂病源流犀烛·头痛源流》）。故《素问·五脏生成》说："诸髓者，皆属于脑。"《灵枢·海论》说："脑为髓之海。"脑为神明之所出，又称"元神之府"。

脑的主要生理功能是主宰生命活动、精神活动和主感觉运动。

（一）脑主宰生命活动

《素问·刺禁论》说："刺头，中脑户，入脑立死。"古人已认识到脑对生命至重的作用。精是构成脑髓的物质基础。《灵枢·经脉》说："人始生，先成精，精成而脑髓生。"两精相搏，随形具而生之神，即为元神。《灵枢·本神》说："两精相搏谓之神。"元神来自先天，属先天之神。"脑为元神之府"（《本草纲目》辛夷条），是生命的枢机，主宰人体的生命活动。元神藏于脑，为"吾真心中之主宰也"（《乐育堂语录》）。元神旺盛，则人体精力充沛、思维敏锐、脏腑气血安和。元神失常，则人体脏腑功能失控失序。《景岳全书·阴阳》说："故凡欲保生重命者，尤当爱惜阳气，此即以生以化之元神，不可忽也。"元神存则生命立，元神亡则生命息。

（二）脑主宰精神活动

意识、思维、情志是精神活动的高级形式，是外界客观事物作用于脑的结果，又有元神、识神、欲神的区别。其一，元神。脑主元神而主志意。如《灵枢·本藏》说："志意者，所以御精神，收魂魄，适寒温，和喜怒者也。"人每忆往事，必凝神于脑，脑具有主司记忆的功能。故"灵机记性在脑"（《医林改错·脑髓说》）。其二，识神。在"元神之府"脑的调控下，通过心的"任物"（《灵枢·本神》）作用，承担接受和处理外界事物，属后天之神，又称"识神"。故张锡纯《医学衷中参西录·人身神明诠》说："脑中为元神，心中为识神。元神者，藏于脑，无思无虑，自然虚灵也；识神者，发于心，有思有虑，灵而不虚也。"其三，欲神。情志活动是人对外界刺激的反应，与人的情绪、情感、欲望等心身需求有关，属"欲神"范畴，亦为先天"元神"所调控。脑主精神活动的功能正常，则精神饱满、意识清晰、思维灵敏、记忆力强、语言清晰、情志正常。反之，则出现狂乱、烦躁、情感淡漠、神情呆滞等意识思维及情志方面的异常。

（三）脑主感觉运动

《灵枢·海论》说："髓海不足，则脑转耳鸣，胫酸眩冒，目无所见，懈怠安卧。"脑髓充盈，主司感觉运动功能正常，则视物精明，听力正常，嗅觉灵敏，感觉无殊，运动如常，轻劲多力；脑髓空虚，会导致感觉、运动功能失常，出现听觉失聪，视物不明，嗅觉不灵，平衡失调，肢体懈怠等症。《类经·疾病类》说："五脏六腑之精气，皆上升于头，以成七窍之用。"《医林改错·脑髓说》说："两耳通脑，所听之声归脑；两目系如线长于脑，所见之物归脑；鼻通于脑，所闻香臭归于脑；小儿周岁脑渐生，舌能言一二字。"口、舌、眼、鼻、耳五官诸窍，皆位于头面，与脑相通，故视、听、言、动等功能，皆与脑密切相关。

二、女子胞

女子胞，又称胞宫、子宫、子脏、胞脏、子处等，位于小腹部，在膀胱之后，直肠之前，下口（即胞门，又称子门）与阴道相连。

女子胞的主要生理功能是主持月经和孕育胎儿。

（一）女子胞主持月经

月经，又称月信、月事、月水，是女子天癸来至后周期性子宫出血的生理现象。《素问·上古天真论》说："二七而天癸至，任脉通，太冲脉盛，月事以时下，故有子。"《血证论·男女异同论》说："女子胞中之血，每月换一次，除旧生新。"约到49岁，天癸竭绝，月经闭止。月经的产生，是脏腑经脉气血及天癸作用于胞宫的结果。

（二）女子胞孕育胎儿

胞宫是女性孕育胎儿的器官。女子在发育成熟后，应时排卵行经，具备受孕生殖的能力。此时，两性交媾，两精相合，就构成了胎孕。《类经·藏象类》说："阴阳交媾，胎孕乃凝，所藏之处，名曰子宫。"受孕之后，月经停止来潮，脏腑经络血气皆下注于冲任，到达胞宫以养胎，培育胎儿以至成熟而分娩。

女子胞的生理功能与天癸、经脉以及脏腑有着密切联系。天癸，是肾精及肾气充盈到一定程度而产生的，具有促进人体生殖器官发育成熟和维持人体生殖功能作用的一种精微物质。在"天癸"的促发下，女子胞发育成熟，月经来潮，应时排卵，为孕育胎儿准备条件。

女子胞与冲、任、督、带及十二经脉均有密切关系。其中，又以冲、任、督、带为最。冲脉上渗诸阳，下灌三阴，与十二经脉相通，为"十二经脉之海"。冲脉又为"五脏六腑之海"。脏腑经络之气血皆下注冲脉，故冲脉又称为"血海"。冲脉血海蓄溢十二经之血，胞宫得以溢泄经血，孕育胎儿。任脉为"阴脉之海"，蓄积阴经之血，一身阴经之血经任脉聚于胞宫，妊养胎儿，故称"任主胞胎"。任脉气血充盛是女子胞主持月经、孕育胎儿的生理基础。冲为血海，任主胞胎，二者相资，方能有子。所以，胞宫的作用与冲任二脉的关系更加密切。督脉为"阳脉之海"，督脉与任脉，同起于胞中，一行于身后，一行于身前，交会于龈交，其经气循环往复，沟通阴阳，调摄气血，并与肾相通，运行肾气，从而维持胞宫正常的经、孕、产的生理活动。"带脉下系于胞宫，中束人身，居身之中央"（《血证论·崩带》）。带脉既可约束、统摄冲任督三经的气血，又可固摄胞胎。十二经脉的气血通过冲脉、任脉、督脉灌注于胞宫之中，而为经血之源，胎孕之本。女子胞直接或间接与十二经脉相通，禀受脏腑之气血，泄而为经血，藏而育胞胎，从而完成其生理功能。

总之，心主神明，脑主元神，五脏藏神，脑与五脏生理功能密切相关。肾藏精，脾胃化生水谷精微，故肾与脾胃等脏腑与髓的关系密切。女子胞的生理功能主要与心、肝、脾、肾的关系最为密切（详见"五脏与奇恒之腑之间的关系"）。

拓展阅读

精室

男子之胞，名为"精室"，是男性生殖器官，具有藏精、生殖功能。精室为肾所主，与肾中精气盛衰关系密切。故《中西汇通医经精义·下卷》说："女子之胞，男子为精室，乃血气交会，化精成胎之所，最为紧要。"精室所藏之精，有度施泄，受肝主疏泄功能的调控。此外，还与冲脉、任脉、督脉等经脉相关。睾丸，又称外肾，亦称势，"宦者少时去其势，故须不生。势，阴丸也，此言宗筋，亦指睾丸而言"（丹波元简注《灵枢·五音五味》）。临床实践中，精少、精冷、精浊等精室病变多从肾、肝、任脉、督脉论治。

任务四 脏腑之间的关系

藏象学说以五脏为中心，以精气血津液为物质基础，通过经络系统，将脏、腑、奇恒之腑沟通联系成有机整体。脏腑之间的关系主要有：脏与脏之间的关系，腑与腑之间的关系，脏与腑之间的关系，脏与奇恒之腑之间的关系。

考点提示

脏腑之间的关系。

一、脏与脏之间的关系

心、肺、脾、肝、肾五脏，既各司其职，又存在着密不可分的联系。对五脏之间关系的理解，应注重五脏生理功能之间的相互资生、相互制约与相互协调，以及五脏在调节精神、气血、津液等方面的相互关系。

（一）心与肺

心、肺同居上焦，心主血，肺主气，心与肺的关系主要体现为气与血的关系。

心主一身之血，肺主一身之气，两者相互协调，保证气血的正常运行，维持机体各脏腑组织的生理功能。心主血脉，而肺朝百脉，助心行血，是血液正常运行的必要条件；肺司呼吸功能的正常发挥也有赖于心主血脉，故又有“呼出心与肺”（《难经·四难》）之说。由于宗气具有贯心脉行血气、走息道行呼吸的生理功能，因此，积于胸中的宗气是联系心搏动和肺呼吸的中心环节。

心与肺的病变相互影响，常表现为气血失和。如心气不足，行血无力，心脉瘀阻，导致肺气壅滞，气失宣降，表现为咳嗽喘促、胸闷气短等；肺气不足，则血运行无力，表现为心悸心痛、胸闷气短等。

（二）心与脾

心与脾的关系，主要表现在血液生成与运行方面的相互为用、相互协同。

1. 血液生成 脾主运化而为气血生化之源，水谷精微经脾转输至心肺，灌注于心脉而化赤为血。心主血脉，心生血养脾以维持其运化功能。若脾失健运，化源不足，可导致血虚而心失所养。劳神思虑过度，不仅暗耗心血，又可损伤脾气，形成心脾两虚证。临床常见眩晕、心悸、失眠多梦、腹胀食少、体倦乏力、精神萎靡、面色无华等症，治之以补养心脾的归脾汤之类。

2. 血液运行 血液在脉中正常运行，既有赖于心气的推动，又依靠脾气的统摄，心主行血与脾主统血相反相成、协调平衡，维持着血液的正常运行。临床上，若心气不足，行血无力；脾气虚损，统摄无权，均可导致血行失常，或见气虚血瘀，或见气不摄血的出血。

（三）心与肝

心与肝的关系，主要表现在血液运行和精神情志方面。

1. 血液运行 心主血脉，推动血行，则肝有所藏。肝藏血，调节血量，防止出血；肝疏泄，调畅气机，促进血行，使心主血脉功能正常。两者共同维持血液的正常运行。临床常见的血虚或血瘀病机，主要表现在心肝血虚及心肝血瘀方面。心血不足与肝血亏虚相互影响，导致心肝血虚，可见头晕目眩、心悸失眠、爪甲色淡、面色无华等症状。

2. 精神情志 心藏神，主精神活动；肝主疏泄，调畅情志。两者协调，维持正常的精神情志活动。心血充足，心神清明，有助于肝主疏泄；肝气条达，肝血充盈，有助于心神内守。两者相互为用，则精神饱满，情志舒畅。临床常见心肝火旺病机，心火与肝火母子相及，相互影响，可见心烦易怒，或狂躁妄动等症状。

（四）心与肾

心与肾的关系，主要表现为水火既济、精神互用、君相安位等方面。

1. 水火既济 心位于上，五行属火，升已而降；肾居于下，五行属水，降已而升。心火下降，以资肾阳，温煦肾水（肾阴），使肾水不寒；肾水上济，以滋心阴，制约心阳，使心火不亢；心与肾的阴阳水火升降互济，维持了两脏之间生理功能的协调平衡，称为“心肾相交”，即“水火既济”。《慎斋遗书》说：“心肾相交，全凭升降。而心气之降，由于肾气之升；肾气之升，又因心气之降。”临床上，心与肾的阴阳水火升降互济失常，多见肾阴虚于下而心火亢于上的阴虚火旺，称“水火未济”，即“心肾不交”，可见心烦失眠、眩晕耳鸣、腰膝酸软、梦遗梦交、五心烦热等症状。《吴医汇讲》说：“水不升为病者，调肾之阳，阳气足，水气随之而升；火不降为病者，滋心之阴，阴气足，火气随之而降。则知水本阳，火本阴，坎中阳能升，离中阴能降故也。”

2. 精神互用 心藏神，肾藏精。精能化气生神，为气、神之基；神能统精驭气，为精、气之主。故积精可以全神，神全可以统驭精气。如《类证治裁·内景综要》说：“神生于气，气生于精，精化气，气化神。”《类经·摄生类》说：“虽神由精气而生，然所以统驭精气而为运用之主者，则又在吾心之神。”因此，心与肾的病变相互影响，可见肾精与心神失调的精亏神逸的病机变化。

3. 君相安位 心为君火，肾为相火（命火）。君火在上，如日照当空，为一身之主宰；相火在下，为神明之臣辅。命火秘藏，禀命守位，则心阳充足；心阳充盛，则相火潜藏守位。君火相火，各安其位，则心肾上下交济。临床上，君相之火不足，心阳虚与肾阳虚互为因果，导致心肾阳虚之证，可见心悸怔忡、腰膝酸冷、肢体水肿、小便不利、形寒肢冷等症状。

（五）肺与脾

肺与脾的关系，主要表现在气的生成与津液代谢两个方面。

1. 气的生成 肺主呼吸，吸入自然界清气；脾主运化水谷，化生水谷精气。清气与水谷精气合为宗气，宗气与元气合为一身之气。后天之气的盛衰，主要取决于宗气的生成。脾化生的水谷精微依赖肺气宣降以输布全身，肺的生理功能所需水谷精微又依靠脾气运化以成。故有“肺为主气之枢，脾为生气之源”之说。肺气虚累及脾（子病犯母），脾气虚影响肺（母病及子），终致肺脾两虚之证，可见咳嗽气短、食少倦怠、腹胀便溏等症状。

2. 津液代谢 肺气宣降主行水，使津液正常输布与排泄；脾主运化水饮，上输于肺，或脾气散精，使津液正常生成与输布。肺脾两脏协调配合，相互为用，是保证津液正常输布与排泄的重要环节。脾失健运，津液停聚，影响肺气宣降；肺失宣降，水道不畅，水湿困脾。两脏病变及相互影响，均导致津液输布失常，形成痰饮、水肿等。故有“脾为生痰之源，肺为贮痰之器”之说。

（六）肺与肝

肺与肝的关系，主要体现在调节人体气机升降方面。

“肝生于左，肺藏于右”（《素问·刺禁论》），是对肝肺气机升降特点的概括。肝主疏泄，调畅气机，肝气以升发为宜；肺主气，调节气机，肺气以肃降为顺。肝升肺降，一升一降，升降协调，对全身气机调畅、气血调和，起着重要的调节作用。

肺与肝的病变相互影响，如肝郁化火，木火刑金，出现咳嗽、胸痛，甚则咯血等肝火犯肺之证。肺的气阴不足，失于清肃，金虚木侮，可见咳嗽、气短、胸胁引痛等症状。

（七）肺与肾

肺与肾的关系，主要表现在呼吸运动、津液代谢及阴阳互资三个方面。

1. 呼吸运动 肺司呼吸，肾主纳气。肺气肃降，吸入清气，下纳于肾；肾纳清气，以维持呼吸深度。故称“肺为气之主，肾为气之根”（《景岳全书·杂证谟》）。肺气久虚、肃降失司与肾气不足、摄纳无权，常互为影响，以致出现气短喘促、呼吸表浅、呼多吸少等肾不纳气的病机变化。

2. 津液代谢 肺为水之上源，通调水道，宣发津液外出腠理为汗，肃降水液下行至肾。肾为主水之脏，升清降浊，清者上达于肺，浊者下输膀胱。肺肾两脏，相辅相成，共同完成津液的输布与排泄，故《素问·水热穴论》说：“其本在肾，其末在肺，皆积水也。”肺宣降失职或肾的气化失常，可致津液代谢障碍，聚水而成痰饮，或发为水肿。

3. 阴阳互资 肺与肾母子相生，阴液互资，称为“金水相生”。金能生水，肺金为肾水之母，肺阴充足，下输于肾，使肾阴充盈；水能润金，肾阴为一身阴液的根本，肺阴依赖肾阴滋养而充盛。若肾阴不足，不能上滋肺阴；或肺阴亏虚，久虚及肾，可出现干咳少痰、声音嘶哑、潮热、五心烦热、颧红盗汗、腰酸耳鸣等肺肾阴虚之证。

（八）肝与脾

肝与脾的关系，主要表现在疏泄与运化的相互为用、藏血与统血的相互协调关系。

1. 疏泄与运化互用 肝主疏泄，调畅气机，协调脾胃升降，并泌泄胆汁，促进脾胃运化功能；脾气健运，水谷精微充足，气血生化有源，肝得以濡养而使肝气冲和条达，有利于疏泄功能的发挥。若肝失疏泄，气机郁滞，易致脾失健运，可出现精神抑郁、胸闷太息、纳呆腹胀、肠鸣泄泻等肝脾不调之证。

2. 藏血与统血协调 肝主疏泄，调畅气机，促进血行；肝藏血，调节血量，防止出血，有助于脾；脾气健运，为气血生化之源，脾统血，防止血液逸出脉外，则肝有所藏。肝脾相互协作，共同维持血液的正常运行。脾气虚弱，则血液生化无源而血虚；或统摄无权而出血，均可导致肝血不足。此外，肝不藏血也与脾不统血同时并见，临床称为“藏统失司”，可见各种虚性出血。

（九）肝与肾

肝与肾之间的关系非常密切，故称“肝肾同源”，即“乙癸同源”（以天干配五行，肝属乙木，肾属癸水，故称之），包括精血同源、藏泄互用以及阴阳互滋互制等方面。

1. 精血同源 肝藏血，肾藏精，精血同源于水谷精微，且能相互转化资生，故曰“精血同源”。《张氏医通·诸血门》说：“气不耗，归精于肾而为精；精不泄，归精于肝而化清血。”肾精肝血，荣则俱荣，损则俱损。肝血不足与肾精亏虚多相互影响，以致出现头昏目眩、耳聋耳鸣、腰膝酸软等肝肾精血两亏之证。

2. 藏泄互用 肝主疏泄，肾主封藏，二者之间存在着相互制约、相互为用的关系。疏泄与封藏相反相成，从而调节女子的排卵、月经来潮和男子的排精功能。若二者失调，女子可见月经失调、月经量多或闭经，以及排卵障碍；男子可见阳痿、遗精、滑精或阳强不泄等症。

3. 阴阳互滋互制 肾阴是一身之阴的根本，肾阴充盛滋养肝阴；肝阴充足能补充肾阴。肝肾之阴充盈，可防止肝阳过亢，保持肝肾阴阳协调平衡；肾阳资助肝阳，温煦肝脉，可防肝脉寒滞。肝肾阴阳之间互制互用维持了肝肾之间的协调平衡。如肾阴不足可累及肝阴，肝肾阴虚，阴不制阳，水不涵木，又易致肝阳上亢，可见眩晕、中风等。肾阳虚衰可累及肝阳，导致肝脉寒滞，可见少腹冷痛、阳痿精冷、宫寒不孕等症。

（十）脾与肾

脾与肾的关系，主要表现在先天后天相互资生与津液代谢方面。

1. 先天后天相互资生 脾与肾之间存在先天促后天，后天养先天的关系。肾藏精，元气根于肾，是生命活动的原动力。元气盛则脾气健旺，运化水谷精微。脾化生后天之精，不断输送至肾，充养先天之精使之生化不息。若脾虚后天之精乏源，不能充养先天，可见生长发育迟缓或早衰，或生殖功能异常等肾精亏虚病证；肾精不足，元气虚衰，脾气运化失常，后天之本不固。肾阳为脏腑阳气的根本，脾阳根于肾阳，行温煦四末、运化水谷之职。肾阳虚，不能温助脾阳；或脾阳虚，累及肾阳，均可致脾肾阳虚，见肢冷畏寒、腹部冷痛、面色苍白，或下利清谷、五更泄泻等。

2. 津液代谢　肾主水，主持调节全身津液代谢，肾之气化促进脾气运化水液；脾主运化，输布津液，使肾升清降浊得以实现，防止水湿停聚。脾肾协调，与其他相关脏腑共同维持水液代谢的平衡。脾失健运，水湿内生，可发展至肾虚水泛；而肾虚气化失司，水湿内蕴，也可影响脾的运化，最终均可导致尿少水肿、腹胀便溏、畏寒肢冷等脾肾两虚之证。

二、腑与腑之间的关系

胆、胃、小肠、大肠、膀胱、三焦的六腑之间的关系，主要体现于对饮食物的消化、吸收和排泄过程中的相互联系与密切配合。

饮食入胃，经胃腐熟而成食糜，下传小肠。小肠受盛，并在胆汁的参与下，泌别清浊，清者（水谷精微）由脾转输以养全身；其浊者，水液经三焦渗入膀胱，膀胱贮藏尿液，及时排泄；食物残渣下传大肠，经燥化吸收水液，形成粪便，由胃气下降和大肠传导通过肛门排泄。三焦不仅是水谷传化的通道，更重要的是三焦气化，推动和支持着六腑传化功能的正常运行。六腑传化水谷，虚实更替，完成受纳、消化、吸收、传导和排泄过程，宜通而不宜滞，故《素问·五脏别论》有“胃实而肠虚”“肠实而胃虚”的论述，说明饮食物在胃肠中必须更替运化而不能久留，故后世医家有“六腑以通为用”“腑病以通为补”之说。

六腑在病变上相互影响，如胃有实热，津液被灼，可致大肠传导不利而见大便燥结。大肠传导失常，肠燥便秘也可引起胃失和降，胃气上逆，出现嗳气、呕恶等症。

三、脏与腑之间的关系

脏与腑的关系，是脏腑阴阳表里配合关系。脏属阴主里而腑属阳主表，一脏一腑，一阴一阳，一表一里，相互配合，组成心与小肠、肺与大肠、脾与胃、肝与胆、肾与膀胱等脏腑表里关系，脏行气于腑，腑输精于脏，体现了阴阳表里相输相应的“脏腑相合”关系。

脏腑相合关系，其依据主要有四：①经脉属络。属脏的经脉络于所合之腑，属腑的经脉络于所合之脏，如手太阴肺经属肺络大肠，手阳明大肠经属大肠络肺，肺与大肠构成脏腑表里关系，手太阴经与手阳明经则构成表里之经。其他脏腑以此类推。②生理配合。六腑功能受五脏之气的调节，五脏功能也有赖于六腑的配合。③病机相关。脏病可影响到其相合的腑，腑病也可影响其相合的脏。④脏腑兼治。根据脏腑相合关系，临床上有脏病治腑、腑病治脏、脏腑同治等诸法。

（一）心与小肠

心与小肠通过经脉相互属络构成表里关系。

生理：心主血脉，心阳温煦，心血濡养，有助于小肠化物等功能；小肠化物，泌别清浊，清者经脾上输心肺，化赤为血，以养心脉，即《素问·经脉别论》所谓“浊气归心，淫精于脉”。

病变：心经实火，可移热于小肠，引起尿少、尿赤涩刺痛、尿血等小肠实热的症状。反之，小肠有热，亦可循经上熏于心，可见心烦、舌赤糜烂等症状。此外，小肠虚寒，化物失职，水谷精微不生，日久可出现心血不足的病证。

（二）肺与大肠

肺与大肠通过经脉的相互属络构成表里关系。

生理：肺气清肃下降，能促进大肠的传导，有利于糟粕的排泄；大肠传导正常，糟粕下行，亦有利于肺气的肃降。

病变：肺气壅塞，失于肃降，可引起腑气不通，肠燥便秘。若大肠实热，传导不畅，腑气阻滞，也可影响到肺的宣降，出现胸满咳喘。

（三）脾与胃

脾与胃同居中焦，通过经脉的相互属络构成表里关系，同为气血生化之源，后天之本。脾与胃在生理上的关系，主要包括水谷纳运协调、气机升降相因、阴阳燥湿相济等。

1. 水谷纳运协调 胃主受纳腐熟水谷，是脾主运化的前提；脾主运化精微并转输，有利于胃的受纳。两者密切合作，纳运协调，维持着饮食物的不断受纳、消化以及精微的不断吸收与转输过程。故《诸病源候论·脾胃诸病候》说："脾胃二气相为表里，胃受谷而脾磨之，二气平调，则谷化而能食。"《景岳全书·脾胃》说："胃司受纳，脾主运化，一运一纳，化生精气。"若脾失健运，可导致胃纳不振；而胃气失和，也可导致脾运失常；最终均可出现纳少脘痞、腹胀泄泻等脾胃纳运失调之症。

2. 气机升降相因 脾胃居于中焦，脾气主升而胃气主降，相反而相成。脾气升则肾气、肝气皆升，胃气降则心气、肺气皆降，故为脏腑气机上下升降的枢纽。脾气上升，将运化吸收的水谷精微向上输布，有助于胃气之通降；胃气通降，将受纳之水谷、食糜通降下行，也有助于脾气之升运。脾胃之气升降相因，既保证了饮食纳运的正常进行，又维护着内脏位置的相对恒定。若脾虚气陷，可导致胃失和降而上逆；而胃失和降，亦可影响脾气升运功能；可见脘腹坠胀、头晕目眩、泄泻不止、呕吐呃逆，或内脏下垂等症状。即所谓"清气在下，则生飧泄，浊气在上，则生䐜胀"（《素问·阴阳应象大论》）。

3. 阴阳燥湿相济 脾为阴脏，主运化水饮，喜燥而恶湿；胃为阳腑，主通降下行，喜润而恶燥。脾易生湿，得胃阳以制之，使脾不至于湿；胃易生燥，得脾阴以制之，使胃不至于燥。脾胃阴阳燥湿相济，是保证两者纳运、升降协调的必要条件。若湿困脾运，可导致胃纳不振；胃阴不足，亦可影响脾运功能；脾湿则其气不升，胃燥则其气不降，可见中满痞胀、排便异常等症。

（四）肝与胆

肝与胆通过经脉的相互属络构成表里关系。肝与胆的关系，主要表现在同司疏泄、共主勇怯等方面。

1. 同司疏泄 肝主疏泄，分泌胆汁；胆附于肝，藏泄胆汁。两者协调合作，疏利胆汁于小肠，帮助脾胃消化饮食物。肝气疏泄正常，促进胆汁的分泌和排泄；而胆汁排泄无阻，又有利于肝气疏泄的正常发挥。若肝气郁滞，可影响胆汁疏利；而胆腑湿热，也可影响肝气疏泄；最终均可导致肝胆气滞、肝胆湿热，或郁而化火、肝胆火旺之证。

2. 共主勇怯 《素问·灵兰秘典论》说："肝者，将军之官，谋虑出焉。胆者，中正之官，决断出焉。"胆主决断与人的勇怯有关，而决断又基于肝之谋虑，肝胆相互配合，情志活动正常，处事果断。如《类经·藏象类》说："胆附于肝，相为表里。肝气虽强，非胆不断。肝胆相济，勇敢乃成。"肝胆共主勇怯以两者同司疏泄为生理学基础。若肝胆疏泄失常，肝气郁滞，或胆郁痰扰，可见失眠多梦、惊恐胆怯等症状。

（五）肾与膀胱

肾与膀胱通过经脉的相互属络构成表里关系。

生理：肾为主水之脏，生成尿液，开窍于二阴；膀胱主贮藏尿液，自前阴排出；肾与膀胱相互协作，共同完成尿液的生成、贮存与排泄。膀胱的贮尿排尿功能，取决于肾气的盛衰。肾气充足，蒸化及固摄作用正常发挥，则尿液正常生成，贮于膀胱并有度地排泄。膀胱贮尿排尿有度，也有利于肾气的主水功能。

病变：若肾气虚弱，蒸化无力，或固摄无权，可影响膀胱的贮尿排尿，而见尿少、癃闭或尿失禁。膀胱湿热，或膀胱失约，也可影响到肾气的蒸化和固摄，出现尿液及其排泄异常。

在经络系统中，尚有心包络与三焦经脉相互属络，互为阴阳表里之说，但在生理配合、病机相关等应用较少，故不赘述。

项目小结

藏象，指藏于体内的内脏及其表现于外的生理病理征象及与自然界相通应的事物和现象。脏腑分为脏、腑和奇恒之腑三类。五脏即心、肺、脾、肝、肾，六腑即胆、胃、小肠、大肠、膀胱、三焦。奇恒之腑即脑、髓、骨、脉、胆、女子胞。五脏共同的生理特点是化生和贮藏精气。六腑共同的生理特点是受盛和传化水谷。藏象学说以五脏为中心，以精气血津液为物质基础，通过经络系统，将脏、腑、奇恒之腑沟通联系成有机整体。

目标检测

一、单项选择题

1. 五脏共同的生理特点是（　）。

A. 传化物　　B. 实而不能满

C. 藏精气　　D. 泻而不藏

E. 以上均非

2. 六腑共同的生理特点是（　）。

A. 化生精气　　B. 贮藏精气

C. 满而不能实　　D. 藏而不泻

E. 以上均非

3. “五脏六腑之大主”指的是（　）。

A. 心　　B. 肺

C. 肝　　D. 脾

E. 肾

4. 肺主一身之气体现在（　）。

A. 吸入清气　　B. 宣发卫气

C. 生成宗气和调节气机　　D. 助心行血

E. 呼出浊气

5. “将军之官”指（　）。

A. 心　　B. 肝

C. 脾　　D. 肺

E. 肾

6. 主升清的脏是（　）。

A. 肝　　B. 心

C. 脾　　D. 肺

E. 肾

7. “罢极之本”指（　）。

A. 心　　B. 肝

C. 脾　　D. 肺

E. 肾

8. 主疏泄的脏是（　）。

A. 肝　　B. 心

C. 脾　　D. 肺

E. 肾

9. “先天之本”是指（　）。

A. 心　　B. 肝

C. 脾　　D. 肺

E. 肾

10. “后天之本”是指（　）。

A. 心　　B. 肝

C. 脾　　D. 肺

E. 肾

11. “水谷之海”指（ ）。

A. 胆
B. 胃
C. 小肠
D. 大肠
E. 膀胱

12. 五脏关系中主要体现在气血方面的两脏是（ ）。

A. 心与肺
B. 心与肾
C. 肺与脾
D. 脾与肾
E. 肺与肾

13. 精血同源”指的是（ ）。

A. 心肺关系
B. 肺肝关系
C. 肝脾关系
D. 肝肾关系
E. 心肾关系

14. 与气机升降调节关系密切的是（ ）。

A. 心与肺
B. 心与肾
C. 肺与脾
D. 脾与肝
E. 肺与肝

15. 与血液生成及运行关系密切的是（ ）。

A. 心与肺
B. 心与肾
C. 心与脾
D. 脾与肝
E. 肺与肝

二、简答题

1. 简述心的主要生理功能。
2. 简述脾的主要生理功能。

项目五 气、血、津液

学习目标

知识目标

1. **掌握** 气、血、津液的基本概念、生成、运行及生理功能。
2. **熟悉** 气、血、津液的关系。

能力目标

具备将气血津液的内涵融汇贯通于护理工作中的能力。

案例导入

案例：李某，女，31岁，工人。半年前因难产，出血较多，以后经常感头晕，上月月经复潮，但量少，质稀色淡，且头晕加重，并见神疲、食少，有时手足麻木，偶感心悸等症，以致不能坚持工作。诊得面色淡白，唇色浅淡，脉细弱，苔薄白。

问题：1. 该患者出现了什么问题？
2. 应该如何照护？

气、血、津液是关于人体生命物质与功能活动的理论。《灵枢·本藏》说："人之血气精神者，所以奉生而周于性命者也。"

气、血、津液是构成和维持人体生命活动的基本物质。气、血、津液是脏腑功能活动的产物，又是脏腑功能活动的物质基础。

考点提示

精的含义。

此外，构成人体的基本物质还有精。精或精气是一种有形的、多是液态的精微物质。其基本含义有广义和狭义之分。广义的精，泛指构成人体和维持生命活动的精微物质，包括精、血、津液在内。狭义的精，指肾藏之精，即生殖之精，是促进 人体生长、发育和生殖功能的基本物质。

任务一 气

中医学关于气的理论，是研究人体之气的概念、生成、运动、变化与生理功能的学说。

一、气的概念

气是人体内活力很强、运动不息的极细微物质，是构成和维持人体生命活动的基本物质。

二、气的生成和运动

人体之气，来源于父母的先天之气、饮食物的水谷精气和自然界清气，通过肾、脾胃和肺等脏腑生理功能的综合作用而生成。

（一）气的生成

> **考点提示**
> 气的分类及其功能。

气的生成来源于三个方面，即先天之精气，后天水谷精气和自然界清气。先天之气来源于父母，先天之精化生先天之气，成为人体之气的根本和生命活动的原动力；后天之气，由水谷精气和自然界清气结合而成。饮食水谷化生水谷精气，水谷精气布散周身，成为人体之气的重要部分；吸入体内的自然界清气，是生成人体之气的重要物质。

（二）气的运动

气的运动称为气机。人体之气不断运动，流行全身，内至五脏六腑，外达筋骨皮毛，推动人体的各种生理活动。

人体之气的运动形式，一般归纳为升、降、出、入四种。升，指气自下而上的运动；降，指气自上而下的运动；出，指气由内向外的运动；入，指气自外向内的运动。如肺气宣发，推动肺呼出浊气，体现了肺气的升与出的运动；肺气肃降，推动肺吸入清气，体现了肺气的降与入的运动。

人体之气的升与降、出与入是对立统一的矛盾运动。从局部某个脏腑的生理特点而言，虽各有侧重，如肝气、脾气主升，肺气、胃气主降等，但从整体的生理活动而言，升与降、出与入之间又是协调平衡的。

气的正常运动，称为“气机调畅”，包括升降出入运动的平衡协调和畅通无阻的状态。

气的运动阻滞，升降出入运动之间平衡失调，称为“气机失调”。由于气的运动形式的多样性，所以气机失调也有多种表现。如气的运行受阻而不畅通，称作“气机不畅”；受阻较甚，局部阻滞不通，称作“气滞”；气的上升太过或下降不及，称作“气逆”；气的上升不及或下降太过，称作“气陷”；气的外出太过而不能内守，称作“气脱”；气不能外达而郁结闭塞于内，称作“气闭”。《素问·举痛论》说：“百病生于气也。”故调畅气机为治疗疾病的基本法则。

（三）气的功能

> **考点提示**
> 气的功能。

气具有非常重要的作用，《难经·八难》说：“气者，人之根本也。”《类经·摄生类》说：“人之有生，全赖此气。”

1. 推动作用 气的推动作用，指气的激发、兴奋和促进等作用。主要体现于：①激发和促进人体的生长发育与生殖功能；②激发和促进各脏腑经络的生理功能；③激发和促进精、血、津液的生成与运行；④激发和兴奋精神活动。

气的推动作用减弱，可影响人体的生长发育，或出现早衰；亦可使脏腑经络生理功能减退，出现精血、津液生成不足，或运行迟缓，输布、排泄障碍等病机变化；亦可见精神委顿等症状。

2. 温煦作用 气的温煦作用，指阳气温煦人体的作用。《难经·二十二难》说：“气主煦之。”主要体现于：①温煦机体，维持相对恒定的体温；②温煦脏腑、经络、形体、官窍，维持其正常生理活动；③温煦精、血、津液，维持其正常运行、输布与排泄，即所谓血“得温而行，得寒而凝”。

气的温煦作用失常，可出现体温低下、畏寒、脏腑功能减弱、血和津液运行迟滞等寒象，所以有“气不足便是寒”之说。

3. 防御作用 气的防御作用，指气卫护肌肤，抗御邪气的作用。气的防御作用，可以抵御外邪的入侵，《素问·刺法论（遗篇）》说：“正气存内，邪不可干。”另一方面，可驱邪外出。气的防御功能正常，邪气不易侵入；即便侵入，也不易发病；即使发病，也易于治愈。

气的防御功能减弱，机体抵御邪气能力下降。一方面，易染疾病，故《素问·评热病论》说：“邪之所凑，其气必虚。”另一方面，患病后难以速愈。所以，防御功能与疾病的发生、发展与转归有着密切的关系。

4. 固摄作用 气的固摄作用，指气对体内液态物质的固护、统摄和控制，不使其无故丢失的作用。主要体现于：①固摄血液，防止其逸出脉外，维持其正常循行；②固摄汗液、尿液、胃液、肠液等，防止其丢失；③固摄精液，防止妄泄。

气的固摄功能减弱，可导致体内液态物质丢失。如气不摄血，可导致各种出血；气不摄津，可导致自汗、多尿、小便失禁、流涎、泛吐清水、泄下滑脱；气不固精，可出现遗精、滑精、早泄；气虚而冲任不固，可出现早产、滑胎等。

固摄作用和推动作用是相反相成的两个方面。一方面，气推动血液的运行和津液的输布、排泄；另一方面，气又固摄体内液态物质，防止其无故流失。两者相互协调，控制和调节着体内液态物质的正常运行、输布和排泄，这是维持人体正常的血液循环和津液代谢的重要环节。

5. 气化作用 气化，是指通过气的运动而产生的各种变化。气化作用的过程，实际上就是体内物质代谢的过程，是物质转化和能量转化的过程。具体地说，即是指精、气、血、津液等物质的新陈代谢及相互转化。例如，将饮食物转化成水谷之精气，然后再化生为气、血、津液、精等；津液经过代谢，可转化成汗液、尿液、涕、唾、泪、涎等；饮食物经过消化和吸收后，其残渣可转化成糟粕排出体外等，都是气化作用的具体表现。气化功能失常影响气、血、津液的新陈代谢。

拓展阅读

宗气理论治疗心律失常

心律失常属中医“心悸”“怔忡”等范畴，“心悸”在中医内科学里是指自觉心中悸动、惊惕不安，甚至不能自主的一种症状，常呈发作性，可伴胸闷气短、眩晕、耳鸣、失眠等症。孔祥亮、何新慧提出宗气之气源自肺之清气，脾胃化生的水谷精微及先天肾气，故治疗心悸疾病应当结合肺、脾、肾来治疗。方家选教授治疗心悸，在各型基本方基础上加以从宗气方面考虑，补益宗气，首用黄芪、党参、白术、人参之类补益脾肺之气。龙家俊、刘为群在临床上治疗宗气不足的药物，常用者有党参、黄芪、麦冬、五味子、黄精等。

任务二　血

中医学关于血的理论，是研究血液的生成、运行与生理功能的学说。

一、血的基本概念

血，即血液，是行于脉中，循环流注于全身，具有营养和滋润作用的红色液态物质。《素问·调经论》说：“人之所有者，血与气耳。”

考点提示

血的含义与功能。

脉是血液运行的管道，故称为“血府”。血必须在脉中正常运行，才能发挥其生理功能。如因某种原因，血液在脉中运行迟缓涩滞，停积不行则成瘀血。若因外伤等原因，血液逸出脉外而出血，则称为“离经之血”。离经之血若不能及时排出或消散，则成为瘀血，既丧失了血液的生理功能，又可导致新的病机变化。

二、血的生成

水谷精微和肾精是血液化生的基础物质。在脾胃、心肺、肾等脏腑的共同作用下，化生为血液。

（一）物质基础

1. 水谷之精　《灵枢·决气》说：“中焦受气取汁，变化而赤，是谓血。”中焦脾胃受纳、运化饮食水谷，吸收精微物质，即所谓“汁”，包含营气和津液，两者进入脉中，变化而成红色的血液。因此，由水谷之精化生的营气和津液是血液的主要构成成分。

2. 肾精、髓　《诸病源候论·虚劳精血出候》说：“肾藏精，精者，血之所成也。”肾所藏的精是生成血液的原始物质。肾精化生血液，主要通过骨髓和肝脏的作用而实现。肾藏精，精生髓，髓充于骨，可化为血。《素问·生气通天论》说："骨髓坚固，气血皆从。"肾精输于肝，在肝的作用下，化以为血。《张氏医通·诸血门》说："气不耗，归精于肾而为精；精不泄，归精于肝而化清血。"精与血之间存在着相互资生和相互转化的关系，肾精充足，可化为肝血以充实血液。

（二）相关脏腑

血液的化生是在多个脏腑的共同作用下完成的，其中，脾胃的生理功能尤为重要。

1. 脾胃 为血液生化之源。脾胃运化的水谷精微所产生的营气和津液，是血液的主要构成成分。脾胃运化功能强健与否，饮食水谷充足与否，均直接影响着血液的化生。

若脾胃功能虚弱或失调，水谷精微化生不足，则可致血液化生不足，形成血虚证。故临床治疗血虚，首先应调理脾胃。

2. 肾肝 肾藏精，精生髓，髓化血。肾精充足，则血液化生有源。若肾精不足，则可导致血液生成亏少。此外，肝藏血，精血同源，与血液的化生密切相关。《素问·六节藏象论》说："肝者……以生血气。"临床上治疗血虚证，可采用补益肝肾治法，促进血液化生。

3. 心肺 脾胃运化的水谷精微，由脾气上输于心脉，在心气的作用下变化成红色血液。清·张志聪《侣山堂类辨·辨血》说："血乃中焦之汁……奉心化赤而为血。"说明心参与血液的生成，故《素问·阴阳应象大论》明确提出"心生血"。

肺对于血液的生成也有着重要作用。《灵枢·营卫生会》说："此所受气者，泌糟粕，蒸津液，化其精微，上注于肺脉，乃化而为血。"水谷精微上注于肺脉，与肺吸入的清气相融合，化生血液。

总之，血液的化生以水谷之精以及肾精为物质基础，主要依赖于脾胃运化的功能，并在肾肝、心肺等脏的配合作用下完成。

三、血的运行

血液运行于脉中，循环不已，流布全身，其正常运行受多种因素影响，同时也是多个脏腑共同作用的结果。

（一）影响血液运行的因素

血的运行有赖于气的推动、温煦和固摄作用。气的推动作用，是血液运行的动力，如《医学正传·气血》说："血非气不运。"气的温煦作用，对血液运行具有重要作用，故《正体类要·扑伤之症治验寒药之非》说："气血得温则行，得寒则凝。"气的固摄作用，使血液行于脉中而不逸出脉外。临床治疗血行失常，首当调气。故《温病条辨·治血论》说："故善治血者，不求之有形之血，而求之无形之气。"

血行脉中，脉为血府，具有"壅遏营气，令无所避"（《灵枢·决气》）的功能，脉道完好无损和通畅无阻，也是保证血液正常运行的重要因素。

血的运行还与血液的清浊状态相关。若血液中痰浊较甚，或血液稠浊，可致血行不畅而瘀滞。

此外，尚有邪气的影响。阳邪侵入，或内生火热，可发生阳热亢盛的病机变化，阳盛则逼迫血液妄行，易致血逸出脉外而出血。阴邪侵袭，或寒从中生，可发生阴寒偏盛的病机变化，阴盛则脉道涩滞不利，易使血行迟滞，甚至出现瘀血。

（二）相关脏腑

血液的正常运行，与心、肺、肝、脾等脏密切相关。

心主血脉，心气是推动血液运行的动力，在血液循环中起着主导作用。心气充沛，则行血有力。

肺朝百脉，主治节，能辅心行血。肺气宣发肃降，调节一身气机，通过气的升降出入运动而推动血液运行至全身。宗气贯心脉而行气血的功能，也体现了肺在血行中的推动作用。

肝主疏泄，调畅气机，是保证血行正常的又一重要环节。肝贮藏血液、调节血量，可根据人体各部位的生理需要，在肝气疏泄功能的协调下，调节脉道中循环的血量，维持血液循环的正常运行。

脾主统血，脾气健旺则能固摄血液在脉中运行，防止血逸脉外。同时，肝藏血的生理功能也可以防止血逸脉外，避免出血的发生。

心气推动、肺气宣降、肝气疏泄是推动血液运行的重要因素，脾统血、肝藏血则是固摄血液运行的重要因素。心、肺、肝、脾等脏生理功能相互协调、密切配合，共同维持血液的正常运行。其中任何一脏的生理功能失调，都可以引起血行失常的病变。如心气不足，血运无力，可形成血瘀；肺气不足，宣降失司，也可导致血瘀；脾气虚弱，统摄无力，可产生多种出血病证；肝失疏泄，肝气上逆可致出血；肝气郁滞不畅则可致血瘀等。

四、血的功能

血液具有濡养和化神两大功能。

（一）濡养作用

血具有营养和滋润全身的生理功能。《难经·二十二难》说："血主濡之。"《素问·五脏生成》说："肝受血而能视，足受血而能步，掌受血而能握，指受血而能摄。"说明全身各个部分的生理功能无一不是在血液的濡养作用下得以正常发挥的。血的濡养作用，反映在面色、肌肉、皮肤、毛发、感觉和运动等方面。血液充盈，濡养功能正常，则面色红润、肌肉壮实、皮肤和毛发润泽、感觉灵敏、运动自如。如若血虚，或濡养功能减弱，则可出现脏腑功能低下、面色萎黄、肌肉瘦削、皮肤干涩、毛发不荣、肢体麻木或运动无力等。

（二）化神作用

血是机体精神活动的主要物质基础。《素问·八正神明论》说："血气者，人之神，不可不谨养。”《灵枢·平人绝谷》说：“血脉和利，精神乃居。”说明人体的精神活动有赖于血液的营养。

血液充盛，则精力充沛、神志清晰、感觉灵敏、思维敏捷。反之，血液亏耗，血行异常，则可出现不同程度的精神情志方面的病证，如神疲、失眠、健忘、多梦、惊悸、烦躁，甚至神志恍惚、谵妄、昏迷等。

总之，血液在人体生命活动中有着极其重要的作用。《景岳全书·血证》说：“凡为七窍之灵，为四肢之用，为筋骨之和柔，为肌肉之丰盛，以至滋脏腑，安神魂，润颜色，充营卫，津液得以通行，二阴得以调畅，凡形质所在，无非血之用也。是以人有此形，唯赖此血，故血衰则形萎，血败则形坏，而百骸表里之属，凡血亏之处，则必随所在而各见其偏废之病。”这是对血液的功能及其重要性的较全面概括。

任务三　津　液

中医学关于津液的理论，是研究津液的概念、生成、输布、排泄与生理功能的学说。

一、津液的基本概念

津液，是津和液的合称，指人体的正常水液，包括脏腑、形体、官窍的内在液体及其正常的分泌物。

> **考点提示**
>
> 津液的含义；津与液的区别。

津和液在性状、分布和功能上有所不同：质地较清稀，流动性较大，布散于体表皮肤、肌肉和孔窍，并能渗入血脉，起滋润作用的，称为津；质地较浓稠，流动性较小，灌注于骨节、脏腑、脑、髓等，起濡养作用的，称为液。《灵枢·决气》说：“腠理发泄，汗出溱溱，是谓津。”“谷入气满，淖泽注于骨，骨属屈伸，泄泽补益脑髓，皮肤润泽，是谓液。”

津与液虽有一定的区别，但两者同源于饮食水谷，生成于脾胃，并可相互渗透补充，所以津液常并称，不作严格区分。津与液的区别，主要用于临床对津液损耗而出现“伤津”“脱液”病机变化的分辨。

二、津液的生成、输布和排泄

津液的生成、输布和排泄三大环节涉及多个脏腑的生理功能，是多个脏腑相互协调配合的结果。《素问·经脉别论》对此作了简要的概括，说：“饮入于胃，游溢精气，上输于脾，脾气散精，上归于肺，通调水道，下输膀胱，水精四布，五经并行。”

（一）津液的生成

> **考点提示**
>
> 津液的输泄。

津液来源于饮食水谷，在脾胃运化及有关脏腑的共同参与下生成。

胃主受纳腐熟，“游溢精气”而吸收饮食水谷的部分精微，包括津液。小肠主液，泌别清浊，可吸收肠中较多的津液。大肠主津，可吸收食物残渣中的津液，促使糟粕成形而为粪便。胃、小肠、大肠所吸收的津液，依赖脾的运化功能，并通过脾气的转输作用布散到全身。可见，津液的生成，主要与脾、胃、小肠、大肠等脏腑有关。若脾失健运及胃、小肠、大肠功能减退或失调，均可导致津液生成不足的病变。

（二）津液的输布

津液的输布主要依靠脾、肺、肾、肝和三焦等脏腑生理功能的协调配合来完成。

脾气散精以输布津液。脾输布津液主要有两条途径：一是将津液上输于肺，通过肺气的宣发肃降，使津液输布于全身而灌溉脏腑、形体和官窍。二是直接将津液向四周布散至全身，即脾有“灌溉四傍”的功能。若脾失健运，脾气输布津液障碍，则易致津液停聚，或为水湿、痰饮，或为水肿胀满等。

肺通调水道而行水。肺为水之上源，肺气宣发，将津液输布至人体上部和体表；肺气肃降，将津液输布至肾和膀胱以及人体下部。若肺气宣发肃降失常，津液输布障碍而停聚，则可发为痰饮，甚则水泛为肿。

肾主水。肾气及肾阴肾阳对胃的“游溢精气”、脾气散精、肺气行水、三焦决渎以及小肠的分清别浊等作用具有推动和调节作用，维持其稳定发挥输布津液的功能。同时，肾自身也是津液输布的一个重要环节。津液通过肺气肃降向下输送到肾，经过肾的气化作用，化为尿液排出体外。若肾气虚亏，或肾阴肾阳失调，则可致津液输布失常。

肝调畅气机以行水。肝主疏泄，调畅气机，气行则津布。若肝失疏泄，气机郁结，则可影响津液的输布，津液停滞，产生痰饮、水肿以及痰气互结的梅核气、瘿瘤、鼓胀等病证。

三焦决渎为水道。三焦水道通利，津液得以正常输布。若三焦水道不利，也会导致津液停聚，发为多种病证。

津液的正常输布是多个脏腑密切协调、相互配合的结果，是人体生理活动的综合体现。

（三）津液的排泄

津液的排泄主要通过排出尿液和汗液来完成。此外，呼气和粪便也带走部分津液。与津液的排泄相关的脏主要有肾、肺、脾，由于尿液是津液排泄的最主要途径，因此，肾的生理功能在津液排泄中最为重要。

1. 尿液的排泄 肾气将下输到膀胱的津液经气化作用生成尿液，尿液贮存于膀胱，通过肾气的推动与调节，得以正常排泄。若肾气蒸化失常，则可引起尿少、尿闭、水肿等病变，正如《素问·水热穴论》所说：“肾者，胃之关也，关门不利，故聚水而从其类也。上下溢于皮肤，故为胕肿。”

2. 汗液的排泄 肺气宣发，将津液外输体表皮毛，化为汗液由汗孔排出体外。汗液的排出是津液排泄的又一重要途径。若肺气虚衰或宣发失司，则会出现汗液排泄的异常。

3. 粪便的排泄 大肠排出粪便，也随糟粕带走部分津液，但正常情况下粪便中所含津液的量很少。若脾胃运化及大肠吸收失常，水谷中的精微与糟粕俱下，则粪便稀薄，不但不能吸收饮食水谷之精华，甚至连胃肠中的津液也随之丢失，引起体内津液的损耗，发生伤津或脱液的病变。

肺在呼气时随之带走的部分津液，也是津液排泄的一个途径。

总之，津液的生成、输布和排泄过程，是诸多脏腑相互协调、密切配合而完成的，其中尤以脾、肺、肾三脏的综合调节为首要。《景岳全书·肿胀》说："盖水为至阴，故其本在肾；水化于气，故其标在肺；水惟畏土，故其制在脾。"如果脾、肺、肾及其他相关脏腑的功能失调，则会影响津液的生成、输布和排泄，导致津液的生成不足，或耗损过多，或输布与排泄障碍，津液停滞等多种病变。

三、津液的功能

津液的生理功能主要有滋润濡养和充养血脉两个方面。

（一）滋润濡养

津的性状较清稀，以滋润作用为主，布散于体表能滋润皮毛肌肉，输注于孔窍能滋润鼻、目、口、耳等官窍；液的性状较为稠厚，以濡养作用为主，灌注濡养脏腑，充养骨髓、脊髓、脑髓，流注骨节，使关节滑利，屈伸自如。如若津液不足，可致皮毛、肌肉、孔窍、关节、脏腑失去滋润而出现一系列干燥的病变，骨髓、脊髓、脑髓失去濡养而生理活动受到影响，脏腑的生理功能也可能因失去濡润而遭到破坏。

（二）充养血脉

津液渗入血脉，化生血液，并起着濡养和滑利血脉的作用。《灵枢·痈疽》说："中焦出气如露，上注溪谷，而渗孙脉，津液和调，变化而赤为血。"津液和血液都来源于水谷精气，同出一源，两者相互滋生，相互转化，相互影响。故有"津血同源"之说。

任务四　气、血、津液的关系

气、血、津液之间有着相互依存、相互制约的关系。气、血、津液是构成和维持人体生命活动的基本物质，皆归属于"形"的范畴。人体生命活动的主宰及其外在表现，包括意识、思维、情志等精神活动，皆归属于"神"的范畴。形与神相互依存、不可分割，无形则神无以附，无神则形不可活。形神统一是生命存在的根本保证。精、气、血、津液在脏腑功能活动和神的主导下，同样存在着相互依存、相互促进、相互转化的关系。如《脾胃论·省言箴》说："气乃神之祖，精乃气之子。气者，精神之根蒂也。大矣哉！积气以成精，积精以全神，必清必静，御之以道，可以为天人矣。"

一、气与血的关系

考点提示

气、血、津液的关系。

气与血是人体的生命物质，在生命活动中有着极其重要的意义，如《素问·调经论》说："人之所有者，血与气耳。"气与血同源于脾胃化生的水谷精微和肾中精气，具有互根互用的关系。两者相对而言，气属阳，无形而主动，具有温煦、推动、固摄、气化等作用；血属阴，有形而主静，具有滋润、濡养等作用。

气与血的关系，可以概括为"气为血之帅""血为气之母"。

（一）气为血之帅

气为血之帅，指气对血有化生、推动、统摄等作用，具体表现为气能生血、气能行血、气能摄血。

1. 气能生血　指气参与并促进血液的生成。营气直接参与血液的生成，是血液的主要构成成分。脾胃、肾肝、心肺等脏腑的气化功能，促进饮食水谷转化为营气、津液并化赤为血，是血液生成的动力。因此，气充则化生血液功能强，血液充足；气虚则化生血液功能弱，易于导致血虚的病变。临床治疗血虚病证，常以补气药配合补血药使用，即是气能生血理论的应用。

2. 气能行血　指气具有推动血液在脉中运行的作用。气行则血行，血液必须依赖于气的推动才能运行不息，流布至全身。血液运行主要依赖于心气、肺气的推动，以及肝气的疏泄。气充足旺盛，气机调畅，则血液正常运行。若气虚则血行迟缓，气滞则血行涩滞，均可导致血瘀病变。气机逆乱，升降出入失常，也会影响血液正常运行，导致血液妄行，出现血随气逆的咯血、吐血，血随气陷的便血、尿血等症状。因此，临床治疗血液运行失常的不同病证，可用补气、行气、降气、升提的药物，即是气能行血理论的应用。

3. 气能摄血　指气具有统摄血液在脉中正常循行而不逸出脉外的作用，主要体现在脾气统血的生理功能之中。脾气健旺，统摄有力，则血液行于脉中而不逸出脉外。若脾气虚弱，统摄无力，血液逸出脉外，则可出现吐血、咯血、尿血、便血、衄血、崩漏等多种出血病证，称为"脾不统血"或"气不摄血"。临床采用补气摄血的方法，以达止血的目的，即是气能摄血理论的应用。

（二）血为气之母

血为气之母，指血为气的物质基础，血能化气，并作为气运行的载体，具体表现为血能养气、血能载气。

1. 血能养气 指血对气具有濡养作用。气的生成离不开血液的化生和濡养。血液循环流布周身，不断地为一身之气提供营养，维持其充足旺盛状态。血足则气旺，血少则气衰。临床上血虚日久的患者，往往兼有气虚的表现，治疗宜养血与补气兼顾。

2. 血能载气 指血液是气的载体。气存于血中，依附于血液而不致散失，赖血之运载而布于周身。如《张氏医通·诸血门》说："气不得血，则散而无统。"临床上大出血的患者，气无所依附，导致涣散不收、漂浮无根的气脱病变，称为"气随血脱"。治疗应采取益气固脱和止血补血的方法，以达补气、固脱、止血之目的。

总之，血与气，一阴一阳，相互维系，气血平和，则能保证人体生命活动的正常进行；反之，血气不和，则百病乃生。《素问·调经论》云："血气不和，百病乃变化而生。"因此，调整气血之间的关系，使其恢复协调状态是治疗疾病的基本法则。

二、气与津液的关系

气与津液同源于饮食水谷，皆以三焦为通路运行全身。气与津液相对而言，气属阳，津液属阴，其关系类似于气与血的关系。

（一）气对津液的作用

1. 气能生津 指通过气化作用促进和激发津液的生成。津液来源于饮食水谷，依赖脾胃运化、小肠主液、大肠主津等脏腑生理功能而化生，其中尤以脾胃之气最为重要。气化作用旺盛，吸收津液功能强健，则人体津液充盛。临床上，气虚日久常可出现津液不足之证，多采用补气生津的治疗方法。

2. 气能行津 指气具有推动津液输布和排泄的作用。津液的输布、排泄离不开气的推动作用，以及脏腑之气有序的升降出入运动。脏腑之气充盛，津液输布、排泄正常。若气虚而推动作用减弱，气化无力，或气机郁滞不畅，气化受阻，皆可导致津液输布、排泄障碍，津液停聚，形成痰饮、水湿、水肿等病变，称为"气不化水"或"气不行水"。临床常将补气、行气法与利湿、化痰法配合使用，如《丹溪心法·痰》所谓"善治痰者，不治痰而治气，气顺则一身之津液，亦随气而顺矣"，即是气能行津理论的具体运用。

3. 气能摄津 指气具有固摄津液，防止津液无故流失的作用。气的固摄作用，固护、控制和调节津液的分泌和排泄，防止其无故流失。如卫气调节腠理而固摄汗液，脾肾之气固摄垂涎，肾和膀胱之气固摄尿液等。若相关脏腑之气不足，固摄作用减弱，可导致体内津液流失，出现多汗、自汗、多尿、遗尿、小便失禁、口角流涎等症状，多采用补气摄津法治疗。

（二）津液对气的作用

1. 津能化气 指津液在输布过程中，受到各脏腑阳气的蒸腾温化，可以化生为气。如《类经·阴阳类》说："请以釜观，得其象矣。夫水在釜中，下得阳火则水干，非水干也，水化气而去也；上加复固则水生，非水生也，气化水而流也……水气一体，于斯见矣。而人之精气亦犹是也。”津液亏虚，可致气的衰少，从而导致津气亏虚之证。

2. 津能载气　指津液是气的载体之一。在血脉之外，气的运行依附于津液。津液丢失，必定导致气的损耗。如暑热病证，不仅伤津耗液，而且气亦随汗液外泄，可见少气懒言、体倦乏力等“气随津泄”症状。大汗、剧烈吐泻等津液大量丢失时，气亦随之大量外脱，可见精神萎靡、肌肤湿冷、四肢厥逆、脉微欲绝等“气随液脱”症状。故清·尤在泾《金匮要略心典·痰饮》说：“吐下之余，定无完气。”因此，临床使用发汗、涌吐和泻下治法时，必须适当，中病即止，勿使过用而生变证。

三、津液和血的关系

津液、血同为液态物质，皆由饮食水谷化生，均具有濡养、化气等作用，因此，津液和血之间存在着相互滋生和相互转化的关系，称为“津血同源”。

津液和血的关系可概括为血可化津、津能生血。

1. 血可化津　血液由营气和津液构成。血行脉中，血中之津液可渗出脉外而为脉外之津液。若失血过多，脉中血少，脉外津液进入脉中以维持血量，可引起脉外津液不足，故失血患者，除表现面白、舌淡等血虚症状外，多见口渴、尿少等津液亏虚的症状。因此，对于失血者应慎用发汗等方法治疗，以防进一步耗伤津液。《灵枢·营卫生会》说：“夺血者无汗。”《伤寒论》也有“衄家不可发汗”和“亡血家不可发汗”的告诫。

2. 津能生血　津液是血液的重要组成部分，脉外之津液进入脉中则化而为血。若大汗、剧烈吐泻，或严重烧伤，脉外津液不足，则血中之津液渗出于脉外，以补充脉外津液，从而导致血脉空虚、津枯血燥等病变。因此，对于大汗、剧烈吐泻等津液耗伤者，应慎用破血逐瘀之峻剂及放血疗法，以防进一步耗伤血液。《灵枢·营卫生会》有“夺汗者无血”之说。

项目小结

气、血、津液是关于人体生命物质与功能活动的理论。气、血、津液是脏腑功能活动的产物，又是脏腑功能活动的物质基础。人体之气的运动形式，一般归纳为升、降、出、入四种。气的功能包括：推动作用、温煦作用、防御作用、固摄作用、气化作用。血液具有濡养和化神两大功能。津液的生理功能主要有滋润濡养和充养血脉两个方面。气与血的关系，可以概括为“气为血之帅”“血为气之母”。气与津液关系类似于气与血的关系。津液和血之间存在着相互滋生和相互转化的关系，称为“津血同源”。

目标检测

一、单项选择题

1. 能使血液不逸出于脉外的气的（　）。

A. 推动作用　　B. 温煦作用
C. 防御作用　　D. 固摄作用
E. 气化作用

2. 临床出现自汗多尿是气的（　）功能减退的表现。

A. 推动作用　　B. 温煦作用
C. 防御作用　　D. 固摄作用
E. 气化作用

3. 易于感冒是气的（　）功能减退的表现。

A. 推动作用　　B. 温煦作用
C. 防御作用　　D. 固摄作用
E. 气化作用

4. 精血转化依靠气的（　）。

A. 推动作用　　B. 温煦作用
C. 防御作用　　D. 固摄作用
E. 气化作用

5. 肾所藏之气是指（　）。

A. 宗气　　B. 水谷之气
C. 营气　　D. 精气
E. 元气

6. 三焦所通行的气是（　）。

A. 宗气　　B. 水谷之气
C. 营气　　D. 精气
E. 元气

7. 脉内的气是指（　）。

A. 元气　　B. 宗气
C. 营气　　D. 卫气
E. 中气

8. 脉外之气是指（　）。

A. 元气　　B. 宗气
C. 营气　　D. 卫气
E. 中气

9. 胸中之气是（　）。

A. 元气　　B. 宗气

C. 营气　　D. 卫气

E. 以上均非

10. 治疗血虚时配伍补气药的理论基础是（　）。

A. 气能生血　　B. 气能行血

C. 气能摄血　　D. 血能载气

E. 血能养气

11. "气随血脱"的理论基础是（　）。

A. 气能生血　　B. 气能行血

C. 气能摄血　　D. 血能载气

E. 血能养气

12. "夺血者无汗"的理论基础是（　）。

A. 气能生津　　B. 气能行津

C. 气能摄津　　D. 津能载气

E. 津血同源

13. 宗气的分布是（　）。

A. 行于脉外　　B. 散于胸腹

C. 熏于肓膜　　D. 贯注心肺

E. 布于肌表

14. "吐下之余，定无完气"的生理基础是（　）。

A. 气能生津　　B. 气能化津

C. 气能摄津　　D. 津能载气

E. 以上均非

15. "夺血者无汗，夺汗者无血"的理论依据是（　）。

A. 气能生血　　B. 气能化津

C. 气能摄血　　D. 津能载气

E. 津血同源

二、简答题

1. 简述气的主要生理功能。
2. 简述血的主要生理功能。
3. 气与血的关系是怎样的?
4. 血与津液的关系是怎样的?

项目六　经　络

学习目标

知识目标

1. **掌握**　经络的概念和功能；十二经脉的命名及分布循行规律；奇经八脉的名称与作用；任、督二脉的循行规律及特点。

2. **熟悉**　经络系统的组成；十二经脉的走向与交接规律。

能力目标

具备将经络学说应用于护理工作中的能力。

案例导入

案例：患者王女士，46岁，一年前，明显感觉到自己抵抗力下降，经常感冒，遇冷则喷嚏连作，而且容易皮肤过敏，进冷食容易腹泻，晚上手脚冰凉，体检报告未显示任何异常。就诊于中医科，推荐督脉灸。督脉灸即在患者的脊背正中平铺一条长方体状的敷料，宛若一条乌梢蛇伏于背上，所用的敷料有艾绒和生姜，又称铺灸、长蛇灸。

问题：结合本章所学知识解释督脉灸的原理，并试说明如何做好护理工作。

经络学说，是研究人体经络系统的概念、组成、循行分布、生理功能、病理变化及其与脏腑、气血津液等相互关系的学说，是中医学理论体系的重要组成部分。

经络学说是历代医家在长期的医疗实践中，从针灸、推拿、气功等各方面积累的经验，并结合当时的解剖知识和藏象学说的理论，逐步形成和发展起来的。

经络学说与藏象、精气血津液等共同构成中医学理论体系的核心，成为中医学阐述人体生命运动规律的基本学说。经络学说不仅是针灸、推拿、气功等学科的理论基础，而且对中医临床各科病证的辨治和施护，都有重要的指导意义。故《灵枢·经脉》云："经脉者，所以决死生，处百病，调虚实，不可不通也。"

任务一　经络的概念和经络系统的组成

一、经络的概念

经络是经脉和络脉的总称，是人体运行气血、联络脏腑形体官窍、沟通上下内外的通道。经络分为经脉和络脉两大类。经，有路径的意思，经脉是经络系统中纵行的主干，大多循行于人体的深部，有固定的循行路线；络，是网络的意思，是经脉的分支，多循行于人体较浅部位，有的还显现于体表，多纵横交错，遍布全身。经脉和络脉相互沟通联系，内属于脏腑，外络于肢节，将人体的脏腑组织、形体官窍等紧密地连结成一个有机整体，并借以行气血、调阴阳，使人体各部分的功能活动保持协调平衡。

考点提示

经络的概念与组成。

二、经络的组成

经络系统由经脉、络脉组成。经脉包括十二经脉、奇经八脉，以及附属于十二经脉的十二经别、十二经筋、十二皮部；络脉包括十五络脉和浮络、孙络等（图6－1）。

- 经络系统
  - 经脉
    - 十二经脉
      - 手三阴经
        - 手太阴肺经
        - 手厥阴心包经
        - 手少阴心经
      - 手三阳经
        - 手阳明大肠经
        - 手少阳三焦经
        - 手太阳小肠经
      - 足三阳经
        - 足阳明胃经
        - 足少阳胆经
        - 足太阳膀胱经
      - 足三阴经
        - 足太阴脾经
        - 足厥阴肝经
        - 足少阴肾经
    - 奇经八脉
      - 督脉
      - 任脉
      - 冲脉
      - 带脉
      - 阴维脉
      - 阳维脉
      - 阴跷脉
      - 阳跷脉
    - 十二经脉的附属部分
      - 十二经别
      - 十二经筋
      - 十二皮部
  - 络脉
    - 十五经脉
    - 孙络
    - 浮络

图6－1　经络系统组成

拓展阅读

经络现代研究

作为人体机能的联络调节和反应系统，经络的功能绝不是某种单一的因素所能实现的，因而也不可能把它的物质基础想得过分简单。它必然会涉及已知结构的已知功能，已知结构的未知功能，可能在某些未知动因的参与下，整合成为一个具有特殊调控功能的体系。其中，胞外基质的作用特别值得注意。根据近年来对循经红外辐射轨迹形成机制及其他的研究结果来看，经脉可能是某种具有多元结构的物质，能量和信息的转换和传递的通道。该通道由深及浅，该处氧分压和组织温度较高，微循环旺盛，能量代谢活跃，为实现物质、能量和信息的转换和传递提供了有利的条件，使经络参与人体功能的调控过程成为可能。至于这一通道的结构特征，分布状态和产生的根本原因则还有待进一步的研究。

（一）经脉

经脉是经络系统中的主干，全身气血运行的主要通道。

1. 十二正经　正经有十二条，又称“十二经脉”，包括手、足三阴经和手、足三阳经，左右对称。十二经脉有一定的起止、循行部位和交接顺序，在肢体的分布和走向也有一定的规律，与脏腑有直接的属络关系，各分属于一个脏或一个腑，是气血运行的主要通道。

2. 奇经八脉　奇经有八条，即督脉、任脉、冲脉、带脉、阴跷脉、阳跷脉、阴维脉、阳维脉，合称为“奇经八脉”。具有统率、联络和调节十二经脉的作用。奇经八脉的分布不像十二经脉那样规则，相互之间无表里关系，与脏腑也没有直接的属络关系，与正经有别，故名奇经。

3. 十二经脉的附属部分　十二经别，是从十二经脉别行而离入出合、深入体腔的支脉，为十二经脉的最大分支，其生理作用、病机变化均与十二经相一致，故称“别行的正经”。十二经筋，是十二经脉之气濡养筋肉骨节的体系，附属于十二经脉的筋膜系统。十二皮部，是十二经脉功能活动反映于体表的部位。

（二）络脉

络脉是从经脉中分出而遍布全身的分支，有别络、浮络和孙络之分。

1. 别络　是较大的络脉。十二经脉与督脉、任脉各有一支别络，再加上脾之大络，合称为“十五别络”。其主要功能是加强表里两经之间在体表的联系，并有渗灌气血的作用。

2. 浮络　是循行于人体浅表部位且常浮露可见的络脉，分布广泛，有沟通经脉、通达肌表的作用。

3. 孙络　是最细小的络脉，属络脉的再分支，遍布全身，不计其数。

任务二 十二经脉

十二经脉，为十二脏腑所属络的经脉，是经络系统的核心部分，故又称为“正经”。

一、十二经脉的命名

十二经脉的名称由手足、阴阳、脏腑三部分而组成。命名原则如下。

上为手，下为足：手经行于上肢，足经行于下肢。起于或止于手的经脉，称“手经”；起于或止于足的经脉，称“足经”。

内为阴，外为阳：分布循行于四肢内侧的经脉，称“阴经”；分布循行于四肢外侧的经脉，称“阳经”。按照阴阳三分法，阴分为三阴，即太阴、少阴、厥阴；阳分为三阳，即阳明、太阳、少阳。手足各有三阴经，即太阴经、少阴经、厥阴经；手足各有三阳经，即阳明经、太阳经、少阳经。

脏属阴，腑属阳：十二经脉与六脏六腑各有特定的配属关系，六阴经属于脏，并冠以所属脏之名，如内属于肺则称“肺经”；六阳经属于腑，并冠以所属腑之名，如内属于胃则称“胃经”（表6-1）。

表6-1 十二经脉名称分类表

	阴经（属脏络腑）	阳经（属腑络脏）	分布部位（阴经行内侧、阳经行外外侧）	
手	太阴肺经	阳明大肠经	上肢	前缘
	厥阴心包经	少阳三焦经		中线
	少阴心经	太阳小肠经		后缘
足	太阴脾经*	阳明胃经	下肢	前缘
	厥阴肝经*	少阳胆经		中线
	少阴肾经	太阳膀胱经		后缘

* 小腿下半部和足背部，肝经在前缘，脾经在中线。在内踝尖上8寸处交叉后，脾经在前缘，肝经在中线。

二、十二经脉的走向与交接规律

（一）走向规律

> **考点提示**
> 十二经脉的走向交接规律。

十二经脉走行方向的规律，《灵枢·逆顺肥瘦》曰：“手之三阴，从脏走手；手之三阳，从手走头；足之三阳，从头走足；足之三阴，从足走腹胸。”手三阴经起于胸中，循上肢内侧走向手指端；手三阳经起于手指端，循上肢外侧，走向头面部；足三阳经起于头面部，下行经躯干循下肢外侧，走向足趾端；足三阴经起于足趾端，经下肢内侧走向腹部、胸部。

（二）交接规律

1. 相表里的阴经与阳经在四肢末端交接 手太阴肺经和手阳明大肠经在食指端交接，手少阴心经和手太阳小肠经在小指端交接，手厥阴心包经和手少阳三焦经在无名指端交接；足阳明胃经和足太阴脾经在足大趾交接，足太阳膀胱经和足少阴肾经在足小趾交接，足少阳胆经和足厥阴肝经在足大趾爪甲后交接。

2. 同名的手足阳经在头面部交接 手阳明大肠经与足阳明胃经在鼻翼旁交接，手太阳小肠经与足太阳膀胱经在目内眦交接，手少阳三焦经与足少阳胆经在目外眦交接。

3. 足、手阴经在胸中交接 足太阴脾经与手少阴心经在心中交接，足少阴肾经与手厥阴心包经在胸中交接，足厥阴肝经与手太阴肺经在肺中交接（图6－2）。

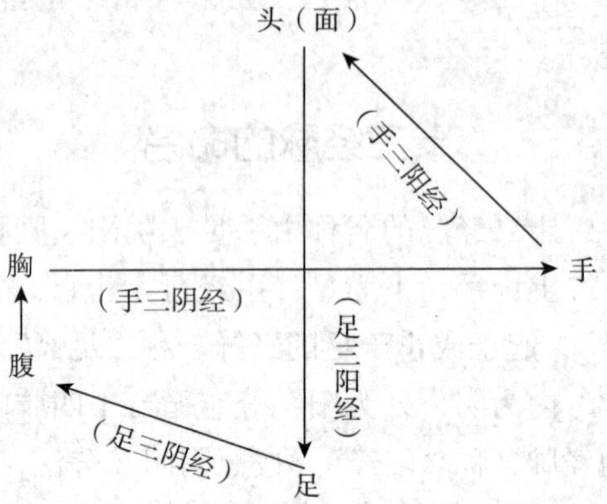

图6－2 十二经脉走向交接规律示意图

三、十二经脉的分布规律

十二经脉对称地分布于人体的头面、躯干和四肢部，每条经脉虽有迂回曲折，或交叉出入，但基本上为纵行，或自上而下，或由下而上。

（一）头面部的分布

头为诸阳之会，手、足三阳经皆在头面部相会交接。其中，阳明经循行于面部、额部；太阳经行于面颊、头顶及头后部；少阳经行于头部两侧。

（二）躯干部的分布

手三阴经均从胸部行至腋下；手三阳经行于肩和肩胛部。足三阳经自上而下走行，则阳明经行于前（胸腹面），太阳经行于后（背腰面），少阳经行于躯体两侧。足三阴经自下而上均行于腹胸面。

十二经脉在腹胸部的分布规律，自内向外依次为足少阴肾经、足阳明胃经、足太阴脾经和足厥阴肝经。

（三）四肢部的分布

手经行于上肢，足经行于下肢；阴经行于四肢的内侧面，阳经行于四肢的外侧面。内侧的三条阴经，分别是太阴经在前，厥阴经居中，少阴经在后。但下肢内踝上8寸以下，则是厥阴经在前，太阴经居中，少阴经仍在后。外侧的三条阳经，分别是阳明经在前，少阳经居中，太阳经在后。

任务三 奇经八脉

一、奇经八脉的概念及特点

奇经八脉是十二经脉之外的重要经脉，交叉贯穿于十二经脉之间，在全身起到重要的统率、联络和调节作用。

（一）奇经八脉的概念

奇经八脉，是督脉、任脉、冲脉、带脉、阴跷脉、阳跷脉、阴维脉、阳维脉的总称，是经络系统的重要组成部分。奇经与正经是相对而言的，由于奇经八脉的分布不像十二经脉那样有规律，与五脏六腑没有直接的相互属络，相互之间也没有表里关系，有异于十二正经，故曰“奇经”。又因其共有八条，故名“奇经八脉”。

（二）奇经八脉的分布特点

奇经八脉走向和分布特点，主要有四个方面。其一，除带脉外，均自下向上走行。其二，奇经八脉纵横交错地循行分布于十二经脉之间，但上肢没有奇经的分布。其三，冲（除小部分外）、任、督、带四脉都是单行一条。督、任、冲三脉皆起于胞中，称为“一源而三歧”：督脉行于后正中线，上至头面；任脉行于前正中线，上抵颏部；冲脉行于腹胸部、脊柱前及下肢内侧；带脉横行腰腹。其四，阴阳跷脉和阴阳维脉分布左右对称：阳跷脉行于下肢外侧、腹胸侧后及肩、头部；阴跷脉行于下肢内侧、腹胸及头目。阳维脉行于下肢外侧、肩和头项；阴维脉行于下肢内侧、腹部和颈部。

二、奇经八脉的生理作用

奇经八脉别道奇行，有联络、统率、调节十二经脉的作用。

（一）密切十二经脉的联系

奇经八脉在循行分布过程中，不但与十二经脉交叉相接，加强十二经脉之间的联系，补充十二经脉在循行分布上的不足，而且对十二经脉的联系还起到分类组合及统领作用。如督脉与手足六阳经交会于大椎而称“阳脉之海”，统率诸阳经；任脉与足三阴经交会于脐下关元穴，足三阴又接手三阴经，故任脉因联系手足六阴经而称“阴脉之海”，统率诸阴经；冲脉通行上下前后，渗灌三阴三阳，有“十二经脉之海”之称；带脉约束纵行诸经，沟通腰腹部的经脉；阳维脉维络诸阳经，联络所有阳经与督脉相合；阴维脉维络诸阴经，联络所有阴经与任脉相会；阳跷、阴跷脉左右成对，有“分主一身左右阴阳”之说。

（二）调节十二经脉气血

奇经八脉具有蓄溢和调节十二经气血的作用。当十二经脉气血有余时，则流入奇经八脉，蓄以备用；当十二经脉气血不足时，奇经中的气血及时溢出给予补充，以维持十二经脉中气血的相对恒定。《难经·二十八难》说："沟渠满溢，流于深湖……人脉隆盛，入于八脉而不环周。"

（三）与某些脏腑关系密切

奇经与肝、肾等脏以及脑、髓、女子胞等奇恒之腑有较为密切的联系。如督脉"入颅络脑""行脊中""络肾"；任、督、冲三脉同起于胞中，相互交通等。因此，奇经八脉与这些脏腑在生理、病机上均有一定联系。

三、奇经八脉的循行及功能

考点提示

督脉为"阳脉之海"；任脉为"阴脉之海"；冲脉为"血海""十二经脉之海"。

（一）督脉

1. 巡行部位

（1）循行　起于胞中，下出会阴，沿脊柱后面上行，至项后风府穴处进入颅内、络脑，并由项沿头部正中线，经头顶、额部、鼻部、上唇，止于上唇系带（龈交）处。

（2）功能　督，有总管、统率之意，能总督一身之阳经，全身阳经均与之交会，故称"阳脉之海"。督脉在循行时属肾入脑，故与脑、脊髓、肾的功能有密切联系。

2. 任脉

（1）循行　起于胞中，下出会阴，沿腹部和胸部的正中线上行，达咽喉，上行至下颌部，环绕口唇，沿面颊分行至目眶下。

（2）功能　任，有担任、任受之意，能总任一身之阴经，全身阴经均与之交会，故称"阴脉之海"。任与"妊"相通，与女子妊娠有关，称"任主胞胎"。调理冲任是治疗妇女月经病的主要方法。

3. 冲脉

（1）循行　起于胞中，下出会阴，在腹股沟处与足少阴肾经相并，夹脐上行，散布胸中，再上行过咽喉，环绕口唇，止于目眶下。

（2）功能　冲脉与十二经脉相通，能调节十二经气血，为"十二经脉之海"。冲脉又称"血海"，与妇女的月经及生殖功能有密切关系。

4. 带脉

（1）循行　起于胁下，绕身一周，状如束带。

（2）功能　约束纵行诸经，主司妇女带下。带脉不和，多见妇女带下诸病。

5. 阴维脉、阳维脉

（1）循行　阴维脉起于小腿内侧，并足太阴脾经、足厥阴肝经上行，然后上行至咽喉，与任脉会于颈部。阳维脉起于足跗外侧，并足少阳胆经上行，至项后，与督脉会合。

（2）功能　维，有维系、维络的含义。阴维脉的功能是“维络诸阴”，调节六阴经之气；阳维脉的功能是“维络诸阳”，调节六阳经之气。

6. 阴跷脉、阳跷脉

（1）循行　阴跷脉起于内踝下，伴足少阴肾经上行，到目内眦与阳跷脉会合。阳跷脉起于外踝下，伴足太阳膀胱经上行，到达目内眦，与阴跷脉会合。

（2）功能　跷，有跷捷轻健的含义。跷脉有调节下肢运动、司眼睑开合的作用。跷脉从下肢内外侧分别上行于头面，具有交通一身阴阳之气的功能。

项目小结

经络系统由经脉、络脉组成。经脉包括十二经脉、奇经八脉，以及附属于十二经脉的十二经别、十二经筋、十二皮部；络脉包括十五络脉和浮络、孙络等。

十二经脉，又称“十二正经”，包括手三阳经、手三阴经、足三阳经、足三阴经。十二正经是经络系统的核心，有一定的起止、循行路径和分布规律，有一定的走向及交接规律，与脏腑有直接的属络关系，相互之间有表里关系，各有专属的穴位。

奇经八脉，是十二经脉以外别道奇行的经脉，包括督脉、任脉、冲脉、带脉、阴维脉、阳维脉、阴跷脉和阳跷脉。督脉能调节阳经气血，为“阳脉之海”；且反映脑、髓和肾的功能。任脉能调节阴经气血，为“阴脉之海”；任主胞胎。冲脉调节十二经脉气血，与女子月经及生殖功能有关，带脉约束纵行诸经，主司妇女带下。

目标检测

一、单项选择题

1. 称为“血海”“十二经之海”的经脉是（　）。

A. 冲脉　　B. 带脉
C. 督脉　　D. 阴维脉
E. 任脉

2. 有“一源三歧”之称的经脉是（　）。

A. 冲脉、任脉、带脉　　B. 任脉、督脉、带脉
C. 冲脉、任脉、督脉　　D. 督脉、冲脉、带脉
E. 冲脉、任脉、跷脉

3. 称“阳脉之海”，能统摄全身阳气的经脉是（　）。

A. 冲脉　　B. 任脉
C. 督脉　　D. 阴阳维脉
E. 阴阳跷脉

4. 关于十二经脉的交接，下列说法错误的是（　）。

A. 阴经与阳经多在四肢部交接 B. 阴经与阳经多在头面部交接
C. 阳经与阳经多在头面部交接 D. 阴经与阴经多在胸部交接

5. 除下列哪项外，均属十二经表里相合关系（ ）。
A. 手太阴经与手阳明经 B. 足阳明经与足太阴经
C. 足太阳经与足少阴经 D. 足少阳经与足厥阴经
E. 手厥阴经与手太阳经

6. 与月经关系最密切的奇经是（ ）。
A. 冲脉、任脉 B. 冲脉、督脉
C. 任脉、带脉 D. 阴维脉、阳维脉
E. 阴跷脉、阳跷脉

7. 头痛的部位在前额者，病变多在（ ）。
A. 少阳经 B. 阳明经
C. 太阳经 D. 厥阴经
E. 督脉

8. 奇经八脉中与脑、髓、肾关系密切的是（ ）。
A. 带脉 B. 冲脉
C. 任脉 D. 督脉
E. 阴跷脉

9. 手三阴经在上肢的分布规律是（ ）。
A. 太阴在前，厥阴在中，少阴在后
B. 太阴在前，少阴在中，厥阴在后
C. 厥阴在前，太阴在中，少阴在后
D. 少阴在前，厥阴在中，太阴在后
E. 厥阴在前，少阴在中，太阴在后

10. 十二经脉气血充盛有余时，则渗注于（ ）。
A. 经别 B. 别络
C. 奇经 D. 督脉
E. 浮络

二、简答题

1. 经络的生理功能有哪些？
2. 十二经脉的分布规律是怎样的？
3. 经络系统由哪些部分组成？
4. 奇经八脉的名称及特点是什么？
5. 为什么督脉称“阳脉之海”？
6. 试述冲脉、任脉、督脉、带脉各自的生理功能。

项目七　病因病机

学习目标

知识目标

1. **掌握**　中医外感和内伤病因的分类及其致病特点；四种基本病机的概念。
2. **熟悉**　中医继发病因、四种基本病机的主要内容。
3. **了解**　中医其他病因。

能力目标

1. 学会中医各类病因病机的主要知识。
2. 具备分析临床典型病例病因病机的能力。

案例导入

案例：患者，女，35岁，因与来自武汉新冠肺炎疫区的人密切接触后出现干咳、全身乏力、胸闷、发热等症。

问题：该患者最有可能的病因是什么？

任务一　病　因

病因，是指一切能导致疾病发生的原因。中医学的病因主要包括六淫、七情、饮食、劳逸、疠气、外伤、淤血、痰饮、寄生虫、中毒、医和药源性因素、先天因素等等。中医学在探究病因时，主要运用“辨证求因”的方法。本节介绍外感病因、内伤病因、继发病因、其他病因四类。

一、外感病因

外感病因常指从自然界经由肌肤、口鼻等部位侵入人体而引起相应疾病的致病因素，分为六淫和疠气两类。

考点提示

病因包括哪些？

（一）六淫

六淫为外感病因之一。当自然界气候异常变化，或人体抗病能力下降时，风、寒、暑、湿、燥、火则成为六淫邪气而伤害人体，导致外感病的发生。

考点提示

六气、六淫的含义。

1. 六淫的基本概念 六淫，即风、寒、暑、湿、燥、火（热）六种外感病邪的统称。在正常情况下，风、寒、暑、湿、燥、火是自然界六种不同的气候变化，是万物生长化收藏和人类赖以生存的必要条件，称为“六气”。人类长期生活在六气交互更替的环境中，对其产生了一定的适应能力，一般不会致病。但在自然界气候变化异常，超过了人体的适应能力，或人体的正气不足，抗病能力下降，不能适应自然界气候变化而导致发病时，六气则成为致病因素。此时，伤人致病的六气便称之为“六淫”，也称“六邪”。

2. 六淫致病的共同特点

（1）外感性　六淫致病，其侵犯途径多从肌表、口鼻而入，或两者同时受邪。

> **考点提示**
>
> 六淫致病的共同点。

（2）季节性　六淫致病与时令气候变化密切相关，故其所致病变又称之为“时令病”，简称“时病”。

（3）地域性　六淫致病与生活、工作的区域环境密切相关。

（4）相兼性　六淫邪气既可单独伤人致病，又可两种以上同时侵犯人体而为病。

（5）转化性　六淫致病在一定条件下病性可发生转化，如寒邪致病，可因失治误治，而由寒证转化为热证。

3. 六淫各自的性质和致病特点

（1）风邪　以春季为多见，四季皆有。风邪伤人多从皮毛而入，引起外风病证。风邪是导致外感病极为重要的致病因素，故称“风为六淫之首”。风邪的性质和致病特点如下。

> **考点提示**
>
> 六淫各自的性质与致病特点。

1）风为阳邪，轻扬开泄，易袭阳位　风邪侵袭，常伤及人体属阳的部位，如头面、咽喉、肌表等，可见头痛、咽痒咳嗽、面目水肿等症状。

2）风性善行而数变　“善行”，指风性善动不居，游移不定，故其致病具有病位游移、行无定处的特征。

3）风性主动　风邪致病具有动摇不定的特征。

4）风为百病之长　风邪常兼它邪合而伤人，为外邪致病的先导；风邪袭人致病最多。

（2）寒邪　常见于冬季，也可见于其他季节。寒为阴邪，易伤阳气感受寒邪，最易损伤人体阳气。寒邪的性质和致病特点如下。

1）寒性凝滞主痛　寒邪伤人，易使气血津液凝结、经脉阻滞。一旦阴寒之邪侵犯，阳气受损，失其温煦，易使经脉气血运行不畅，甚或凝结阻滞不通，不通则痛。故疼痛是寒邪致病的重要临床表现。

2）寒性收引　指寒邪侵袭人体，可使气机收敛，腠理、经络、筋脉收缩而挛急。

（3）暑邪　暑乃夏季的主气。暑邪致病，有伤暑和中暑之分：起病缓，病情轻者为“伤暑”；发病急，病情重者，为“中暑”。暑邪的性质和致病特点如下。

1）暑为阳邪，其性炎热　暑为盛夏火热之气所化，火热属阳，故暑邪为阳邪。暑邪伤人多表现为一系列阳热症状，如高热、心烦、面赤、脉洪大等。

2）暑性升散，易扰心神，伤津耗气　暑为阳邪，其性升发，故易上扰心神，或侵犯头目，出现心胸烦闷不宁、头昏、目眩、面赤等。

3）暑多夹湿　暑季气候炎热，且常多雨而潮湿，故暑邪致病，多夹湿邪为患。其临床表现除发热、烦渴等暑热症状外，常兼见身热不扬、汗出不畅、四肢困重、倦怠乏力、胸闷呕恶、大便溏泄不爽等湿滞症状。

（4）湿邪　长夏居多，但四季均可发生。湿邪的性质和致病特点如下。

1）湿为阴邪，易伤阳气，易阻气机　湿与水同类，故属阴邪。阴邪侵入，机体阳气与之抗争，故湿邪侵袭，易伤阳气。湿邪伤人常留滞于脏腑经络，阻遏气机，使脏腑气机升降失常，经络阻滞不畅。

2）湿性重浊　湿邪致病，常出现以沉重感及附着难移为特征的临床表现，如头身困重、四肢酸楚沉重并且附着难移等。

3）湿性黏滞　湿邪致病，其黏腻停滞的特性主要表现在两个方面：一是症状的黏滞性。湿邪为患，易呈现分泌物和排泄物黏滞不爽的特征，如湿热痢疾的大便排泄不爽，淋证的小便滞涩不畅，以及汗出而黏、口黏和舌苔厚滑黏腻等。二是病程的缠绵性。

4）湿性趋下，易袭阴位　湿邪类水属阴而有趋下之势，故湿邪为病，多易伤及人体下部。

（5）燥邪　燥为秋季的主气。外燥有温燥、凉燥之别：初秋，尚有夏末之余热，久晴无雨，秋阳以曝，燥与热合，侵犯人体，发为温燥；深秋，近冬之寒气与燥相合，侵犯人体，则发为凉燥。燥邪的性质和致病特点如下。

1）燥性干涩，易伤津液　燥邪为干涩之病邪，侵犯人体，最易损伤津液，出现各种干燥、涩滞的症状，如口鼻干燥、咽干口渴、皮肤干涩，甚则皲裂、毛发不荣、小便短少、大便干结等。

2）燥易伤肺　肺为娇脏，喜润而恶燥。开窍于鼻，燥邪多从口鼻而入，故最易损伤肺津，出现干咳少痰，或痰黏难咯，或痰中带血，甚则喘息胸痛等。

（6）火邪　火热旺于夏季，但并不像暑那样具有明显的季节性，也不受季节气候的限制，故火热之气太过，伤人致病，一年四季均可发生。火热之邪的性质和致病特点如下。

1）火热为阳邪，其性炎上　阳邪伤人，致人体阳气偏亢，故发为实热性病证，临床多见高热、恶热、烦渴、汗出、脉洪数等症。

2）火热易扰神　火热与心相通应，故火热之邪入于营血，尤易影响心神，轻者心神不宁而心烦、失眠；重者可扰乱心神，出现狂躁不安，或神昏、谵语等症。

3）火热易伤津耗气　火热之邪致病，临床表现除热象显著外，常伴有口渴喜冷饮、咽干舌燥、小便短赤、大便秘结等津伤阴亏的征象。

4）火热易生风动血　火热之邪侵犯人体，燔灼津液，筋脉失养失润，易引起高热神昏、四肢抽搐、两目上视、角弓反张等。火热邪气入于血脉，易迫血妄行。引起各种出血证，如吐血、衄血、便血、尿血、皮肤发斑、妇女月经过多、崩漏等。

5）火邪易致疮痈　火邪入于血分，可聚于局部，腐蚀血肉，发为痈肿疮疡。其临床表现以疮疡，局部红、肿、热、痛为特征。

拓展阅读

温燥与凉燥

外燥有温燥、凉燥之别：初秋，尚有夏末之余热，久晴无雨，秋阳以曝，燥与热合，侵犯人体，发为温燥；深秋，近冬之寒气与燥相合，侵犯人体，则发为凉燥。

（二）疠气

疠气是一类具有强烈传染性和致病性的外感病邪的统称。当自然环境急剧变化之时，疠气易于产生和流行，其伤人则发为疫疠病。

> 考点提示
>
> 疠气的概念。

疠气可通过空气传染，多从口鼻侵犯人体而致病，也可随饮食污染、蚊虫叮咬、虫兽咬伤、皮肤接触、性接触、血液传播等途径感染而发病。

疠气种类繁多，其所引起的疾病，统称为疫疠病，又称疫病、瘟病，或瘟疫。如时行感冒、艾滋病 、严重急性呼吸道综合征、禽流感、甲型 H1N1 流感、新型冠状病毒肺炎等，都属感染疠气引起的疫病。

疠气发病具有发病急骤、病情危笃、传染性强、症状相似、易于流行等特点。

> 考点提示
>
> 疠气的致病特点。

影响疠气产生的因素有多种，主要有气候因素、环境因素、预防措施和社会因素等。

二、内伤病因

内伤病因是指由于人的情志、饮食、劳逸等异常，导致气血津液失调、脏腑功能失常的致病因素。内伤主要包括七情内伤、饮食失宜、劳逸适度等。

（一）七情内伤

七情，指喜、怒、忧、思、悲、恐、惊七种正常的情志活动，它们是人体正常的功能状态，是生命的重要指征，一般不会导致疾病。但如果人的情志异常强烈、持久，超越了人体的生理和心理适应能力，或人体正气虚弱，脏腑精气虚衰，对情志刺激的调节适应能力低下，七情就会

> 考点提示
>
> 七情的含义、致病特点。

导致疾病发生或成为疾病发生的诱因，称为“七情内伤”。

七情内伤的致病特点：可直接伤及内脏，影响脏腑气机升降失常，怒则气上，喜则气缓，思则气结，悲则气消，恐则气下，惊则气乱。

（二）劳逸失度

劳逸有度是保障人体健康的重要条件。如果劳逸失度，或长时间过于劳累，或过于安逸，都不利于健康，可导致脏腑经络及精气血津液神的失常而引起疾病的发生。因此，劳逸失度也是内伤病的主要致病因素之一。

1. 劳累过度　包括劳力过度、劳神过度、房劳过度。劳力过度，指较长时间的过度用力，劳伤形体，积劳成疾，或病后体虚，勉强劳作而致病。劳神过度，指长期用脑过度，思虑劳神而积劳成疾。房劳过度，指房事太过，或手淫恶习，或妇女早孕多育等，耗伤肾精、肾气而致病。

2. 安逸过度　过度安逸致病特点主要表现在三个方面：一是安逸少动，气机不畅。二是阳气不振，正气虚弱。过度安逸，或长期卧床，阳气失于振奋，以致脏腑功能减退、体质虚弱、正气不足、抵抗力下降等。三是长期用脑过少，加之阳气不振，可致神气衰弱，常见精神萎靡、健忘、反应迟钝等。

拓展阅读

过逸与疾病

缺乏足够的体力活动与心血管疾病、糖尿病、肥胖病关系密切，并可增加患直肠癌、乳腺癌、高血压、血脂异常的危险性。2002 年 WHO 在世界卫生报告中指出，每年由于体力活动不足导致 190 万人死亡。

（三）饮食失宜

饮食是人赖以生存和维持健康的基本条件，是人体生命活动所需精微物质的重要来源。饮食失宜，可成为内伤病因，影响人体的生理功能，导致脏腑功能失调或正气损伤而发生疾病。饮食失宜主要包括饮食不节、饮食不洁、饮食偏嗜三种情况。

1. 饮食不节　指饮食不能节制，明显低于或超过本人适度的饮食量，以致内伤脾胃。如过饥过饱，或饥饱无常，均可影响健康，引起疾病发生。

2. 饮食不洁　指食用不洁净，或陈腐变质，甚至有毒的食物而导致疾病发生。饮食不洁容易导致胃肠病。

3. 饮食偏嗜　指特别喜好某种性味的食物，或长期偏食某些食物而导致某些疾病的发生。如饮食偏寒偏热，或饮食五味有所偏嗜，或嗜酒成癖等，久之可导致人体阴阳失调，气血失和，或导致某些营养物质缺乏而引起内伤疾病发生。

三、继发病因

病理产物性病因是继发于其他病变过程而产生的病理产物，这些病理产物形成之后，又作为致病因素作用于人体，干扰机体的正常功能，不仅可以加重原有病情，还可引起新的病变发生，又称“继发性病因”。主要包括痰饮、瘀血等。

（一）痰饮

> **考点提示**
>
> 痰饮的概念；痰、饮的区别。

痰饮是人体水液代谢障碍所形成的病理产物，属继发性病因，较稠浊者称为痰，较清稀者称为饮。痰可分为有形之痰和无形之痰：有形之痰，指视之可见，闻之有声，或触之可及之痰，如咳嗽吐痰、喉中痰鸣、痰核等。无形之痰，指只见其征象，不见其形质之痰，如眩晕、癫狂等，虽然无有形质可见，但用祛痰药治疗有效。因此，中医学对“痰”的认识，主要是以临床征象为依据来进行分析的。饮则多留积于人体的局部或肌肤，并因其所停留的部位不同而名称各异，故《金匮要略》有“悬饮”“痰饮”“溢饮”“支饮”四饮。痰饮的致病特点如下。

1. 阻滞气血运行 痰饮为实邪，可随气流行全身，或停滞于经脉，或留滞于脏腑，阻滞气机，妨碍气血运行，出现相应脏腑经络气机失常的表现。

2. 易于蒙蔽心神 痰饮为浊物实邪，而心神性清净。故痰浊为病，随气上逆，尤易蒙蔽清窍，扰乱心神，使心神活动失常，出现头晕目眩、精神不振等症；或者痰浊上犯，与风、火相合，蒙蔽心窍，扰乱神明，以至出现神昏谵妄，或引起癫、狂、痫等疾病。

3. 影响水液代谢 痰饮本为水液代谢失常产生的病理产物，但是痰饮一旦形成之后，可作为一种继发性致病因素反过来作用于人体，进一步影响肺、脾、肾、三焦等脏腑的功能活动，影响水液代谢。

4. 致病广泛，变幻多端 痰饮随气流行，内而五脏六腑，外而四肢百骸、肌肤腠理，无处不到，可停滞而引发多种疾病，因而其致病异常广泛。

（二）瘀血

瘀血是体内血液停积而形成的病理产物，主要与心、肺、肝、脾等脏的功能失常有关，包括体内瘀积的离经之血，以及因血液运行不畅，停滞于经脉或脏腑组织内的血液。瘀血既是疾病过程中形成的病理产物，同时又是具有致病作用的“死血”。主要致病特点如下。

1. 易于阻滞气机 血为气母，血能载气养气，故而瘀血一旦形成，必然影响和加重气机郁滞，所谓“血瘀必兼气滞”；又因气为血帅，气机郁滞，又可引起局部或全身的血液运行不畅；因而导致血瘀气滞、气滞血瘀的恶性循环。如外伤局部，破损血脉，血出致瘀，可致受伤部位气机郁滞，出现局部青紫、肿胀、疼痛等症。

2. 影响血脉运行 瘀血为血液运行失常的病理产物，但瘀血形成之后，无论瘀滞于脉内、脉外，均可影响心、肝、脉等脏腑组织的功能，导致局部或全身的血液运行失常的各种相应表现。

3. 影响新血生成 瘀血乃病理性产物，已失去对机体的正常濡养滋润作用。瘀血阻滞体内，日久不散，就会严重影响气血运行，导致脏腑失于濡养，功能失常，势必影响新血生成。因而有“瘀血不去，新血不生”的说法。故久瘀之人，常可表现出肌肤甲错、毛发不荣等失于濡养的临床特征。

4. 病位固定，病证繁多　瘀血一旦停滞于某脏腑组织，多难于及时消散，故其致病又具有病位相对固定的特征，瘀血致病，虽然病证繁多，症状错综复杂，但具有疼痛、肿块、出血、色紫暗等共同的症状特点。

四、其他病因

除外感、内伤、病理产物病因之外的致病因素，统称为其他病因，主要有外伤、寄生虫、药邪、医过、先天因素等。

（一）外伤

外伤，指跌扑、利器等外力击撞，以及虫兽咬伤、烫伤、烧伤、冻伤等而导致皮肤、肌肉、筋骨和内脏损伤。外伤致病，多有明确的外伤史。常见的外伤类型，根据其损伤性质可分为外力损伤、烧烫伤、冻伤、虫兽所伤等。

（二）寄生虫

诸虫即寄生虫，人体常见的寄生虫有蛔虫、蛲虫、绦虫、钩虫、血吸虫等。这类寄生虫寄居于人体内，不仅消耗人体的营养物质，还可以造成各种损害，导致疾病发生。

（三）药邪

药邪是指用药不当造成疾病的一种致病因素。包括用药过、炮制不当、配伍不当、用法不当。

（四）医过

医过指由于医护人员的过失，而导致病情加重或变生他疾的一类致病因素。医源性因素涉及面很广，医护人员接触患者整个过程中的言行举止，都有可能产生正反两方面的效应。

（五）先天病因

先天病因，指个体出生时受之于父母的病因，包括父母的遗传性病因和母体在胎儿孕育期及分娩异常所形成的病因。先天病因一般分为各类遗传性疾病、先天禀赋虚弱、近亲婚配，怀孕时遭受重大精神刺激，以及分娩时的种种意外等方面。

任务二　病　机

病机指的是疾病发生、发展、变化的机理，包括病性、病位、病势、病传及预后等。尽管病机复杂多样，但总的来说基本病机主要包括邪正盛衰、阴阳失调、气血失常、津液代谢失常等。

一、邪正盛衰

邪正盛衰，指在疾病的发生、发展过程中，机体正气的抗病能力与致病邪气之间相互斗争所发生的盛衰变化。

邪气侵犯人体后，一方面邪气对机体的正气起着损害作用；另一方面正气也对邪气产生抗御和祛除作用。邪正双方不断斗争的态势和结果，不仅关系着疾病的发生，而且直接影响着疾病的发展和转归，同时也决定病证的虚实变化。从一定意义上说，疾病的过程就是邪正斗争及其盛衰变化的过程。

（一）邪正盛衰与虚实变化

在疾病过程中，正气和邪气这两种力量不是固定不变的，而是在其不断斗争的过程中，发生力量对比的消长盛衰变化。随着体内邪正的消长盛衰变化，形成了疾病的虚实病机变化。

1. 虚实病机

（1）实　指邪气盛，是以邪气亢盛为矛盾主要方面的病机变化。发病后，邪气的致病力强盛，而正气的抗病能力未衰，能积极与邪抗争，故正邪斗争激烈，反应明显，临床上出现一系列病变反应比较剧烈的、亢盛有余的证候，称为实证。

（2）虚　指正气不足，是以正气虚损为矛盾主要方面的病机变化。机体的精气血津液不足或脏腑经络等生理功能减弱，抗病能力低下，因而机体的正气与致病邪气的斗争，难以出现较剧烈的反应，临床上表现一系列虚弱、衰退和不足的证候，称为虚证。

2. 虚实错杂　指在疾病过程中，邪盛和正虚同时存在的病机变化。虚实错杂又有虚中夹实和实中夹虚两种情况。

3. 虚实转化　指在疾病过程中，由于邪气伤正，或正虚而邪气积聚，发生病机性质由实转虚，或因虚致实的变化。

虚实转化取决于邪正的盛衰变化。在疾病发展过程中，邪正双方的力量对比经常发生着变化，当邪正双方力量的消长变化达到主要与次要矛盾方面互易其位的程度时，则疾病的虚实性质亦会发生转变，呈现由实转虚或因虚致实的变化。

（1）由实转虚　指病证本来以邪气盛为矛盾主要方面的实性病变，转化为以正气虚损为矛盾主要方面的虚性病变的过程。如实热证大量耗伤阴液，可转化为虚热证。

（2）因虚致实　指本来以正气虚损为矛盾主要方面的虚性病变，转变为邪气盛较突出的病变过程。如气虚证日久导致血瘀，转化为气虚血瘀证。因虚致实的病变过程，由于正虚始终存在，故转化结果只是邪实暂时居于突出地位，为实中夹虚证，而非真正的实证。

4. 虚实真假　指在某些特殊情况下，疾病的临床症状可出现与其病机的虚实本质不符的假象，主要有真实假虚和真虚假实两种情况。

（1）真实假虚　又称为“大实有羸状”，指病机的本质为“实”，但表现出“虚”的临床假象。一般是由于邪气亢盛，结聚体内，阻滞经络，气血不能外达所致。如热结肠胃，一方面出现腹痛硬满拒按、大便秘结、潮热、谵语等实热症状，同时因阳气被遏，不能外达，临床可见面色苍白、四肢逆冷、精神委顿等状似虚寒的假象。

（2）真虚假实　又称为“至虚有盛候”，指病机的本质为“虚”，但表现出“实”的临床假象。一般是由于正气虚弱，脏腑经络气血不足，功能减退，气化无力所致。如脾气虚弱，运化无力，可见脘腹胀满、疼痛等假实征象。又如老年或大病久病，因气虚推动无力而出现的便秘也属此类。

（二）邪正盛衰与疾病转归

在疾病的发生、发展过程中，由于邪正双方的斗争，其力量对比在不断地发生消长盛衰的变化，这种变化对疾病转归起着决定性的作用。

1. 正胜邪退　指在疾病过程中，正气奋起抗邪，正气渐趋强盛，而邪气渐趋衰弱或被驱除，疾病向好转和痊愈方向发展的病机变化，是在许多疾病中最常见的一种转归。这是由于患者的正气比较充盛，抗御病邪的能力较强；或因得到及时正确的治疗，邪气难以进一步发展，致使病邪对机体的侵害作用消失，脏腑、经络的病理性损害逐渐得到修复，精气血津液等的亏耗逐渐得以补充，机体的阴阳两个方面在新的基础上又获得了新的相对平衡，疾病即告痊愈。

2. 邪去正虚　指在疾病过程中，正气抗御邪气，邪气退却而正气大伤的病机变化。多因邪气亢盛，正气耗伤较重；或正气素虚，感邪后重伤正气；或攻邪猛烈，正气大伤所致。此时的病机特点是邪气已退，对机体的损害作用也已消失，但正气被消耗的状况尚有待恢复。邪去正虚多见于重病的恢复期，其最终的转归一般仍然是趋向好转、痊愈。

3. 邪胜正衰　指在疾病过程中，邪气亢盛，正气虚弱，机体抗邪无力，疾病向恶化、危重，甚至向死亡方面转归的病机变化。这是由于机体的正气虚弱，或邪气炽盛，或失治误治，严重损伤机体的正气，导致机体抗邪能力日渐低下，不能有效抗御邪气，邪气进一步发展，机体受到的损害日渐加重，病情日趋恶化，甚至死亡。所以正气衰竭，邪气独盛，脏腑经络及精气血津液的生理功能衰惫，阴阳离决，则机体的生命活动亦告终止。例如，在疾病过程中，“亡阴”“亡阳”等证候的出现，即是正不敌邪，邪胜正衰的典型表现。

4. 邪正相持　指在疾病过程中，机体正气不甚虚弱，而邪气亦不亢盛，则邪正双方势均力敌，相持不下，病势处于迁延状态的病机变化。此时，由于正气不能完全祛邪外出，邪气可以稽留于一定的部位，病邪既不能消散，亦不能深入，又称为“邪留”或“邪结”。一般说来，邪气留结之处，即是邪正相搏表现明显之所。疾病则随邪留部位的不同而有不同的临床表现。

5. 正虚邪恋　正气大虚，余邪未尽，或邪气深伏伤正，正气无力祛除病邪，致使疾病处于缠绵难愈的过程，被称为正虚邪恋。正虚邪恋可视为邪正相持的特殊病机，一般多见于疾病后期，且是多种疾病由急性转为慢性，或慢性病久治不愈，或遗留某些后遗症的主要原因之一。

二、阴阳失调

阴阳失调，指在疾病的发生发展过程中，由于各种致病因素的影响，导致机体的阴阳双方失去相对的平衡协调而出现的阴阳偏胜、偏衰、互损、格拒、亡失等一系列病机变化。一般而言，邪正盛衰是虚实病证的机理，阴阳失调是寒热病证的病机，二者在阐释疾病的发生、发展及转归机理时常联合应用。

（一）阴阳偏胜

阴阳偏胜，指人体阴阳双方中的某一方过于亢盛，导致以邪气盛为主的病机变化，属“邪气盛则实”的实性病机。

1. 阳偏胜 即是阳盛，指机体在疾病过程中所出现的阳邪偏盛、功能亢奋、机体反应性增强而产生热象的病机变化。阳盛的病机特点为阳盛而阴未虚，临床表现以实热证为主，可见身热、面赤、烦躁、舌红苔黄、脉数等症状；若阳盛伤及阴液，则兼有口渴、小便短少等表现，即所谓“阳盛则热”“阳盛则阴病”。

2. 阴偏胜 阴偏胜，即是阴盛，指机体在疾病过程中所出现的阴邪偏盛、功能抑制、机体反应性减弱而产生寒象的病机变化，可见恶寒、喜暖、口淡不渴、苔白、脉紧或迟等症状。阴盛的病机特点为阴盛而阳未虚，临床表现以实寒证为主；若阴盛伤及阳气，可兼有脘腹冷痛、溲清、便溏等表现，即所谓“阴盛则寒”“阴盛则阳病”。

（二）阴阳偏衰

阴阳偏衰，指人体阴阳二气中某一方虚衰不足的病机变化，属于“精气夺则虚”的虚性病机。

1. 阳偏衰 即阳虚，指机体阳气虚损，温煦、推动、气化等功能减退，出现虚寒内生的病机变化。阳虚的病机特点为机体阳气不足，阳不制阴，阴相对偏亢，临床表现为虚寒证，可见畏寒肢冷、小便清长、大便溏薄、舌胖苔白、脉沉迟等症状，即所谓“阳虚则阴盛”“阳虚则寒”。

2. 阴偏衰 即阴虚，指机体阴液不足，凉润、宁静、抑制等功能减退，阴不制阳，出现虚热内生的病机变化。阴虚的病机特点为阴液不足，阴不制阳，阳气相对偏盛，临床表现为虚热证，可见五心烦热、骨蒸潮热、盗汗、咽干、颧红、舌红少苔、脉细数等，即所谓“阴虚则阳亢”“阴虚则热”。

阴虚则热与阳胜则热的病机不同，其临床表现也有所区别：前者是虚而有热；后者是以热为主，虚象并不明显。

（三）阴阳互损

阴阳互损，指在阴或阳任何一方虚损的前提下，病变发展影响到相对的另一方，形成阴阳两虚的病机变化。阴阳互损是以阴阳偏衰为基础，以阴阳互根互用关系失常为原理，以损及肾之阴阳失调为条件，所表现出的病机变化。由于肾阴、肾阳为五脏阴阳之根本，因此，当脏腑的阳气或阴气虚损到一定程度时，必然会损及肾阴、肾阳。故无论阴虚或阳虚，多在肾之阴阳及肾本身阴阳失调，才易发生阳损及阴或阴损及阳或阴阳互损病机变化。

1. 阴损及阳　指由于阴气亏损，累及阳气生化不足，或阳气无所依附而耗散，从而在阴虚的基础上又出现阳虚，形成以阴虚为主的阴阳两虚的病机变化。

2. 阳损及阴　指由于阳气虚损，无阳则阴无以生，从而在阳虚的基础上又导致阴虚，形成以阳虚为主的阴阳两虚的病机变化。

（四）阴阳格拒

阴阳格拒，指在阴阳偏盛的基础上，由阴阳双方相互排斥而出现寒热真假的病机变化，包括阴盛格阳和阳盛格阴两方面。阴阳相互格拒的机理，在于阴阳双方的对立排斥，即阴或阳的一方偏盛或偏衰至极，壅遏于内，将另一方排斥格拒于外，迫使阴阳之间不相维系，从而出现真寒假热或真热假寒的复杂病变。

1. 阴盛格阳　指阳气极虚，导致阴寒之气偏盛，壅闭于里，逼迫阳气浮越于外，而出现内真寒外假热的病机变化，临床表现为真寒假热证。

2. 阳盛格阴　指阳气偏盛至极，壅遏于内，排斥阴气于外，而出现内真热外假寒的病机变化，临床表现为真热假寒证。

（五）阴阳转化

阴阳转化，指阴阳之间在“极”或“重”的条件下，证候性质向相反方面转化的病机过程，包括由阴转阳和由阳转阴两方面。

1. 由阴转阳　指阴偏盛的寒证，转化为阳偏盛的热证的病机过程。临床表现为由寒化热的病性转化。

2. 由阳转阴　指阳偏盛的热证，转化为阴偏盛的寒证的病机过程。临床表现为由热化寒的病性转化。

由阴转阳和由阳转阴的病机变化过程，与阴盛格阳和阳盛格阴完全不同：前者是证候性质在前、后两个阶段发生彻底改变；而后者证候性质并未出现变化，只是出现症状假象而已。

（六）阴阳亡失

阴阳亡失，指机体的阴气或阳气突然大量地亡失，导致生命垂危的病机变化，包括亡阴和亡阳。

1. 亡阳　指机体的阳气发生突然大量脱失，而致全身功能严重衰竭的病机变化。

亡阳的形成，多由于邪气太盛，正不敌邪，阳气突然脱失；或因汗出过多，吐泻无度，津液过耗，气随津泄，阳气外脱；或由于素体阳虚，劳伤过度，阳气消耗过多；亦可因慢性疾病，长期大量耗散阳气，终至阳气亏损殆尽，而出现亡阳。临床可见冷汗淋漓、心悸气喘、面色苍白、四肢逆冷、畏寒蜷卧、精神萎靡、脉微欲绝等生命垂危的症状。

2. 亡阴 指由于机体阴气发生突然大量消耗或丢失，而致全身功能严重衰竭的病机变化。

三、气血失常

气血津液失常，指在疾病过程中，由于邪正盛衰，或脏腑功能失调，导致气血津液不足或运行失常以及相互关系失调的病机变化。

（一）气的失常

气的失常，主要包括两个方面：一是气的生化不足或耗散太过，形成气虚的病机变化；二是气的某些功能障碍及气的运动失常，出现气滞、气逆、气陷、气闭或气脱等气机失调的病机变化。

1. 气虚 指一身之气不足，而表现出相应功能减退的病机变化。

2. 气机失调 指气的升降出入失常而引起的气滞、气逆、气陷、气闭、气脱等病机变化。

升降出入，是气的基本运动形式。气的升降出入运动，推动和调节着脏腑经络的功能活动和精气血津液的生成、运行、输布和排泄，维系着机体各种生理功能的协调。气的升降出入失常，则能影响脏腑经络及精气血津液等各种功能的协调平衡，病变涉及脏腑经络、形体官窍等各个方面。

（二）血的失常

血的失常，一是因血液的生成不足或耗损过多，致血的濡养功能减弱而引起的血虚；二是血液运行失常而出现的病机变化。

> **考点提示**
>
> 气的失常：气虚、气滞、气逆、气闭、气陷、气脱。

1. 血虚 指血液不足，血的濡养功能减退的病机变化。

2. 血行失常 指血液运行失常出现的病机变化，主要有血寒、血热、血瘀和出血。

（三）气与血关系的失调

气和血之间具有相互资生、相互依存和相互为用的关系。故气虚和气运行失常，必然影响及血；血虚和血行失常，也必然影响及气。故气与血关系的失调，主要有气滞血瘀、气虚血瘀、气不摄血、气随血脱以及气血两虚等方面。

四、津液代谢失常

（一）津液失常

津液失常指津液生成不足，或输布、排泄障碍的病机变化。

津液不足，指津液在数量上的亏少，进而导致内则脏腑，外而孔窍、皮毛，失于濡润、滋养，而产生一系列干燥枯涩的病机变化。

津液不足的形成，一是热邪、燥邪伤津，二是丢失过多，三是生成不足。

伤津主要是丧失水分，临床以一系列干燥失润的症状为主。脱液是机体水分和精微物质共同丢失，临床不仅有阴液枯涸的症状，而且还可表现出虚风内动、虚热内生之象。如热性病后期，或久病伤阴，症见形瘦肉脱、肌肉颤动、手足震颤、舌光红无苔等，均以脱液为主。

津液的输布和排泄障碍，是津液代谢中的两个重要环节。主要与肺、脾、肾、膀胱、三焦的功能失常有关，并受肝失疏泄病变的影响。

津液的输布和排泄障碍，常相互影响互为因果，最终都是导致津液在体内停滞，形成湿浊困阻、痰饮凝聚、水液潴留等病变。

（二）津液与气血关系失调

气、血、津液皆为生命物质，生理密切相关，故在病理上气滞、血瘀、津停三者之间常互为因果，可出现水停气阻、气随津脱、津枯血燥、津亏血瘀、血瘀水停等病机变化。

项目小结

病因分外感、内伤、继发、其他四类。其中，外感病因包括六淫和疠气；内伤病因包括七情内伤、饮食失宜、劳逸过度；继发病因包括痰饮、瘀血；其他病因包括外伤、寄生虫、药邪、医过、先天因素。邪正盛衰、阴阳失调、气血失常、津液代谢失常是四种主要的基本病机。

目标检测

一、单项选择题

1. 以下不是六淫的是（　）。

A. 风　　B. 冰

C. 暑　　D. 燥

2. 以下不是七情的是（　）。

A. 怒　　B. 悲

C. 笨　　D. 思

3. 六淫中（　）邪有病程缠绵的致病特点。

A. 风　　B. 寒

C. 火　　D. 湿

4. 内伤病因不包括（　）。

A. 七情内伤　　B. 劳逸过度

C. 饮食有度　　D. 饮食失度

5. 药邪形成的原因不包括（ ）。

A. 进食补药　　B. 用药过量

C. 用法不同　　D. 炮制不当

6. 在病因中，（ ）传染性强，易于流行。

A. 钩虫　　B. 湿邪

C. 疠气　　D. 药邪

7. 关于七情影响脏腑气机的描述（ ）是错误的。

A. 怒则气上　　B. 喜则气缓

C. 思则气结　　D. 惊则气下

8. 疾病发生的重要条件是（ ）。

A. 正气不足　　B. 气候因素

C. 地域因素　　D. 邪气

9. 邪气亢盛，正气不衰的证候是（ ）。

A. 实证　　B. 虚证

C. 虚实夹杂证　　D. 真虚假实证

10. 正气不足，邪气亢盛的病证是（ ）。

A. 实证　　B. 虚证

C. 虚实夹杂证　　D. 真虚假实证

二、简答题

1. 外感六淫中的风邪的致病特点有哪些？
2. 外感六淫中的湿邪的致病特点有哪些？
3. 疠气的致病特点主要有哪些？
4. 基本病机主要包括哪些？
5. 简述气机失调包括哪几种主要病理变化？

项目八　诊　法

学习目标

知识目标

1. 掌握　望神、望舌的基本内容及其临床意义。

2. 熟悉　问诊的内容；常见异常形体、姿态的表现，色泽变化及五色所主病证。

3. 了解　寸口脉诊的方法，正常脉象的特征，常见脉象的特征与临床意义；望形体姿态、望头面五官、望肌肤、望排出物的基本内容；按诊的意义，按胸胁、按肌肤、按手足、按腧穴的内容与意义。

能力目标

会运用四诊的知识和技能对疾病进行判断。

案例导入

案例：扁鹊见蔡桓公，立有间，扁鹊曰："君有疾在腠理，不治将恐深。"桓侯曰："寡人无疾。"扁鹊出，桓侯曰："医之好治不病以为功！"

居十日，扁鹊复见，曰："君之病在肌肤，不治将益深。"桓侯不应。扁鹊出，桓侯又不悦。

居十日，扁鹊复见，曰："君之病在肠胃，不治将益深。"桓侯又不应。扁鹊出，桓侯又不悦。

居十日，扁鹊望桓侯而还走。桓侯故使人问之，扁鹊曰："疾在腠理，汤熨之所及也；在肌肤，针石之所及也；在肠胃，火齐之所及也；在骨髓，司命之所属，无奈何也。今在骨髓，臣是以无请也。"

居五日，桓侯体痛，使人索扁鹊，已逃秦矣。桓侯遂死。

问题：1. 扁鹊运用了诊法中的何种方法？

2. 该方法的内容包括哪些方面？

诊法是指中医诊察和收集疾病有关资料的基本方法，包括望、闻、问、切四种方法，简称"四诊"。

考点提示

四诊的方法。

通过望、闻、问、切四诊系统收集有关疾病的临床资料，进行科学整理和归纳，并进一步分析、综合、推理、判断，从而探求疾病的本质，为辨证论治提供充分的依据，也称为“四诊合参”。四诊从不同的角度来收集临床资料，各有其独特优势，不能互相取代。

任务一　望　诊

望诊，是医生运用视觉观察患者的全身状况、局部表现及排出物等，以收集病情资料的一种诊察方法。望诊在中医诊断中占有重要地位，被列为四诊之首。望诊应在充足的光线下进行，以自然光线为佳。望诊须结合病情，有步骤、有重点地仔细观察，一般分全身望诊和局部望诊。

一、全身望诊

> **考点提示**
>
> 望诊的基本内容。

全身望诊主要是望患者的目光、色泽、神情、形体等整体表现，从而对病性的寒热虚实，病情的轻重缓急形成总体的认识。

（一）望神

望神，是观察患者表现于外的精神状态及意识思维活动。其中望神情、眼神尤为重要。望神可知正气存亡，脏腑功能盛衰，病情轻重及预后良恶。一般分为有神、少神、无神和假神四种。

1. 得神　又称“有神”。表现为两眼灵动，表情自然；神志清楚，言语清晰；反应灵敏，精力充沛；面色红润，呼吸顺畅；形体壮实，肌肉丰满等。提示正气充盛，脏腑功能未衰，或病情较轻，预后良好。

2. 少神　又称“神气不足”。表现为目光乏神，面色少华；精神不振，思维迟钝；少气懒言，动作迟缓等。提示正气已伤，脏腑功能不足，多见于虚证或疾病恢复期。

3. 失神　又称“无神”。多见神志昏迷，或烦躁狂乱，或精神萎靡；目睛呆滞或晦暗无光；反应迟钝，呼吸气微；甚至目闭口开，手撒尿遗；或搓空理线，循衣摸床等。提示正气大伤，脏腑功能虚衰，病情严重，预后较差。精神病院的精神患者是典型的失神患者。

4. 假神　又称“回光返照”。是指垂危患者出现某些症状暂时性“好转”的假象，如原本精神萎靡，面色暗晦，声低气弱，懒言少食，突然精神转佳，两颊色红如妆，语声清亮，喋喋多言，思食索食等。提示病情恶化，脏腑精气将绝，是临终死亡的预兆。

5. 神乱　是指神志错乱失常。临床表现为焦虑恐惧、狂躁不安、淡漠痴呆和猝然昏倒等。提示心神受扰，病情较重。

得神、少神、失神、假神的鉴别，见表8－1。

表8－1 得神、少神、失神、假神鉴别表

	得神	少神	失神	假神
目光	两目灵活 明亮有神	两目晦滞 目光乏神	两目晦暗 目无光彩	虽目似有光 但浮光暴露
面色	面色荣润 含蓄不露	面色少华 暗淡不荣	面色无华 晦暗暴露	虽面似有华 但泛红如妆
神情	神志清晰 表情自然	精神不振 思维迟钝	精神萎靡 意识模糊	虽神志似清 但烦躁不安
体态	肌肉不削 反应灵敏	肌肉松软 动作迟缓	形体羸瘦 反应迟钝	虽思欲活动 但不能自转

（二）望色

望色是指通过观察人体皮肤的颜色和光泽变化来诊察病情的方法。望色能了解脏腑功能状态和气血盛衰情况。望色以望面部气色为主，兼望肤色、目睛、爪甲等部位。望面色应分清常色与病色。

1. 常色 即正常面色与肤色，因种族不同而异。我国健康人面色应是微黄透红，明润光泽，这是人体精充神旺、气血津液充足、脏腑功能正常的表现。常色有主色与客色之分，主色指由禀赋所致、终生不变的色泽；客色指受季节气候、生活和工作环境、情绪及运动等不同因素影响所致气色的短暂性改变，非疾病所致。

2. 病色 即由疾病造成的面色及全身肤色变化，包括五色善恶与变化。五色善恶主要通过色泽变化反映出来，提示病情轻重与预后吉凶。其中，明润光泽而含蓄为善色，表示病情较轻，预后较好；晦暗枯槁而显露为恶色，表示病情较重，预后欠佳。现将五色主病分述如下（表8－2）。

（1）青色 主寒证、痛证、瘀血证、惊风证及肝病。

面色青黑或苍白淡青，多属阴寒内盛；面色青灰，口唇青紫，多属心血瘀阻，血行不畅；小儿高热，面色青紫，以鼻柱，两眉间及口唇四周明显，是惊风先兆。

（2）黄色 主湿证、虚证。

面色淡黄憔悴称为萎黄，多属脾胃气虚；面色发黄而且虚浮，称为黄胖，多属脾虚失运，湿邪内停所致；黄而鲜明如橘皮色者，属阳黄，为湿热熏蒸所致；黄而晦暗如烟熏者，属阴黄，为寒湿郁阻所致。

（3）赤色 主热证。

气血得热则行，热盛而血脉充盈，血色上荣，故面色赤红。实热证，满面通红；虚热证，仅两颧嫩红。此外，若在病情危重之时，面红如妆者，多为戴阳证，是精气衰竭，阴不敛阳，虚阳上越所致。

（4）白色 主虚证（失血、夺气、耗津），寒证。

患者面色㿠白而虚浮，多为阳气不足；面色淡白而消瘦，多属营血亏损；面色苍白，多属阳气虚脱，或失血过多。

（5）黑色　主肾虚证、水饮证、寒证、痛证及瘀血证。

面黑而焦干，多为肾精久耗，虚火灼阴，目眶周围色黑，多见于肾虚水泛的水饮证；面色青黑，且剧痛者，多为寒凝瘀阻。

表 8－2　五色主病表

面色	主证	具体证型	症状
1. 赤色	（1）主热证 （2）主戴阳证	①实热证	满面通红
		②阴虚证	午后两颧潮红
		③戴阳证（阴盛格阳）	久病重病面色苍白，却时而泛红如妆、游移不定者
2. 白色	（1）主虚证（血虚、气虚、阳虚） （2）主寒证 （3）主失血证	①气虚血少，阳衰寒盛	面色发白
		②血虚证，失血证	面色淡白无华，唇舌色淡
		③阳虚证	面色㿠白
		④阳虚水泛	面色㿠白虚浮
		⑤亡阳、气血暴脱或阴寒内盛	面色苍白
3. 黄色	（1）主脾虚 （2）主湿证	①脾虚，湿邪内蕴	面色发黄
		②脾胃气虚，气血不足	面色萎黄
		③脾虚湿蕴	面黄虚浮
		④黄疸阳黄－湿热	面黄鲜明如橘皮色
		⑤黄疸阴黄－寒湿	面黄暗如烟熏色者
4. 青色	（1）主寒证 （2）主气滞 （3）主血瘀 （4）主疼痛 （5）主惊风	①寒盛、痛剧	面色淡青或青黑
		②心阳暴脱，心血瘀阻	突见面色青灰，口唇青紫，肢凉脉微
		③心气、心阳虚衰，血行瘀阻，肺气闭塞，呼吸不利	久病面色与口唇青紫
		④肝郁脾虚	面色青黄（即面色青黄相兼，又称苍黄）
		⑤惊风	小儿鼻柱、两眉间及口唇发青
5. 黑色	（1）主肾虚 （2）主寒证 （3）主水饮 （4）主血瘀 （5）主剧痛	①肾阳虚、剧痛	面色发黑
		②肾阳虚	面黑暗淡或黧黑
		③肾阴虚	面黑干焦
		④肾虚，水饮，寒湿带下	眼眶周围发黑
		⑤血瘀	面色黧黑，肌肤甲错

（三）望形态

望形态，是观察患者形体强弱、胖瘦以及活动情况来诊察疾病的一种方法。

1. 形体　凡形体强壮者，多表现为骨骼粗大、胸廓宽厚、肌肉强健、皮肤润泽，反映脏腑精气充实，虽然有病，但正气尚充，预后多佳。凡形体衰弱者，多表现为骨骼细小、胸廓狭窄、肌肉消瘦、皮肤干涩，反映脏腑精气不足，体弱易病，若病则预后较差。肥而食少为形盛气虚，多肤白无华、少气乏力、精神不振。瘦而食少为脾胃虚弱。形体消瘦，皮肤干燥不荣，并常伴有两颧发红、潮热盗汗、五心烦热等症者，多属阴血不足，内有虚火。

2. 姿态 望姿态，主要是观察患者的动静姿态、异常动作及与疾病有关的体位变化。一般躁动不安，或仰卧伸足、掀衣揭被等，多为阳证、热证、实证；喜静懒言，或蜷卧缩足、喜加衣被等，多为阴证、寒证、虚证。患者睑、面、唇、指（趾）不时颤动，在外感病中，多是发痉的预兆；在内伤杂病中，多是血虚阴亏，经脉失养。痛证姿态特殊。以手护腹，行则前倾，弯腰屈背，多为腹痛；以手护腰，腰背板直，转动艰难，不得俯仰，多为腰腿痛；行走之际，突然停步，以手护心，不敢行动，多为真心痛。

二、局部望诊

局部望诊主要包括望头面、望五官、望躯体、望二阴、望皮肤、望儿童指纹、望舌苔等具体内容。

1. 头面望诊

（1）望头 头为诸阳之会，精明之府，发为血之余，肾之华也；十二经脉、奇经八脉皆上于头；故望头可知脑、肾和脏腑精气的盛衰。头形过大或过小，多由先天发育不良或肾精不足而致。小儿囟门下陷称为囟陷，囟门迟闭称为解颅，为先天不足、脑髓空虚所致。小儿囟门高突称为囟填，由温病火热之邪上侵所致，多为实证。头部摇动而不能自主，多为风病或气血不足。头发稀疏干枯为精血不足，青少年白发为肾虚、血虚，小儿头发结穗是疳积的表现。

（2）望面 以望面部表情、色泽为主。其他如面肿，即水肿发生于眼睑、头面；面部皮肤红肿热痛，多为风热火毒上攻所致；面部肌肉瘫痪，可见口眼歪斜，为风邪中络或络脉空虚，病多在阳明经。

（3）望颈项 头颈强直可为痉病的症状之一，由温病热盛动风或肝风内动所致，以实证为主。头项软弱，属小儿五软（头软、项软、手软、脚软、肌肉软）范畴，为先天不足、肾精亏损所致。若颈前颌下结喉处有肿物如瘤，或大或小，可随吞咽移动，是瘿病，多因肝郁气结痰凝而致，或与地方水土有关。

2. 五官望诊

（1）望目 目为肝之窍，心之使，五脏六腑精气皆上注于目。望目主要观察目的神、色、形和态变化。如目赤红肿，多属风热或肝火；眼泡水肿为水湿内停；眼胞赤烂为湿热；白睛发黄为黄疸；目窠凹陷，为伤津耗液；瞳仁散大，为肾精枯竭；小儿睡中露睛，多为脾虚；两目上视、斜视，为肝风内动（图 8－1）。

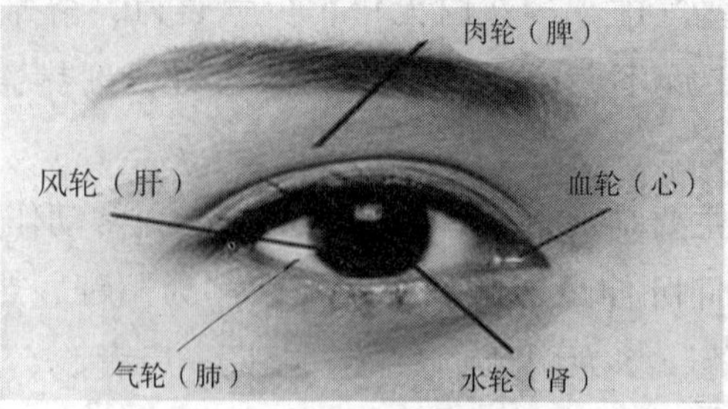

图 8－1　眼的五轮分属图

拓展阅读

五轮学说

古人将目的不同部位分属五脏，即瞳仁属肾，称为水轮；黑睛属肝，称为风轮；两眦血络属心，称为血轮；白睛属肺，称为气轮；眼睑属脾，称为肉轮。观察目部不同部位的形色变化，可以诊察相应脏腑的病变。

（2）望耳　耳为肾之窍，脏腑的许多经脉上络于耳。耳轮瘦薄，色淡白为肾气不足；耳轮红赤，肿胀为邪毒壅盛；耳轮干枯，甚则焦黑多为肾气衰竭、肾水亏极之象；耳道流脓，多为肝胆湿热。

（3）望鼻　鼻为肺之窍，主要反映肺的情况。鼻流清涕，为外感风寒；鼻流浊涕，多属外感风热；久流浊涕而黄稠有腥臭味者，为热证，兼有鼻中辛酸多为“鼻渊”；鼻中出血，为鼻衄。

（4）望口唇　口唇主要反映脾胃的情况。唇色淡白为血虚；口唇青紫为血瘀；唇色嫩红为阴虚火旺；唇色深红而干为实热；口唇糜烂，为脾胃湿热；口唇燥裂，为燥热伤津；口角㖞斜，多为中风。

（5）望齿龈　齿为骨之余，龈为胃之络。牙齿干燥，多为津液已伤；齿燥如枯骨是肾阴枯竭；龈色淡白，多属血虚；牙龈红肿，多为胃火上炎；龈肉萎缩而色淡，多是胃阴不足或肾气亏虚。睡中蚧齿，为胃热或虫积；中年牙齿松动、稀疏，示肾气早衰。

（6）望咽喉　咽为饮食纳入之道，喉为气体出入之路。咽喉红肿而痛，为有实热；红肿溃烂，为肺胃热盛；咽喉嫩红，肿痛不甚，为虚热；咽喉腐点成片，色呈灰白如腐膜，不易拭去，重剥出血者为白喉。

3. 皮肤望诊　是指通过观察患者皮肤的色泽形态变化，来接皮肤局部病变，测知脏腑功能和气血津液的盛衰。

（1）望皮肤色泽　临床常见为发赤、发黄。皮肤突然鲜红成片，色如涂丹，边缘清楚，灼热肿胀者，为丹毒。因部位、色泽、原因不同而有多种名称，但诸丹总属心火偏旺，又遇风热恶毒所致。面目、皮肤、爪甲俱黄者，为黄疸。其黄色鲜明如橘皮色者，属阳黄，因脾胃或肝胆湿热蕴蒸，胆汁外溢肌肤而成。黄色晦暗如烟熏色者，属阴黄，因寒湿困脾，胆汁外溢肌肤所致。

（2）望皮肤形态

1）皮肤干燥　指皮肤干枯无华，甚至皲裂、脱屑的症状。多因津液耗伤，或精血亏损，肌肤失养，或因外邪侵袭、气血滞涩等所致。

2）肌肤甲错　指皮肤干枯粗糙，状若鱼鳞。多属血瘀日久，肌肤失养所致。

3）皮肤硬化　指皮肤粗厚硬肿，失去弹性。可因外邪侵袭、禀赋不足、阳虚血液亏少、瘀血阻滞等，引起肌肤失养所致。

4）斑疹

斑：指皮肤黏膜出现深红色或青紫色片状斑块，平摊于皮肤之下，摸之不碍手，压之不褪色的症状。或因外感温热邪毒，热毒窜络，内迫营血；或因脾虚血失统摄，阳衰寒凝气血；或因外伤等，使血不循经，外溢肌肤所致。

疹：指皮肤出现红色或紫红色、粟粒状疹点，高出皮肤，抚之碍手，压之褪色的症状。常见于麻疹、风疹、瘾疹等病，亦可见于温热病中。多因外感风热时邪或过敏，或热入营血所致。

5）水疱

水痘：顶满无脐，晶莹明亮，浆液稀薄，皮薄易破，大小不等，分批出现，常兼有轻度恶寒发热表现。因外感时邪风毒，内蕴湿热所致，属儿科常见传染病。

湿疹：指周身皮肤出现红斑，迅速形成丘疹、水疱，破后渗液，出现红色湿润之糜烂面者。多因湿热蕴结，复感风邪，郁于肌肤而发。

6）疮疡

痈：指患部红肿高大，根盘紧束，焮热疼痛，并能形成脓疡的疾病。具有未脓易消，已脓易溃，疮口易敛的特点。属阳证，多为湿热火毒蕴结，气血壅滞所致。

疽：指患部漫肿无头，皮色不变，疼痛不已的疾病。具有难消、难溃、难敛，溃后易伤筋骨的特点。一般指无头疽。属阴证，多为气血亏虚，阴寒凝滞而发。

疔：指患部形小如粟，根深如钉，漫肿灼热，麻木疼痛的疾病。多发于颜面和手足。因竹木刺伤，或感受疫毒、疠毒、火毒等邪所致。

疖：指患部形小而圆，红肿热痛不甚，根浅、脓出即愈的疾病。因外感火热毒邪或脏腑湿热蕴结向外发于肌肤所致。

三、望排出物

排出物包括排泄物和分泌物。排泄物是人体排出于体外的代谢废物，分泌物是指官窍所分泌的液体。望排泄物和分泌物变化总的规律是：凡色白、质稀者，多属虚证、寒证；凡色黄、质稠者，多属实证、热证。

1. 望痰涕

（1）望痰　痰是由肺和气道排出的病理性黏液。观察痰的色、质、量，可以判断脏腑的病变和病邪的性质。痰白清稀者，多属寒痰。因寒邪阻肺，津凝不化，聚而为痰，或脾阳不足，湿聚为痰，上犯于肺所致。痰黄稠有块者，多属热痰。因邪热犯肺，煎津为痰，痰聚于肺所致。痰少而黏，难于咯出者，多属燥痰。因燥邪犯肺，耗伤肺津，或肺阴虚津亏，清肃失职所致。痰白滑量多，易于咯出者，多属湿痰。因脾失健运，水湿内停，湿聚为痰，上犯于肺所致。痰中带血，色鲜红者，称为咯血。常见于肺痨、肺络张、肺癌等患者。多因肺阴亏虚和肝火犯肺，火热灼伤肺络，或痰热、邪毒壅肺，肺络受损所致。咯吐脓血痰，气腥臭者，为肺痈。是热毒蕴肺，化腐成脓所致。

（2）望涕　涕是鼻腔分泌的黏液，涕为肺之液。流涕多因六淫侵袭、肺失宣肃，或热邪熏蒸、气血腐败成涕，或气虚阳亏、津液失固所致。可见于多种鼻腔、鼻窦疾病。新病鼻塞流清涕，是外感风寒；鼻流浊涕，是外感风热。阵发性清涕量多如注，伴喷嚏频作者，多属鼻鼽，是风寒束于肺卫所致。久流浊涕，质稠、量多、气腥臭者，多为鼻渊，是湿热蕴阻所致。

2. 望涎唾

（1）望涎　涎是从口腔流出的清稀黏液。涎为脾之液，由口腔分泌，具有濡润口腔、协助进食和促进消化的作用。望涎主要诊察脾与胃的病变。口流清涎量多者，多属脾胃虚寒。因脾胃阳虚，气不化津所致。口中时吐黏涎者，多属脾胃湿热。为湿热困阻中焦，脾失运化，湿浊上泛所致。小儿口角流涎，涎渍颐下，病名曰滞颐。多由脾虚不能摄津所致，亦可见于胃热虫积。睡中流涎者，多为胃中有热或宿食内停、痰热内蕴。

（2）望唾　唾是从口腔吐出的稠滞泡沫状黏液。唾为肾之液，然亦关乎胃。胃中虚冷，肾阳不足，水液失其温运，气化失司，则水邪上泛，可见时吐唾沫。胃有宿食，或湿邪留滞，唾液随胃气上逆而溢于口，故见多唾。

3. 望呕吐物　呕吐物是指胃气上逆，由口吐出的胃内容物。外感内伤皆可引起。

呕吐物清稀无酸臭味，或呕吐清水痰涎，多因胃阳不足，腐熟无力，或寒邪犯胃，损伤胃阳，导致水饮内停于胃，胃失和降所致。呕吐物秽浊有酸臭味，多因邪热犯胃，胃失和降，邪热蒸腐胃中饮食，则吐物酸臭。吐不消化、味酸腐的食物，多属伤食，因暴饮暴食，损伤脾胃，食积不化，胃气上逆，推邪外出所致。呕吐黄绿苦水，多属肝胆郁热或湿热。吐血色暗红或紫暗有块，夹有食物残渣者，属胃有积热，或肝火犯胃，或胃腑血瘀所致。

4. 望二便

（1）望大便　正常的大便色黄，呈软圆柱状或条状。大便清稀水样，多为外感寒湿，或饮食生冷，脾失健运，清浊不分所致。大便黄褐如糜而臭，多为湿热或暑湿伤及胃肠，大肠传导失常所致。大便夹有黏冻、脓血，多见于痢疾和肠癌等病，为湿热邪毒蕴结大肠，肠络受损所致。大便灰白呈陶土色，多见于黄疸。大便燥结，干如羊屎，排出困难，多因热盛伤津、阴血亏虚，肠失濡润，传化不行所致。

（2）望小便　正常的小便色淡黄，清净而不浑浊。冬天汗少尿多，其色较清；夏日汗多尿少，其色较黄。小便清长，见于患者多属虚寒证。因阳虚不能蒸化津气，水津下趋膀胱，故小便清长量多。小便短黄，见于患者多属实热证。因热盛伤津，或汗、吐、下、利，伤津所致。尿中带血，多因结石损伤血络，或湿热蕴结膀胱，或阴虚火旺、疫毒或药毒伤肾，或脾肾不固所致。可见于石淋、热淋、肾癌、膀胱癌，某些血液病、传染病等。小便浑浊如米泔水，或滑腻如脂膏，称为尿浊。多因脾肾亏虚，清浊不分，或湿热下注，气化不利，不能制约脂液下流所致。尿中有砂石，见于石淋病者。因湿热蕴结下焦，煎熬尿浊杂质，久而结为砂石。

四、望小儿指纹

儿童指纹望诊是指通过观察 3 岁以下的儿童食指掌内一侧前端的形状、颜色的变化，来判断其体内是否发生病变以及病变部位、病变性质、病情深浅等。在望诊之前，医生应使儿童身体朝向光亮的地方，再用左手拇指和食指捏住儿童食指的顶端，然后用右手拇指以适中的力度推擦其食指几次，方向是从食指掌内一侧前端的指尖推向指根，使其指纹清晰地显露出来（图 8－2）。

身体健康的儿童，络脉色泽浅红兼紫，隐隐于风关之内，大多不浮露，甚至不明显，多是斜形、单枝、粗细适中。

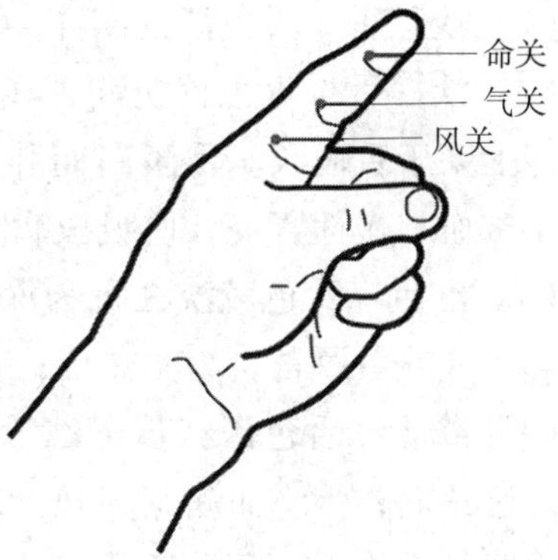

图 8－2　小儿指纹三关示意图

1. 三关测轻重　络脉显于风关之内，表示病轻，延伸至气关表示病较重，若延伸至命关则病更重。络脉直达指尖者称“透关射甲”，是重病危候之征。

2. 浮沉分表里　络脉浮露易见者，为病轻，属表证。络脉深沉不显者，病较深，主里证。

3. 纹色辨寒热　纹色鲜红主外感表证，色紫红为里热证。色青主惊风、诸痛病或伤食。色紫黑为血络闭郁。色淡白主脾虚、疳病。

4. 淡滞定虚实　络脉色浅淡，形细为正虚。色浓沉滞为实证，多因肠胃积滞。

五、望舌

望舌，又称舌诊，是通过观察患者舌质和舌苔的变法以诊察病情的方法。望舌是望诊的重要组成部分，也是中医诊断疾病的重要依据之一。

望舌主要是观察舌质与舌苔的变化。一般来说，舌质可反映脏腑的虚实、气血的盛衰；舌苔可反映病位的深浅，病邪的性质。

前人在长期临床实践中发现舌的特定部位与相应的脏腑密切相关：舌尖主心肺；舌边主肝胆；舌中主脾胃；舌根主肾。若某脏腑有病变，在舌相应的部位可反映出来（图 8－3）。舌的分部诊察在临床上虽具有一定的参考价值，但需“四诊合参”，灵活掌握。

望舌时应注意：光线充足，以自然光线为佳。患者应注意伸舌姿态，应自然伸舌，不可用力太过。医生应循舌尖、舌中、舌根、舌边顺序查看，先看舌苔、后看舌质，并注意辨别染苔，如乌梅、橄榄等能使舌苔染黑，黄连、核黄素等药物可使舌苔染黄，抽烟可使舌苔染成黑色等。正常舌象概括为“淡红舌，薄白苔”。即舌质淡红明润，胖瘦适中，柔软灵活；舌苔薄白均匀，干湿适中。

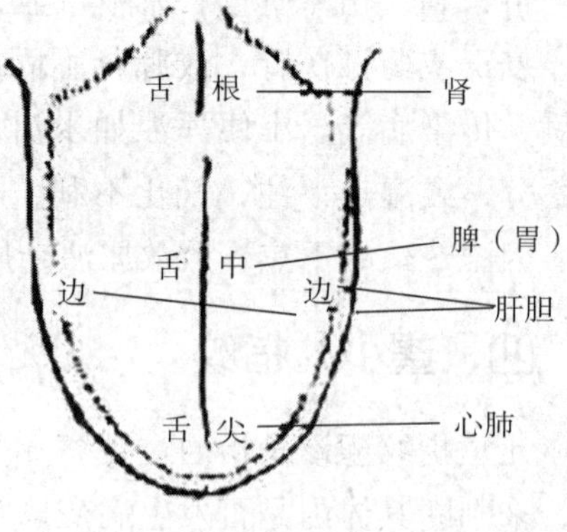

图8－3 舌诊脏腑部位分属图

（一）望舌质

1. 望舌神 舌神主要是指舌质的荣枯和活动等方面内容，是判断疾病预后的关键。舌质红活明润，舌体活动自如者为有神，说明津液充足，气血充盈，或病情轻浅，正气未伤；舌质干瘪晦暗，舌体活动呆滞为无神，说明津液亏乏，气血虚衰，正气已伤，病较危重的表现。

2. 望舌色 观察舌质的颜色。一般可分为淡白、淡红、红、绛、紫、青几种。

（1）淡红舌 舌色淡红润泽，常见于健康人或病情轻浅者。

（2）淡白舌 舌色较淡红舌浅淡。主虚证、寒证。多为阳气衰弱或气血不足，血少不能上荣于舌而致。舌淡白而胖嫩多为阳气虚弱；淡白而瘦薄多为气血两虚。临床多见于贫血、慢性肾炎、血吸虫病晚期等。

（3）红舌 舌色较淡红舌为深，甚至呈鲜红色。主热证。有虚实之分。舌色鲜红起芒刺，或兼黄厚苔，为实热证；舌色鲜红，有裂纹，苔少或无苔，为虚热证。

（4）绛舌 舌色深红甚于红舌。主热盛，主瘀。主病有外感和内伤之分。实热者多为外感热病；舌绛而起刺为热入营血；虚热者多为内伤杂病；舌绛少苔或无苔多为阴虚火旺；舌绛无苔，舌面光亮无津称为镜面舌，为内热阴液亏耗；舌绛不鲜，干枯而萎者，可见肾阴枯竭。舌绛色黯或有瘀斑、瘀点，是血瘀夹热；舌面红斑散在，可见热入血分，斑疹欲发。

（5）紫舌 紫舌总由血液运行不畅，瘀滞所致。故紫舌主病，不外寒热之分。热盛伤津，气血壅滞，多表现为绛紫而干枯少津。寒凝血瘀或阳虚生寒，舌淡紫或青紫湿润。

（6）青舌 舌色如皮肤暴露之“青筋”，全无红色，称为青舌，古书形容如水牛之舌。由于阴寒邪盛，阳气郁而不宣，血液凝而瘀滞，故舌色发青。主寒凝阳郁，或阳虚寒凝，或内有瘀血。

3. 望舌形 指舌的形状，包括老嫩、胖瘦、芒刺、裂纹、齿印、舌瘪、舌下络脉。

（1）老嫩 辨虚实的关键。舌体坚敛苍老，纹理粗糙，为老舌，主实证或热证，多见于热病极期；舌体浮胖娇嫩或边有齿痕，纹理细腻，为嫩舌，主虚证或寒证，多见于疾病后期。

（2）胖瘦 舌体比正常的人大而厚，伸舌满口或有齿痕，称为胖大舌，严重者舌体肿大满嘴，不能缩回闭口，称肿胀舌，多因水饮痰湿阻滞所致，肿胀舌多主热证或中毒病证；舌体比正常舌瘦小薄瘪为瘦瘪舌，主气血虚或阴虚。

（3）芒刺　舌面有乳头高突如刺，扪之碍手，为芒刺舌，主热盛。

（4）裂纹　舌面上出现各种形状的裂纹、裂沟，深浅不一，浅如划痕，深如刀割，常见于舌面的前半部及舌尖两侧，主阴血亏虚。大约有0.5%的健康人有裂纹舌。

（5）齿印　舌边有齿痕印称为齿痕舌，常与胖大舌并见，主脾虚、水湿内停。

（6）舌疮　以舌边或舌尖为多，形如粟粒，或为溃疡，局部红痛，多因心经热毒壅盛而成；疮不出舌面，红痛较轻，多是肝肾阴虚，虚火上炎所致。

（7）舌下络脉　舌体上翘，可见舌底两侧络脉，呈青紫色。若粗大迂曲，兼见舌有瘀斑、瘀点，多为血瘀之象。

4. 望舌态　不正常的舌态主要包括舌体痿软、强硬、歪斜、吐弄、短缩和颤动等。

（1）痿软舌　形成主要是由于气血两虚、阴液亏损、筋骨和血脉失养所致的。舌体强硬通

（2）强硬舌　常表现为舌质较硬、屈伸不灵活、不能转动或运动不便，甚至有碍语言的表达。其发病多是由于体内实热过盛、气血循环不畅，或是由于高热而损伤津液所致。

（3）舌体歪斜　表现为舌体偏斜，时时处于口内一侧，其通常是患有卒中或即将患上卒中的征兆。

（4）舌体吐弄　大多表现为舌体常置于口外或时时停在嘴角左右。其多是由于心脾热盛或小儿智力低下所致。

（5）短缩舌　多表现为身体紧缩而无法伸长，多见于病情严重的患者。舌色淡白而短缩多是由于筋脉寒气滞结所致；若舌色红绛且干燥而短缩者，则通常见于热证而津液损伤。

（6）舌体颤动　大多表现为舌体不能自主且颤动不定，其多见于久病不愈而舌体颤抖之人，主要由于气血俱虚或阳气衰弱所致。

（二）望舌苔

望舌苔要注意苔质和苔色两方面的变化。

1. 苔质　即舌苔的质地、形态，主要观察舌苔的厚薄、润燥、腐腻等方面的改变。

（1）厚薄　反映病邪的深浅和轻重。透过舌苔能隐约见到舌质者为薄，不见舌质者为厚。苔薄者多邪气在表，病轻邪浅；苔厚者多邪入脏腑，病较深重。由薄渐厚，为病势渐增；由厚变薄，为正气渐复。

（2）润燥　反映津液之存亡。舌苔润泽有津，干湿适中，不滑不燥，称为润苔，表示津液未伤；舌面水分过多，伸舌欲滴，扪之湿滑，称为滑苔，主脾虚湿盛或阳虚水泛；舌苔干燥，扪之无津，甚则舌苔干裂，称为燥苔，多为津液耗伤或热盛伤津或阴液亏虚，亦可因阳虚不运，津不上承所致。

（3）腐腻　颗粒粗大，苔厚疏松，状如豆腐渣，边中皆厚，易于刮脱者，称为腐苔，主食积胃肠，痰浊内蕴；颗粒细小，致密而黏，中厚边薄，刮之不脱者，称为腻苔，主湿浊、痰饮、湿温。

2. 苔色 苔色的变化主要有白苔、黄苔、灰苔、黑苔四类，临床上可单独出现，也可相兼出现。

（1）白苔 多主表证，寒证，湿证。是临床最常见的一种舌苔。苔薄白为病邪在表，病情轻浅；苔薄白而滑，主外感风寒；苔白而厚，主湿浊内盛，或寒湿痰饮。

（2）黄苔 多主里证，热证。根据苔黄的程度，有微黄、深黄和焦黄之分，黄色越深，热邪越重。薄黄苔常为风热在表；舌苔黄滑，舌淡胖嫩，多为阳虚水湿不化；苔黄厚滑，多因湿热积滞；苔黄黏腻，为湿热或痰热食滞；焦黄干裂或有芒刺，为里热盛极，耗伤气阴。

（3）灰苔 即浅黑色。常由白苔晦暗转化而来，也可与黄苔同时并见。主里证。苔灰而干，多属热炽伤津，可见外感热病，或阴虚火旺，常见于内伤染病。苔灰而润，见于痰饮内停，或为寒湿内阻。

（4）黑苔 多由焦黄苔或灰苔发展而来，一般来讲，所主病证无论寒热，多属危重。苔色越黑，病情越重。如苔黑而燥裂，甚则生芒刺，为热极津枯；苔黑而燥，一见于舌中者，是肠燥屎结，或胃将败坏之兆；见于舌根部，是下焦热甚；见于舌尖者，是心火自焚；苔黑而滑润，舌质淡白，为阴寒内盛，水湿不化；苔黑而黏腻，为痰湿内阻。

3. 苔形 舌苔布满全舌者为全苔，分布于局部者为偏苔，部分剥脱者为剥苔。全苔主痰湿阻滞；苔偏舌之左右者，多属肝胆病证；苔剥多处而不规则称花剥苔，主胃阴不足；小儿苔剥，状如地图者，多见于虫积；舌苔全部剥脱，舌面光洁如镜者，称为“镜面舌”，为胃阴枯竭，胃气大伤。

（三）望舌的临床意义

在疾病的发生发展过程中，舌质与舌苔的变化是正邪斗争病邪进退的反映。一般认为，舌质主要反映脏腑虚实，气血盛衰等的变化情况；舌苔主要反映病证寒热的深浅，邪正的消长变化。舌质与舌苔的变化能够客观反映正气的盛衰、病邪的深浅、邪气的性质、疾病的进退等，还可以判断疾病的转归和预后。

1. 判断正气盛衰 舌质红润，气血旺盛；舌质淡白，气血亏虚。舌苔薄白而润，胃气旺盛；舌光无苔，胃之气阴衰败。

2. 辨病位深浅 舌苔薄白，疾病初起，病位在表；舌苔厚，病邪入里，病位较深；舌质绛，热入营血，病情危重。

3. 区别病邪性质 白苔多主寒证；黄苔常主热证；腐腻苔多主食积、痰浊。青紫舌或舌边的瘀点、瘀斑主瘀血。

4. 推断病势进退 舌苔自白转黄，变为灰黑色，表示病邪由表入里，由轻到重，病情发展；舌苔由润转燥，多是热邪渐盛而耗伤津液；舌苔由厚变薄、由燥转润，常常是病邪渐消，津液复生。

5. 估计病情预后 舌胖瘦适中，活动自如，淡红润泽，舌面有苔，是正气内存，胃气旺盛，预后多佳；若舌质枯晦，舌苔骤剥，舌强或偏歪等，多属正气亏损，胃气衰败，病情危重，预后多凶。

应注意的是，舌的变化只是全身生理病理变化在局部的一个反映，临床应用时应结合其他诊法，进行综合分析，方符合四诊合参的原则。

任务二 闻 诊

闻诊是医生通过听声音和嗅气味来诊察疾病的方法。人体的声音和气味，都是在脏腑生理和病理活动中产生的，因而能够反映出脏腑的变化情况。

> **考点提示**
> 闻诊的基本内容。

一、听声音

（一）声音

实证和热证，声音重浊而粗、高亢洪亮、烦躁多言；虚证和寒证，声音轻清、细小低弱、静默懒言。声音重浊，或声音嘶哑，见于新病骤起，多为外感风寒或风热犯肺；久病喑哑或失音者，多为肺肾阴亏，或虚劳之证；神昏不醒，鼾声作响，手撒尿遗，多见于中风危候。

> **考点提示**
> 听声音的意义。

小儿阵发惊呼，尖利高亢，多见惊风；阵哭拒食，辗转不安，多因腹痛；小儿夜啼，可因惊恐、虫积、饥饱不调而臻呻吟不已，哀号啼叫，多为剧烈疼痛。

（二）语言

1. 谵语 神志不清，语无伦次，语意数变，声音高亢，多为热扰心神之实证。

2. 郑声 神志不清，声音细微，语多重复，时断时续，为心气大伤，精神散乱之虚证。

> **考点提示**
> 病态语言的特点及临床意义。

3. 独语 喃喃自语，喋喋不休，逢人则止，属心气不足，或气郁痰阻。

4. 狂语 精神错乱，语无伦次，狂躁妄言，不避亲疏，多为痰火扰心。

5. 言謇 舌强语謇，言语不清，多因风痰阻络，为中风先兆或中风后遗症。

（三）呼吸

呼吸主要与肺肾病变有关。呼吸声高气粗而促，多为实证和热证；呼吸声低气微而慢，多为虚证和寒证；呼吸急促而气息微弱，为元气大伤的危重证候；久病肺肾之气欲绝，可见虽气粗但呼吸不匀，或时断时续。常见的病态呼吸有以下几种。

1. 喘 指呼吸急促，甚则鼻翼扇动，张口抬肩，难以平卧。临床有虚实之分。实喘者，发作较急，胸满声高气粗，呼出为快，多为病邪壅塞肺气；虚喘者，来势较缓，气怯声低，吸少呼多，气不得续，吸入为快，动则喘甚，为肾虚不纳气或肺气虚衰。

2. 哮 指呼吸时候中有哮鸣音，多时发时止，反复难愈。多因痰饮内伏，复感外邪所诱发，临床有冷热之别。

3. 短气 指自觉呼吸短促而不相接续，似喘而不抬肩，气急而无痰声。短气有虚实之别，虚者多因肺气不足，实者多因痰饮、胃肠积滞或瘀阻。

4. 少气 又称气微，指呼吸微弱而声低，气少不足以息，言语无力。属诸虚劳损，多因久病体虚或肺肾气衰。

（四）咳嗽

咳嗽是肺失宣降、肺气上逆的表现。有声无痰为咳，有痰无声为嗽，有痰有声为咳嗽。暴咳声哑为肺实；咳声低弱而少气，或久咳音哑，多为虚证；外感病多咳声重浊；干咳无痰，咳声清脆，多属于燥邪犯肺；小儿咳嗽阵发，连声不绝，终时作鹭鸶叫声，为百日咳；小儿咳声嘶哑，如犬吠，可见于白喉。此外，《素问·咳论》："五脏六腑皆令人咳，非独肺也。"

（五）呕吐

呕吐，是胃失和降，胃气上逆的表现。有声有物自口而出为呕吐，有声无物为干呕，有物无声为吐。虚证或寒证，呕吐来势徐缓，呕声低微无力；实证或热证，呕吐来势较猛，响亮有力。

> **考点提示**
>
> 呕吐的一般特点及临床意义。

（六）呃逆

指胃气上逆，自咽喉出，其声呃呃，不能自主，俗称"打呃"。虚寒者，呃声低沉而长，气弱无力；实热者，呃声频发，高亢而短，响而有力；新病呃逆，声响有力，多因邪客于胃；久病呃逆不绝，声低气怯，多为胃气衰败征兆。朝食暮吐、暮食朝吐者，多属脾胃阳虚。

（七）嗳气

嗳气是胃中气体上至咽喉所发出的声响，其声长而缓，古代称为噫气，是胃气上逆的一种表现。

（八）太息

太息又称叹息，指时不自觉地发出长吁短叹声，多为情志抑郁、肝失疏泄所致。

二、嗅气味

嗅气味是指通过嗅病体和病室的异常气味，以及病体排出物的异常气味，来诊察疾病的方法。一般而言，各种排泄物与分泌物，凡有恶臭者多属实证、热证；凡带腥味者多属虚证、寒证。

（一）病体之气

1. 口气 酸馊者是胃有宿食；臭秽者多属胃热；腐臭者，可为牙疳或内痈。

2. 汗气 汗有腥膻污染为湿热蕴蒸；腋下汗臭者，多为狐臭。

3. 痰涕气味 咳唾浊痰脓血，味腥臭者是肺痈；鼻流浊涕，黄稠有腥臭为肺热鼻渊。

4. 二便气味 大便酸臭为肠有积热；大便溏薄味腥为脾胃虚寒；矢气奇臭为宿食积滞。小便臊臭黄赤多为湿热；小便清长色白无臭为虚寒。

5. 经带气味 带下色黄臭秽多为湿热；带下清稀腥臊多为寒湿。

（二）病室之气

有腐臭气味，多属患者疮疡溃烂；有尸臭味，为脏腑衰败；尿臊味者，多见于水肿病晚期患者；有血腥臭气的是血证；有烂苹果味者可见于消渴重证。

任务三 问 诊

问诊是医生通过对患者或陪诊者进行有目的的询问，了解疾病的发生、发展、诊疗经过、现在症状和其他与疾病有关的情况，以诊察疾病的一种方法。问诊的目的在于充分收集与完善与辨证关系密切的资料。问诊有利于对疾病的病因、病位、病性做出正确的判断。

拓展阅读

十问歌

中医问现在症的内容涉及范围较为广泛，前人总结有“十问歌”，内容言简意赅，可资参考。现改编如下。

一问寒热二问汗，三问头身四问便，五问饮食六胸腹，七聋八渴俱当辨，九问旧病十问因，再兼服药参机变，妇女经带迟速崩，量色质味皆可见，儿科要问发育史，免疫疹痘全占验。

一、问诊的方法

医生能否通过询问患者或其家属，及时、准确、全面地获得相关病情资料，与询问的方法有着密切关系。

（一）营造安静舒适的环境

问诊应在比较安静舒适的环境中进行，医生态度既要严肃，又要和蔼，对某些病情不便当众表述者，应单独询问，以便使其能够无拘束地叙述病情。若因病重或意识不清而不能自述者，可向其家属或知情人询问。

（二）询问时避免医学术语

医生询问病情时，切忌使用患者听不懂的医学术语，如心悸、纳呆等。应使用通俗易懂的语言进行询问，以便使患者准确地叙述病情。

（三）围绕主诉询问

主诉是患者最痛苦的症状或体征，医生应当围绕主诉进行有目的、有步骤的深入询问。特别是危急患者，不必面面俱到，以免耽误病情，可待病情缓解后再进行详细询问。

（四）避免资料片面失真

问诊时，既要重视主症，又要注意了解一般情况，全面地收集相关临床资料。可对患者进行必要的、有目的的提示，但应避免连续性、责难性、诱导性、暗示性提问及反复提问，以防止所获临床资料片面或失真，影响诊断的正确性。

二、问诊的内容

> **考点提示**
>
> 问诊的主要内容；主诉的含义。

问诊的内容主要包括一般情况、主诉、现病史、既往史、个人史、家族史等。

（一）一般情况

一般情况包括姓名、性别、年龄、职业、婚否、民族、籍贯、工作单位、现住址等。询问一帮情况，一是便于与患者或家属进行联系和随访，二是可使医生获得与疾病有关的资料，为某些地方病、职业病、传染病、妇科病、男性病、儿科病及老年病的诊断治疗提供一定依据。

（二）主诉

主诉是患者就诊时陈述的最感痛苦的症状、体征及其持续时间。主诉往往是疾病的主要矛盾所在，可为初步估计疾病的范畴、类别、病势的轻重缓急等提供重要线索。主诉是患者最痛苦的症状或体征，就诊时往往最先叙述，但只能确定为一两个症状，不能超过三个。要将主诉所述症状或体征的部位、性质、程度、时间、治疗经过等询问清楚，不能笼统、含糊。

（三）现病史

现病史指围绕主诉从起病到就诊时疾病的发生、发展演变过程以及诊疗的经过和患者现在的症状表现。具体内容如下。

1. 发病情况 包括发病时间的新久，发病原因或诱因，最初的症状及其性质、部位，当时曾做何处理等。

2. 病变过程 指从发病后至就诊时病情变化的主要情况。一般按发病时间先后顺序进行询问。

3. 诊治经过 指此次就诊前曾做过的诊断和治疗情况。

4. 现在症状 指患者就诊时所感觉到的痛苦与不适，以及与疾病相关的全身情况。

（四）既往史

既往史又称过去病史，指患者患病以前的身体健康状况以及过去曾患其他疾病的情况。一般包括过去的一般健康情况，传染病史、预防接种史及其他疾病史等。

（五）个人生活史

个人生活史指患者的日常生活、工作等方面的有关情况。一般包括患者的生活经历、饮食起居、精神情志、婚姻生育等方面的情况。

（六）家族史

家族史指与患者长期生活相处的父母、兄弟姐妹、配偶、子女及接触密切的人等的健康和患病情况。必要时注意询问直系亲属的死亡原因及时间，以帮助诊断某些遗传性和传染性疾病。

三、问现在症

内容包括询问主症的特征、伴随症状、以及全身其他情况等。

（一）问寒热

是指询问患者有无怕冷或发热的感觉、是否同时出现、出现的时间、持续的长短、轻重及其伴随症状等。可辨别病邪性质和机体阴阳盛衰。

1. 恶寒发热 恶寒与发热感觉并存称恶寒发热。它是外感表证的主要症状之一。出现恶寒发热症状的病理变化，是外感表证初起，外邪与卫阳之气相争的反应。

> **考点提示**
>
> 问寒热的临床意义；寒热的类型。

根据恶寒发热的轻重不同和有关兼症，分为三种类型。

（1）恶寒重，发热轻　为表寒证，为外感寒邪所致。因寒为阴邪，束表伤阳，故恶寒重。

（2）发热重，恶寒轻　为表热证，是外感热邪所致。因热为阳邪，易致阳盛，故发热重。

（3）发热轻，恶风自汗　为太阳中风证，是外感风邪所致。因风性开泄，使玄府开张，故自汗恶风。

2. 但寒不热 指患者只感怕冷而不觉发热的症状。

（1）新病恶寒　凡患者自觉怕冷，加衣被或近火取暖不缓解者，主外感表证或表里俱寒证。

（2）久病畏寒　患者身寒怕冷，加衣复被，或近火取暖可以缓解者，主里虚寒证。

3. 但热不寒 指患者但感发热恶热而不觉寒冷者。主里热证。

（1）壮热　即患者身发高热（体温 39°C 以上）持续不退，不恶寒反恶热者。主里实热证或气虚发热。

（2）潮热　即按时发热；或按时热甚，如潮汐之有定时。分日晡潮热、午后及夜间潮热等。

（3）微热　即轻度发热。其热势较低，一般不超过 38°C，或仅自觉发热而体温正常者，称为微热。多见阴虚内热、气虚发热和温热病后期。

4. 寒热往来　指恶寒与发热交替发作，故又称往来寒热。是正邪相争，互为进退的病理反映，主半表半里证。

（二）问汗

询问了解患者汗出的异常情况，如有无汗出、出汗的时间、多少、部位及其主要兼症等，可诊察病邪的性质及人体阴阳盛衰。

汗是津液所化生的，在体内为津液，经阳气蒸发从腠理外泄于肌表则为汗液。

1. 表证辨汗　外感表证患者，询问出汗情况，可辨别外感表邪的性质和了解机体营卫是否失常。

（1）表证无汗，兼见恶寒重，发热轻、头项强痛、脉浮紧者为外感寒邪所致，属表寒证。

（2）表证有汗，兼见发热恶风、脉浮缓者，是外感风邪所致的太阳中风证（表虚证）。

2. 里证辨汗

（1）自汗　患者日间汗出，活动尤甚，兼见畏寒神疲乏力等症，属阳虚。

（2）盗汗　患者睡时汗出，醒则汗止，兼见潮热、颧红等症，属阴虚。

（3）大汗　即汗出量多，津液大泄，临床上有虚实之分。

1）患者蒸蒸发热，汗出不已，兼见面赤、口渴饮冷、脉洪大者属实热证。

2）患者冷汗淋漓，兼见面色苍白、四肢厥冷、脉微欲绝者，称为绝汗，属亡阳证。见于重病、危证患者。

（4）战汗　见于伤寒病邪正相争剧烈之时，是疾病发展的转折点。

3. 局部辨汗

> **考点提示**
>
> 自汗、盗汗、战汗的临床表现及临床意义。

（1）头汗　汗出仅限于头面部或头颈部，又称为“但头汗出”。多因上焦邪热或中焦湿热上蒸、或病危虚阳上越所致。

（2）半身汗　患者仅半侧身体有汗，或为左侧、或为右侧，或为下半身，另一侧则经常无汗者；属患侧（无汗一侧）经络阻闭，气血运行不周所致。可见于中风、痿证、截瘫等患者。

（3）手足心汗　即患者手足心出汗较多。其原因多与脾胃有关。脾胃有病，运化失常，津液旁达于四肢，而手足心汗出。

（三）问疼痛

询问疼痛的部位、性质、程度、时间、喜恶等，可辨别疾病的虚实寒热。病机：

因实致痛，邪气闭阻，“不通则痛”；因虚致痛，正气不足，“不荣则痛”。

1. 问疼痛的部位

（1）头痛　指整个头部或头的前后、两侧及顶部疼痛。头痛连项者，病属太阳经；两侧头痛者，病属少阳经；前额连眉棱骨痛者，属阳明经；颠顶痛者，属厥阴经；头痛连齿者属少阴经等。

（2）胸痛　指胸部正中或偏侧疼痛。胸前“虚里”部位作痛，或痛彻臂内，病位多在心；胸膺部位作痛，病位多在肺。

（3）胁痛　指胁的一侧或两侧疼痛。多与肝胆病变密切相关。

（4）胃脘痛　脘，指上腹部剑突下，是胃所在部位，故称“胃脘”。胃脘痛是胃病的特征。

（5）腹痛　问腹痛常与按诊密切配合，查明疼痛的确切部位，判断病变所属脏腑。大腹（横膈以下，肚脐以上），包括胃脘部、左上腹和右上腹，统属脾胃与肝胆；小腹（脐以下至耻骨毛际以上），属肾、膀胱、大小肠、胞宫；少腹（小腹两侧），是足厥阴肝经过之处。

（6）背痛　背部中央为脊骨，脊内有髓，督脉行于脊里，脊背两侧为足太阳膀胱经所过之处，两肩背部又有手三阳经分布。脊痛不可俯仰者，多因督脉损伤所致；背痛连及项部，常因风寒之邪客于太阳经输而致；肩背作痛，多为风湿阻滞，经气不利所引起。

（7）腰痛　指腰脊正中，或腰部两侧疼痛。临床结合按诊，询问患者腰部两侧有无叩击痛，作为肾病诊断的重要指征。

（8）四肢痛　指四肢部位疼痛，痛在肌肉、关节，或经络、筋脉等。关节疼痛，屈伸不利，多见于痹证。四肢肌肉痛，多因脾胃虚损所致。若独见足跟或胫膝酸痛者，多属肾虚。

（9）周身疼痛　指头身、腰背、四肢等部均觉疼痛者。新病周身疼痛，多属实证，以感受风寒湿邪居多；久病卧床不起而周身作痛，多属虚证。

2. 问疼痛的性质

（1）胀痛　指疼痛且有胀的感觉。主气滞。

（2）刺痛　指疼痛如针刺之状。主瘀血。

（3）走窜痛　指痛处游走不定，或走窜攻痛。肢体关节疼痛而游走不定的，称为游走痛，多见于风湿痹证。胸胁脘腹疼痛而走窜不定的，称为窜痛，多属脏腑气机阻滞。

（4）固定痛　指痛处固定不移。胸胁脘腹等处固定作痛，多属血瘀。肢体关节疼痛固定不移，多为寒湿痹证。

（5）冷痛　指疼痛有冷感，遇寒加重，得温痛减。主寒证。

（6）灼痛　指疼痛有灼热感，遇热痛甚，遇冷痛缓。主热证。

（7）绞痛　指疼痛剧烈如刀绞。主实证。多因有形实邪阻闭气机，或寒邪凝滞气机所致。

（8）隐痛　指疼痛不甚剧烈，尚可忍耐，但绵绵不休者。主虚证。

（9）重痛　指疼痛而有沉重感。主湿证。或肝阳上亢，气血上壅所致。

（10）酸痛　指疼痛而有酸软感。为湿邪致病。腰膝酸痛，多属肾虚。

（11）掣痛　指疼痛而抽掣牵扯其他部位。亦称为引痛、彻痛。多因经脉失养或阻滞不通所致，多与心肝病变有关。

（12）空痛　指疼痛而有空虚感。多因气血精髓亏虚，组织器官失其荣养所致。头脑空痛，多属肾虚；小腹空痛，多属血虚。

问疼痛，还应结合起病的急缓、病程的新久及疼痛的时间、程度等进行辨证。一般新病疼痛，痛势较剧，持续不止，痛而拒按者，多属实证；久病疼痛，痛势较轻，时痛时止，痛而喜按者，多属虚证。

（四）问周身其他不适

1. 头晕　指患者自觉头脑有晕旋之感，轻者闭目则止，重者感觉自身或景物旋转，站立不稳，不能张目，甚则晕倒。

2. 胸闷　指胸部有痞塞满闷之感，亦称胸痞。多与心、肺病证有关。

3. 心悸　指患者经常自觉心慌、心跳、悸动不安，甚至不能自主的症状。多是心神或心脏病变的反映。心悸由受惊而致，或心悸易惊，恐惧不安者，称为“惊悸”。心跳剧烈，上至心胸，下至脐腹者，称为“怔忡”。惊悸、怔忡均属心悸的范畴。

4. 胁胀　指胁的一侧或两侧有胀满不舒的感觉。多见于肝胆病变。

5. 脘痞　指患者自觉胃脘部胀闷不舒，或称脘胀。多属脾胃病变。

6. 腹胀　指患者多见于脾、胃、肠、肝胆等病变。若腹胀如鼓，皮色苍黄，腹壁青筋暴盛者，称臌胀。

7. 身重　指身体有沉重酸困的感觉。多与痰饮水湿停聚有关。常见于肺、脾、肾三脏病变。

8. 麻木　指患者肌肤感觉减退，甚至消失，亦称不仁。多因气血亏虚，或肝风内动，或湿痰瘀血阻络所致。

（五）问睡眠

1. 失眠　又称不寐。指患者经常不易入睡，或睡而易醒不能再睡，或睡而不酣时易惊醒，甚至彻夜不眠的症候，且常并见多梦。是阳盛阴虚，阳不入阴，神不守舍的病理表现。

2. 嗜睡　指患者不论昼夜，睡意很浓，经常不自主地入睡，亦称多寐。是痰湿内盛，阳虚阴盛的病理表现。

（六）问饮食口味

1. 口渴与饮水

> **考点提示**
>
> 问饮食的临床意义。

（1）口不渴饮　指患者口不渴，不欲饮，提示津液末伤，多见于寒证、湿证。或无明显燥热变化的病证。

（2）口渴多饮 指患者口渴明显，饮水量多。提示津液损伤，多见燥证、热证。

（3）渴不多饮 指患者虽有口干或口渴的感觉，但饮水不多或不欲饮水。提示营阴耗损或津液输布障碍。见于阴虚、湿热、痰饮、瘀血等病证。

2. 食欲与食量

（1）食欲减退 不欲食，指不想进食，或食之无味，食量减少，又称食欲不振。

1）纳少 指进食量减少，常由不欲食所致。

2）纳呆 指无饥饿感，可食可不食，甚则恶食。

3）厌食 厌恶食物，或恶闻食味，称为厌食，或称恶食。新病食欲减退，是正气抗邪的保护性反应。久病食欲减退，兼神疲倦怠，面色萎黄，舌淡脉虚者，属脾胃虚弱。食少纳呆，伴头身困重，脘闷腹胀，舌苔厚腻者，属湿邪困脾。厌食兼嗳气酸腐，脘腹胀满，多属食滞胃脘。厌食油腻之物，兼胸闷呕恶，脘腹胀满者，多属脾胃湿热。厌食油腻厚味，伴胁肋胀痛灼热，身热不扬者，多为肝胆湿热。妊娠早期有厌食反应，一般属生理现象。但严重者呕不能食，为妊娠恶阻。

（2）消谷善饥 指食欲过于旺盛，食后不久即感饥饿，进食量多，亦称多食易饥。乃胃火炽盛，腐熟太过所致。消谷善饥，形体反见消瘦者，多见于消渴病。多食易饥，兼大便溏泄者，属胃强脾弱。

（3）饥不欲食 指患者虽有饥饿感，但不欲食，或进食不多。多因胃阴不足，虚火内扰所致。

（4）偏嗜食物 即患者偏嗜某种食物或异物。嗜食生米、泥土等异物，常见于小儿，多属虫积。妇女妊娠期间，偏嗜酸辣等食物，属早孕反应，一般不属病态。偏嗜肥甘，易生痰湿；偏食生冷，易伤脾胃；过食辛辣，易病燥热等。

询问疾病过程中食欲食量的变化，可了解疾病的轻重预后。食欲恢复，食量渐增，是胃气渐复，疾病向愈之兆；食欲逐渐减退，食量渐减，是脾胃功能衰弱的表现，提示病情加重；久病或重病患者，一般食少无味，甚至不能食，如突然欲食或暴食，称为“除中”，是脾胃之气将绝的征象，属病危。

3. 口味 指口中有异常的味觉或气味。口淡无味多见于脾虚停湿；口甜多见于脾蕴湿热；口苦多为肝胆湿热；口腻见于脾胃湿困；口臭多见于胃火炽盛，饮食积滞；口酸见于肝胃不和；口咸见于肾虚；口腥见于肺胃血络损伤，咯血呕血。

（七）问二便

> **考点提示**
>
> 问二便的临床意义。

1. 问大便 健康人一般每日大便一次或隔日一次，成形不燥，干湿适中，排便通畅，多呈黄色，便内无脓血、黏液及未消化的食物等。

（1）便次异常

1）便秘 指大便秘结不通，排出困难，便次减少，或排便时间延长，欲便而艰涩不畅者，亦称大便难。因热结肠道，或津液亏少，或阴血不足，肠燥失润，传导失常；

或气虚传送无力，或阳虚寒凝，肠道气机滞塞而致。又称冷秘。

2）泄泻　指便次增多，便质稀软不成型，甚至便稀如水样者。多因脾失健运、命门火衰、湿热蕴结所致。

（2）便质异常

1）完谷不化　即大便中含有较多未消化的食物。多见于脾胃虚寒或肾阳虚衰所致的泄泻。

2）溏结不调　即大便时干时稀。多因肝郁脾虚，肝脾不调而致。若大便先干后稀，多属脾胃虚弱。脓血便指大便中夹有脓血黏液，多见于痢疾。

3）便血　若先便后血，便血紫暗，则为远血；先血后便，便血鲜红，则为近血。

（3）排便感异常

1）肛门灼热　指排便时肛门有灼热感。见于热泻或湿热痢。

2）里急后重　指腹痛窘迫，时时欲便，肛门重坠，便出不爽。多因湿热内阻，肠道气滞所致，为痢疾的主症之一。

3）排便不爽　即排便不通畅，有滞涩难尽之感。由肠道气机不畅所致。可见于肝郁犯脾、伤食泄泻、湿热蕴结等证。

4）滑泻失禁　指大便不能控制，滑出不禁，甚则便出而不知，又称滑泻。多因脾肾虚衰、肛门失约所致。

5）肛门气坠　即肛门有下坠之感，甚则脱肛，常于劳累或排便后加重，多属脾虚中气下陷。

2. 问小便　健康成人在一般情况下，一昼夜排尿量为1000～2000ml，日间排尿3～5次，夜间0～1次。尿次和尿量受饮水、温度、出汗、年龄等因素的影响。

（1）尿量异常

1）尿量增多　指尿次尿量明显超过正常量次。小便清长量多，畏寒喜暖者，属虚寒证。若口渴、多饮、多食，而且多尿、消瘦，属消渴病。

2）尿量减少　指尿次尿量皆明显少于正常量次。尿赤量少，多属实热证。尿少浮肿，为水肿病。

（2）尿次异常

1）尿频　即排尿次数增多，时欲小便。总由膀胱气化功能失职而致。多见于下焦湿热、下焦虚寒、肾气不固等证。

2）癃闭　小便不畅，点滴而出为癃，小便不通，点滴不出为闭，统称为癃闭。因肾阳不足，气化无力，开合失司所致者，多属虚证；因湿热下注，或有瘀血、结石阻塞而成者，多属实证。

（3）排尿感异常

1）小便涩痛　即小便排出不畅而痛，或伴急迫、灼热等感觉，多因湿热下注所致，见于淋证余沥不尽（指小便后点滴不尽，又称尿后余沥）。多因肾气不固，开合失司所致，常见于老年或久病体衰患者。

2）小便失禁 小便不能随意控制而自遗，称为小便失禁。多属肾气不固，或下焦虚寒，膀胱失约。

3）遗尿 是指睡眠中小便自行排出，俗称尿床。多属肾气不足，膀胱失约。若神昏而小便自遗，属于危重证候。

（八）问妇女

1. 问月经 月经是指规律性、周期性的子宫出血。一般每月一次，信而有期，又称月讯、月水或月信。健康女子，一般到十四岁左右月经便开始来潮，称为初潮。到四十九岁左右，月经便停止，称为绝经问月经应注意了解月经的周期，行经的天数（经期），月经的量、色、质以及有无闭经或行经腹痛等伴随症状。必要时可询问末次月经日期，以及初潮或绝经年龄。正常月经周期为28天左右，行经期一般3～5天。经期排出的血量一般为50～100ml，月经的颜色正红。经质不稀不稠，不夹杂血块。

（1）月经先期 指月经周期提前八、九天以上，连续发生两次以上者，亦称月经超前。多因气虚、血热所致。

（2）月经后期 指月经周期错后八、九天以上，连续发生两次以上者，亦称经迟。因血虚、宫寒、气滞、血瘀而致。

（3）经期错乱 月经或前或后，差错在八、九天以上，连续发生三次以上者，称经期错乱，亦称月经先后不定期或月经衍期。多因肝郁气滞、脾肾虚损、瘀血阻滞，血海蓄溢失常所致。

（4）月经过多 指月经量较以往明显增多，周期基本正常者。多因血热、气虚、血瘀等引起。

（5）崩漏 不在行经期间，阴道内大量出血，或持续下血，淋漓不止者，称为崩漏。一般来势急，出血量多的称崩，或称崩中；来势缓，出血量少，持续不止者称漏，或称漏下。统称为崩漏。多因血热、气虚、血瘀所致。

（6）月经过少 指月经周期基本正常，经量明显减少，甚或点滴即净者。因血虚、精亏所致者，多属虚；因寒凝、血瘀或痰湿阻滞而引起者，多属实。

（7）闭经 女子至18岁仍未除潮，或曾行经而又中断达三个月以上而又未受孕者，称为闭经。因肝肾不足，血海空虚，肝气郁结，瘀血，湿盛痰阻等所致。

（8）痛经 指正值经期或行经前后，出现周期性小腹疼痛，或痛引腰骶，甚至剧痛难忍者，亦称经行腹痛。多因胞脉不利，气血运行不畅，或胞脉失养所致。可见于寒凝、气滞血瘀、气血亏虚等症。

2. 问带下 带下是指妇女阴道内的一种少量、无色、无臭的分泌物，具有润泽阴道的作用。凡带下色白而清稀、无臭，多属虚证、寒证。带下色黄或赤，黏稠臭秽，多属实证、热证。若带下色白量多，淋漓不绝，清稀如涕，多属寒湿下注。带下色黄，黏稠臭秽，多属湿热下注。若白带中混有血液，为赤白带，多属肝经郁热。

（十）问小儿

小儿科古称“哑科”，不仅问诊困难，而且不一定准确。问诊时，若小儿不能述说，可以询问其亲属。除了一般的问诊内容外，还要注意询问出生前后情况，喂养情况、生长发育情况及预防接种情况，传染病史及传染病接触史。对于家庭成员的健康状况和有无遗传性疾病等均应要做到全面了解。

任务四　切　诊

切诊是指医生用手触按患者身体，藉此了解病情的一种方法。切诊包括脉诊和触诊两个部分。

> **考点提示**
> 切诊的内容。

一、脉诊

脉诊是以医生用手指按切患者动脉以了解病情的内在变化，也称切脉或诊脉。

（一）脉象形成的原理

脉象即脉动应指的形象。人体的血脉贯通全身，内连脏腑，外达肌表，运行气血，周流不休，所以，脉象能够反映全身脏腑功能、气血、阴阳的综合信息。脉象的产生，与心脏的搏动、心气的盛衰、脉管的通利和气血的盈亏及各脏腑的协调作用直接有关。

（二）诊脉的部位与方法

1. 切脉的部位　一般取寸口脉，即桡动脉腕后浅表部分。

2. 切脉的方法　切脉时，让患者取坐位或仰卧位，伸出手臂置于心脏近于同一水平，手掌向上，前臂放平，以使血流通顺。

切成人脉，以三指定位，先用中指按在高骨（桡骨茎突）部位的桡动脉定“关”，继续以食指在关前（远心端）定“寸”，然后用无名指在关后（近心端）定“尺”（图8－4）。三指应呈弓形斜按在同一水平，以指腹按触脉体。三指的疏密应以患者的高矮适当调整，如患者身体较高，医生三指排列可松一些，而患者身体较矮，则三指排列可紧一些，同时要三指排列整齐，否则影响脉形的准确性。

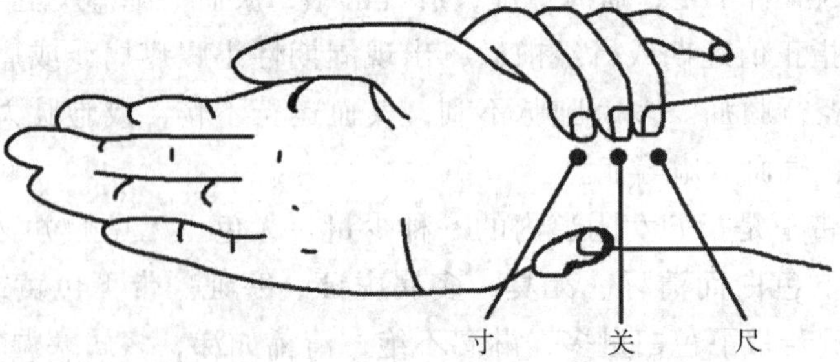

图8－4　诊脉寸关尺部位图

小儿寸口部位狭小，不能容纳三指，可用“一指”（拇指）定关法，而不细分三部。三岁以下的小儿，可用望指纹代替切脉。

切脉时运用三种指力，开始轻度用力，在皮肤为浮取，名为“举”；然后中等度用力，在肌肉为中取，名为“寻”；再重度用力，在筋骨为沉取，名为“按”。根据临床需要，可用举、寻、按或相反的顺序反复触按，也可分部以一指直按的方法体会。

3. 寸口脉分候脏腑情况 寸口脉的不同部位，反映不同部位，反映不同脏腑的功能情况，以寸关尺分候相应的脏腑，这是前人的经验，在诊病时有一定的参考意义，但在临诊时仍需全盘考虑。现将相互关系列表如下（表8－3）。

表8－3 寸口脉与脏腑的关系

寸关尺三部	左脉	右脉
寸	心 小肠	肺 大肠
关	肝 胆	脾 胃
尺	肾 膀胱	命门

4. 切脉应注意的事项

（1）医者须全神贯注，仔细按触，反复细心体验，防止主观臆测粗枝大叶，时间也不能过于短促（每次诊脉时间不应少于50秒）。

（2）注意内外因素对脉象的影响。如小儿脉较成人脉软而数，妇女数较男子脉细弱而略数，胖人脉较瘦人脉沉。夏天脉较洪大，冬天脉较沉小。剧烈运动后脉洪数，酒后脉数，精神刺激和某些药物也可引起脉象的暂时变化。

（3）有些人因桡动脉解剖位置的差异，脉不见于寸口部而于拇指腕侧处，称为“反关脉”，从尺部斜向手背，称为“斜飞脉”。

5. 正常脉象 正常的脉象，亦称“平脉”：节律均匀，和缓有力，不浮不沉，一息脉来4～5至（一呼一吸称为一息，相当于每分钟60～90次）。

6. 常见病脉与临床意义 见表8－4。

表8－4 常见病脉与临床意义

脉名	脉象	临床意义
浮脉	轻取即得，重按稍弱	表证、虚证。浮而有力为表证，浮而无力为虚证
沉脉	轻取不应，重按始得	里证。有力为里实，无力为里虚
迟脉	脉来迟缓，一息不足四至（每分钟不足60次）	寒证。有力为实寒证，无力为虚寒证
数脉	脉来急促，一息超过五至（每分钟90次以上）	热证。有力为实热，无力为虚热
虚脉	三部脉轻取重按均无力，为无力脉的总称	虚证。多为气血两虚
实脉	三部脉轻取重按均有力，为有力脉的总称	实证
洪脉	脉形宽大，有如波涛汹涌，来盛去衰	热盛
细脉	脉细如线，应指明显	主诸虚劳损，以阴血虚为主；又主湿证

续表

脉名	脉象	临床意义
滑脉	往来流利，应指圆滑，如盘滚珠	痰饮、食滞、实热，亦为青壮年的常脉和妇人的孕脉
涩脉	往来艰涩不畅，如轻刀刮竹	气滞、血瘀、精伤、血少
濡脉	浮而细软，重按即无	诸虚证，湿证
弦脉	端直而长，如按琴弦	肝胆病，痰饮，痛证
紧脉	脉来绷急，应指紧张有力，状如牵绳转索	寒证，痛证
短脉	脉形如豆，滑数有力	主痛、惊
促脉	脉来急促，时有一止，止无定数	阳热实盛或实写邪阻滞
结脉	脉来缓慢，时有一止，止无定数	阴盛气结，寒痰瘀血
代脉	脉来迟缓无力，时有一止，止有定数	脏气衰微，风证，痛证，七情惊恐，跌打损伤

7. 相兼脉与临床意义 凡两种或两种以上的单因素脉相兼出现，复合构成的脉象即称为“相兼脉”或“复合脉”。

由于疾病是一个复杂的过程，可以由多种致病因素相兼致病，疾病中邪正斗争的形势会不断发生变化，疾病的性质和病位亦可随之而变。因此，患者的脉象经常是二种或二种以上相兼出现。临床常见相兼脉及其主病列举如下。

浮紧脉：多见于外感寒邪之表寒证，或风寒痹病疼痛。

浮缓脉：多见于风邪伤卫，营卫不和的太阳中风证。

浮数脉：多见于风热袭表的表热证。

浮滑脉：多见于表证夹痰，常见于素体多痰湿而又感受外邪者。

沉迟脉：多见于里寒证。

沉弦脉：多见于肝郁气滞，或水饮内停。

沉涩脉：多见于血瘀，尤常见于阳虚而寒凝血瘀者。

沉缓脉：多见于脾虚，水湿停留。

沉细数脉：多见于阴虚内热或血虚。

弦紧脉：多见于寒证、痛症，常见于寒滞肝脉，或肝郁气滞等所致疼痛等。

弦数脉：多见于肝郁化火或肝胆湿热、肝阳上亢。

弦滑数脉：多见于肝火夹痰，肝胆湿热或肝阳上扰，痰火内蕴等病证。

弦细脉：多见于肝肾阴虚或血虚肝郁，或肝郁脾虚等证。

滑数脉：多见于痰热、湿热或食积内热。

洪数脉：多见于阳明经证、气分热盛，多见于外感热病。

拓展阅读

脉诊研究

脉诊的现代化研究主要集中在脉象的客观化问题上。其研究成果主要表现在脉图的系统分析、定型与鉴别，对脉图的生理病理机制的探讨，以及脉象仪的制作与使用上。随着仪器研制、临床实验、动物实验、模拟实验、参数分析等工作的深入，预计不久的将来，中医脉诊客观化、现代化问题将获得解决，对中医脉象的形成机理，也将获得一个满意的解释。

二、触诊

触诊是医生对患者肌肤、四肢、胸腹等病变部位进行触摸按压，分辨其温、凉、润、燥、软、硬、肿胀、包块及患者对按压的反应，如疼痛、喜按、柜按等，以推断疾病的部位和性质的一种诊断方法。

（一）按肌肤

按肌肤是指触摸某些部位的肌肤，通过诊察其寒热、润燥、滑涩、疼痛、肿胀、皮疹疮疡等情况，以分析病情的寒热虚实及气血阴阳盛衰的诊断方法。

凡阳气盛的身多热，阳气衰的身多寒。凡身热初按甚热，久按热反转轻的，是热在表；若久按其热反甚，热自内向外蒸发者，为热在里。肌肤濡软而喜按者，为虚证；患处硬痛拒按者，为实证。轻按即痛者，病在表浅；重按方痛者，病在深部。皮肤干燥者，尚未出汗或津液不足；干瘪者，津液不足；湿润者，身已汗出或津液未伤。皮肤甲错者，伤阴或内有干血。按之凹陷，放手即留手印，不能即起的，为水肿；按之凹陷，举手即起的，为气肿。

（二）按手足

按手足主要在探明寒热，以判断病证性质属虚属实，在内在外，及预后。凡疾病初起，手足俱冷的，是阳虚寒盛，属寒证。手足惧热的，多为阳盛热炽，属热证。

诊手足寒热，还可以辨别外感病或内伤病。手足的背部较热的，为外感发热，手足心较热的，为内伤发热。此外，还有以手心热与额上热的互诊来分别表热或里热的方法。额上热甚于手心热的，为表热；手心热甚于额上热的，为里热。这一诊法有参考意义。

（三）按脘腹

胸腹各部位的划分如下：隔上为胸，隔下为腹。侧胸部从腑下至十一、十二肋骨的区域为胁。腹部剑突下方位置称为心下。胃脘相当于上腹部。大腹为脐上部位，小腹在脐下，少腹即小腹之两侧。

按胸腹就是根据病情的需要，有目的地对胸前区、胁肋部和腹部进行触摸、按压，必要时进行叩击，以了解其局部的病变情况。

（四）按腧穴

按腧穴是按压身体的某些特定穴位，通过穴位的变化和反应来判断内脏某些疾病的方法。腧穴是脏腑经络之气转输之处，是内脏病变反映于体表的反应点。按腧穴可据按诊需要，取坐位或卧（仰卧、俯卧、侧卧）位，关键在于找准腧穴。按腧穴要注意发现穴位上是否有结节或条索状物，有无压痛或其他敏感反应，然后结合望、闻、问诊所得资料综合分析判断疾病。

运用四诊时，要把四诊有机地结合起来，切不可偏废。脉诊、舌诊虽是中医诊断的特殊方法，但不应把它神秘化，必须四诊合参，才能较全面掌握疾病的变化情况，从而为正确的诊治提出必要的依据。

项目小结

望闻问切是中医诊察疾病的四种方法。望诊是对病体的神色形态、舌质、舌苔、排泄物、分泌物进行观察，以了解疾病的变化；闻诊是听患者声音及闻某些气味，以了解病情；问诊是询问患者的自觉症状、病因、病情变化、诊治经过及既往史等情况，以了解病情；切诊是通过切脉、按肌肤、四肢手足、胸腹、俞穴等，以了解疾病的变化。运用四诊时，要把四诊有机地结合起来，切不可偏废，从而为正确的诊治护理提出必要的依据。

目标检测

一、单项选择题

1. 下列除（ ）外都是得神的表现。

A. 两目精彩　　B. 面色荣润

C. 肌肉不削　　D. 面色潮红

2. 下列除（ ）外皆可面见青色。

A. 虚证　　B. 痛证

C. 寒证　　D. 惊风

3. 满面通红者多属于（ ）。

A. 戴阳证　　B. 虚热证

C. 实热证　　D. 热下寒证

4. 小儿食指脉络色鲜红为（ ）。

A. 实热证　　B. 虚热证

C. 惊风证　　D. 外感表证

5. 望舌的顺序为（ ）。

A. 先看舌体，再看舌苔　　B. 先看舌苔，再看舌体

C. 舌体舌苔同时看　　D. 先舌苔后看舌下络脉

6. 下列可见于正常人的是（ ）。

A. 胖大舌　　B. 淡嫩舌

C. 淡白舌　　D. 裂纹舌

7. 舌质红，苔黄腻，多见于（　）。

A. 里热炽盛　　B. 湿热内蕴

C. 阴虚火旺　　D. 寒湿阻滞

8. 下列除（　）外都是淡白舌主病。

A. 气血两虚　　B. 气虚

C. 阳虚　　D. 阴虚

9. 干咳无痰，咳声清脆多属于（　）。

A. 风寒犯肺证　　B. 燥邪犯肺证

C. 痰热壅肺证　　D. 风热犯肺证

10. 滑数脉多见于（　）。

A. 痰热内蕴证　　B. 肝阳上亢证

C. 肝气郁结证　　D. 阴虚内热证

11. 下列属于主诉问诊内容的是（　）。

A. 是否患过麻疹　　B. 服药有无不良反应

C. 有无不良生活习惯　　D. 当前最痛苦的症状

12. 脾胃虚寒之人可见下列哪一症状（　）。

A. 口甜而腻　　B. 口中泛酸

C. 口中酸馊　　D. 口淡无味

13. 多食善饥症状可见于（　）。

A. 胃火炽盛　　B. 食滞胃脘

C. 胃气不足　　D. 胃阴亏虚

14. 泻下如注，便如黄糜，伴有肛门灼热者，属于（　）。

A. 大肠液亏　　B. 大肠湿热

C. 肠虚滑脱　　D. 脾肾阳虚

15. 小便频数，色黄急迫者，属于（　）。

A. 肾阳不足　　B. 肾气不固

C. 消渴病　　D. 膀胱湿热

16. 月经提前 7 天以上，量多、色红、质稠者，属于（　）。

A. 气虚　　B. 血热

C. 血虚　　D. 血寒

二、简答题

1. 何谓得神？其表现如何？
2. 病理性五色各有什么主病？
3. 问诊的主要内容有哪些？
4. 如何认识滑脉？

三、分析题

1. 李某，女，21 岁。咳嗽、胸痛、低热半年。半年来经常咳嗽，时轻时重，痰少而黏，偶尔带有血丝。入夜低热，体温多 38℃左右。伴有多汗，月经量少。查体：形体消瘦，面白颊红，舌红少苔而干，脉象细数。请说出该患者发热的类型。

2. 王某，男，45 岁。两年来经常汗出，以头面部为多，运动后汗出更甚，并伴有精神不振，倦怠乏力，少气懒言之症，易感冒。查体：面色淡白无华，舌淡苔白，脉虚弱。请说出该患者出汗的类型。

项目九 辨证施护

学习目标

知识目标

1. **掌握** 八纲的基本概念、内涵及鉴别。
2. **熟悉** 各脏腑辨证的要点。
3. **了解** 其他辨证方法。

能力目标

会运用八纲辨证和脏腑辨证技术进行常见病的辨证分型。

案例导入

案例： 患者，男，27 岁。两年前因感受外邪，始见眼睑、面部浮肿，继则全身皆肿，曾住院两次，水肿仍反复发作。半月前因劳累过度，病势大发。现下肢水肿明显，按之凹陷，面色苍白，四肢不温，畏寒神疲，腰膝酸冷，食少腹胀，小便不利，大便溏薄，舌淡胖苔白滑，脉沉迟无力。

问题： 1. 该患者八纲辨证的结论是什么？

2. 请根据辨证结果说出护理原则和护理措施。

辨证，是在中医理论指导下，运用四诊所收集的症状、体征等病情资料进行综合、分析、判断疾病的发生的原因、病位、疾病性质及邪正之间的关系，概括为某种性质的证的过程。

中医学中有多种辨证的方法，临床上常用的有八纲辨证、脏腑辨证、气血津液辨证、六经辨证、卫气营血辨证等不同辨证方法，各具特色，相互补充，运用得当，即使复杂的疾病也能通过辨证认识其本质。

任务一 八纲辨证施护

考点提示

何为八纲辨证？

八纲，即阴、阳、表、里、寒、热、虚、实，是分析、归类临床症状的方法，亦是辨证论治的理论基础之一。通过四诊，掌握了辨证资料之后，根据病位的深浅、病邪的性质、人体正气的强弱等多方面的情况，进行分析综合，归纳为八类不同的证候，称为八纲辨证。

八纲是分析疾病共性的辨证方法，是各种辨证的总纲。适应于临床各科的辨证。无论内、外、妇、儿、眼、耳、鼻喉等科，无不应用八纲来归纳概括。其中，阴阳又是八纲中的总纲。

八纲辨证并不意味着把各种证候截然划分为八个区域，它们是相互联系而不可分割的。因此，进行八纲辨证，不仅要熟练的掌握各类证候的特点，还要注意它们之间的相兼、转化、夹杂、真假，才能正确而全面认识疾病，诊断疾病。

一、表里辨证施护

表里是辨别疾病病位内外和病势深浅的一对纲领。身体的皮毛、肌腠、经络为外，这些部位受邪，属于表证；脏腑、气血、骨髓为内，这些部位发病，统属里证。表里辨证，在外感病辨证中有重要的意义。可以察知病情的轻重，明确病变部位的深浅，预测病理变化的趋势。表证病浅而轻，里证病深而重，表邪入里为病进，里邪出表为病退。

（一）表证

表证是指六淫疫疠邪气经皮毛、口鼻侵袭人体时所产生的证候。多见于外感病的初期，一般起病急，病程短。

> **考点提示**
>
> 表证、里证的含义。

表证有两个明显的特点。一是外感时邪。表证是由邪气入侵人体所引起。二是邪病轻。表证的病位在皮毛肌腠，病轻易治。

【临床表现】 恶寒、发热、头身疼痛，舌苔薄白，脉浮，兼有鼻塞、流涕、咳嗽、喷嚏、咽喉痒痛等证。

由于受邪的性质有寒热的不同，故表证又分为表寒证与表热证（表9－1）。

表9－1　表寒证与表热证的鉴别要点

证候	寒热	舌象	脉象
表寒证	恶寒重，发热轻	苔薄白而润	浮紧或浮缓
表热证	恶寒轻，发热重	苔薄白欠润或薄黄	浮数

【护理原则】 辛散解表。

【护理措施】

1. 病情观察　注意观察寒热，有汗无汗，舌苔、脉象的变化，以防表邪内传，入里化热。

2. 生活护理　保持病室安静，室内空气清新，温湿度适宜。患者要注意防寒保暖，根据具体病情适当加盖衣被。若汗湿衣背应及时更换。适当进行体育锻炼，增强抵抗力。

3. 饮食护理　宜食清淡、细软、易消化的食物，多饮温开水，忌肥甘厚腻生冷之品。表寒证者可用葱、姜、蒜、胡椒等作为调味品，以增加散寒驱邪之功效；表热证患者可饮用清凉饮料或食用水果。

4. 用药护理　解表发汗药多属辛散之品，宜武火急煎，煮沸后5～10分钟即可。温服，服药后覆被静卧并饮适量热粥以发汗，以微微汗出为宜，以免伤正。

5. 其他　感受时行疫疠之邪的患者，应隔离施护。

（二）里证

里证是疾病深在于里（脏腑、气血、骨髓）的一类证候。它与表证相对而言。多见于外感病的中、后期或内伤疾病。

里证的范围甚广，除了表证以外，其他疾病都可以说是里证。里证的特点也可归纳为两点。一是病位深在。二是里证的病情一般较重。

【临床表现】里证病因复杂，病位广泛，症状繁多，常以或寒或热，或虚或实的形式出现，故详细内容见各辨证。现仅举几类常见症脉分析如下。

壮热恶热或微热潮热，烦躁神昏，口渴引饮，或畏寒肢冷，倦卧神疲，口淡多涎。大便秘结，小便短赤或大便溏泄，小便清长，腹痛呕恶，苔厚脉沉。

考点提示

表证、里证的鉴别。

表里证的鉴别要点见表9－2。

表9－2　表证与里证的鉴别要点

证型	表证	里证
病因	外邪袭表	表邪入里，外邪直中脏腑或情志内伤
病位	体表	脏腑
寒热	恶寒发热并存	但寒不热或但热不寒
舌象	苔薄	苔厚
脉象	浮脉	沉脉
病程	短	长

【护理原则】根据具体情况实施护理。

【护理措施】

1. 病情观察　四诊合参，结合患者临床症状、体征、实验室检查结果，采取有效的护理措施；在护理过程中要注意患者的体温、呼吸、舌象、脉象的变化。

2. 生活护理　病室应安静整洁，保持室内空气流通。随病情的不同以及气候的变化增减衣被注意休息，病情严重者应卧床休息。注意皮肤及口腔的卫生。根据每个患者的病情轻重，体质强弱鼓励其做适当的运动，如打太极拳、做气功等，以利病情恢复。

3. 饮食护理　根据不同的证候给予不同的饮食护理。里寒者，饮食宜温热，忌食生冷；邪热内盛者，宜适量清热生津止渴之品。

4. 用药护理 根据寒热虚实等不同的病证来选择方药。

5. 情志护理 里证病程较长，容易产生烦躁情绪，因此护理中要注意情志调护，使患者安心休息，静心养病。

（三）半表半里证

> **考点提示**
> 半表半里证的含义。

半表半里证，是正邪相搏于表里之间的一类特殊证候的概括。临床表现：寒热往来，胸胁苦满，口苦咽干，心烦喜呕，默默不欲饮食，脉弦等。多见于疟疾、肝炎和胆道感染等疾病。

二、寒热辨证施护

寒热辨证是辨别疾病性质的两个纲领。一般来说，寒证多因外感寒邪、过食生冷或久病阳气受损所引起。热证因外感火热之邪，或外感寒湿等邪郁而化热，或过服辛辣温热之品，或素体阳热之气偏亢，或七情过激久而化火等因素引起。寒热辨证在治疗上有重要意义。《索问·至真要大论》说："寒者热之"，"热者寒之"，两者治法正好相反。所以寒热辨证，必须确切无误。

（一）寒证

> **考点提示**
> 寒证的含义。

寒证，是疾病的本质属于寒性的证候。可以由感受寒邪而致，也可以由机体自身阳虚阴盛而致。

【临床表现】 各类寒证的临床表现不尽一致，常见的有：恶寒喜暖，面色㿠白，肢冷蜷卧，口淡不渴，痰涎清稀，小便清长，大便稀溏，舌淡苔白润滑，脉迟或紧等。

【护理原则】 寒者热之。

【护理措施】

1. 病情观察 注意观察患者面色、寒热喜恶、肢体温凉、口渴与否等情况。另外要注意舌象、脉象，以及分泌物、排泄物的变化。

2. 生活护理 患者居处宜向阳、通风、洁静，室温应适当偏高。平时要注意防寒保暖，如加盖衣被，饮温热之品。鼓励患者适当运动，鼓舞体内阳气。

3. 饮食护理 饮食宜温热，忌生冷。如表寒证，可选用姜、葱、胡椒粉等；虚寒证，可用温补之品助阳散寒，但辛温燥热，多用伤阴，中病即止。

4. 用药护理 寒证多用辛温燥热药。应中病即止，以免辛热之品过用伤阴。药宜温服。

5. 情志护理 对病程长、病情较重的患者，要注意安定患者的情绪，使其保持良好的精神状态以保持气机调畅。

6. 其他 可配合局部针灸、热敷、推拿等方法以助驱除寒邪。

（二）热证

> **考点提示**
> 热证的含义。

热证，是疾病的本质属于热性的证候。可以由感受热邪而致，也可以由机体自身阴虚阳亢而致。

【临床表现】各类热证的证候表现也不尽一致，常见的有：恶热喜冷，口渴喜冷饮，面红目赤，烦躁不宁，痰涕黄稠，吐血衄血，小便短赤，大便干结，舌红苔黄而干燥，脉数等。

【护理原则】热者寒之。

【护理措施】

1. 病情观察　注意观察患者神志、发热程度、汗出情况、食欲、二便、斑疹、出血、舌苔、脉象等情况。

2. 生活护理　发热患者应卧床休息，保持病室凉爽通风，温度适宜，清洁卫生。患者衣被应勤更换。里证热重者，可予冷敷。高热神志不清者，要注意预防褥疮及意外事故的发生。

3. 饮食护理　饮食多清凉之品，以凉性瓜果蔬菜、饮品为宜，热病多耗气伤津，所以应注意休息，并适当补充水液，必要时静脉补液以防虚脱。

4. 用药护理　清热解毒之剂宜凉服或微温服。其煎煮之法，视药物不同而有别，如辛凉之品煎煮时间要求稍短。一般药物每日 1 剂，分上下午各 1 次服。中病即止，不可久服、过服。

> **考点提示**
> 寒证、热证的鉴别。

5. 情志护理　热证患者情绪易于激动，应注意安定其情绪，以利康复。

寒证与热证的鉴别要点见表 9－3。

表 9－3　寒证与热证的鉴别要点

证候	临床表现	舌象	脉象
里寒证	畏寒喜暖，不渴喜热饮，面白肢凉，小便清长，大便稀溏	舌淡苔白	迟
里热证	发热恶热，口渴喜冷饮，面红肢热，小便短赤，大便干结	舌红苔黄	数

三、虚实辨证施护

虚实是辨别邪正盛衰的两个纲领。虚指正气不足；实指邪气盛实。一般新病、体质素健及青壮年患者，多为实证；久病、体质衰弱、老年患者，多为虚证。虚实辨证，可以掌握病者邪正盛衰的情况，为治疗提供依据，采用“虚者补之，实则泻之”之法，实证宜攻，虚证宜补。

（一）虚证

虚证是对人体正气虚弱各种临床表现的病理概括。可分为气虚、血虚、阴虚、阳虚四大类型。

> **考点提示**
> 虚证的含义。

【临床表现】各种虚证的表现极不一致，很难全面概括，常见的有：面色淡白或萎黄，精神萎靡、身疲乏力，心悸气短，形寒肢冷，自汗，大便滑脱，小便失禁，舌淡胖嫩，脉虚沉迟；或为五心烦热，消瘦颧红，口咽干燥，盗汗潮热，舌红少苔，脉虚数。

【护理原则】虚则补之。

【护理措施】

1. 病情观察 注意观察患者的神、色、形、态、有汗无汗、疼痛、二便、舌象及脉象的变化。如精神不振，面色淡白，少气乏力，畏寒肢冷，腹痛喜按，大便溏薄，小便清长，舌淡嫩，脉微或沉迟无力，为虚寒证；若见五心烦热，消瘦，颧红，口干咽燥，潮热盗汗，舌红少苔，脉细数者，为虚热证。

2. 生活护理 患者居处宜安静，空气新鲜、光照充足、温湿度适宜。要适应四时变化生活有规律，做到起居有常，可选择合适的锻炼方式，以增强体质。病重者应静卧休养，避免过度劳累。对大小便失禁及自汗盗汗患者，及应时更换床单衣裤，以免损伤皮肤发生压疮。

3. 饮食护理 应根据气、血、阴、阳亏损的不同，分别给予相应的饮食调护，以加强营养。阳虚、气虚、血虚者，宜食温补之类的食物，如肉、蛋等，忌寒性食物及生冷瓜果；阴虚火燥的患者，宜用清凉补益之类的饮食，如百合、银耳等，忌辛辣、油炸、煎炒等温燥动火伤阴之品。

4. 用药护理 虚证患者，长期用药，有厌药心理，中药当浓煎，可少量多次服。服药应在餐前或餐后 1 ~ 2 小时温服。

5. 情志护理 虚证患者体弱，病程长，护理人员要有良好的服务态度。虚证患者一般服药时间较长，易产生厌药心理，应鼓励他们乐观、开朗，保持心情舒畅，同时尽量避免恼怒、抑郁、思虑等不良精神刺激。

6. 其他 虚寒腹痛可予热水袋热敷，或艾灸关元、气海、足三里等穴，或拔火罐止痛。

（二）实证

> **考点提示**
>
> 实证的含义。

实证是对人体感受外邪，或体内病理产物堆积而产生的各种临床表现的病理概括。

【临床表现】由于病因不同，实证的表现亦极不一致，而常见的表现为：发热，腹胀痛拒按，胸闷，烦躁，甚至神昏谵语，呼吸气粗，痰涎壅盛，大便秘结，或下利，里急后重，小便不利，淋沥涩痛，脉实有力，舌质苍老，舌苔厚腻。

【护理原则】实则泻之。

【护理措施】

1. 病情观察 注意观察神色、寒热、疼痛性质、二便、汗出、舌苔、脉象的变化。

2. 生活护理 温湿度适宜，清洁安静。患者宜卧床休息，烦躁、神昏者要慎防坠床。

3. 饮食护理 饮食宜清淡、易消化，忌辛辣刺激肥赋之品。腹痛患者，饮食应有节制。

4. 用药护理 实证多采用泻实祛邪之法，服药后应加强观察。攻下药沉降下行，宜空腹服用以利药达病所，但应中病即止，以免伤及正气。

> **考点提示**
>
> 虚证、实证的鉴别。

5. 情志护理 实证患者一般起病急，病程短，大多数思想顾虑较多，精神紧张。故护理人员应对患者及其家属进行耐心、细致的解释，解除思想顾虑，增强信心，使其情绪安定，以配合治疗促进早日康复。

虚证实证的鉴别要点见表9－4。

表9－4　虚证实证的鉴别要点

证候	病程	临床表现	舌象	脉象
虚证	长	精神萎靡，面色苍白，声低气微，疼痛喜按，大便溏薄	胖嫩少苔或无苔	虚细无力
实证	短	兴奋烦躁，身热面赤，声高气粗，疼痛拒按，大便秘结	苍老苔厚	实大有力

四、阴阳辨证施护

阴阳是八纲辨证的总纲。在诊断上，可根据临床证候表现的病理性质，将一切疾病分为阴阳两个主要方面。阴阳，实际上是八纲的总纲，它可概括其他六个方面的内容，即表、热、实属阳；里、寒、虚属阴。故有人称八纲为“二纲六要”。

在临床上，由于表里寒热虚实之间有时是相互联系交织在一起的，不能截然划分。因此，阴证和阳证之间有时也不是截然分开的，往往出现阴中有阳、阳中有阴的复杂证候。如上面几节所说的表里同病、寒热错杂、虚实夹杂等证型就属这类情况。

（一）阴证与阳证

1. 阴证　是机体阳气虚衰，阴寒内盛所致，在疾病过程中表现为晦暗、沉静、衰退、抑制、向内、向下，属于里证、寒证、虚证的一类证候。如里证、寒证、虚证概属阴证范围。

【临床表现】不同的疾病，所表现的阴性证候不尽相同，各有侧重，一般常见为：面色暗淡，精神萎靡，身重蜷卧，形寒肢冷，倦怠无力，语声低怯，纳差，口淡不渴，大便稀溏，小便清长。舌淡胖嫩，脉沉迟或弱或细涩。

【护理原则】温补阳气。

【护理措施】

（1）病情观察　注意观察精神、食欲、二便、舌苔、脉象的变化。

（2）生活护理　病室宜通风向阳温暖，空气新鲜。做到起居有节，注意休息，避免劳累。

（3）饮食护理　宜食温养饮食，如羊肉、狗肉，桂圆等，忌寒凉、生冷之品。有泄泻的患者应忌油腻、粗硬及其他不易消化的食物。

（4）用药护理　阳虚证多用温阳药，宜温服；其性质温燥，易伤津液，故中病即止。

（5）情志护理　积极疏导，帮助患者树立战胜疾病的信心。

2. 阳证　是机体阳气亢盛，脏腑功能亢进，疾病过程中表现为兴奋、躁动、亢进、明亮，表现于向外、向上，属于表证、热证、实证的一类证候。表证、热证、实证概属于阳证范围。

【临床表现】不同的疾病表现的阳性证候也不尽相同。一般常见的有：面色红赤，恶寒发热，肌肤灼热，神烦，躁动不安，语声粗浊或骂詈无常，呼吸气粗，喘促痰鸣，口干渴饮，大便秘结、奇臭，小便涩痛、短赤，舌质红绛，苔黄黑生芒刺，脉象浮数、洪大、滑实。

阴证与阳证的鉴别要点见表9－5。

表9－5　阴证与阳证的鉴别要点

证候	望诊	闻诊	问诊	切诊
阴证	面色苍白或暗淡，身重蜷卧，倦怠无力，萎靡不振，舌质淡而胖嫩，舌苔润滑	语声低微、静而少言、呼吸气弱，气短	大便气腥臭，纳呆，口中无味，不烦不渴，或喜热饮，小便清长	腹痛喜按，身寒足冷，脉沉细弱
阳证	面色潮红，身热喜凉，狂躁不安，口唇燥裂，舌质红绛，苔色黄或老黄，甚则燥裂，或黑而生芒刺	语声壮厉，烦而多言，呼吸气粗，喘促痰鸣，狂言叫骂	大便或硬或秘，或有奇臭，恶食，口干，烦渴引饮，小便短赤	腹痛拒按，身热足暖，脉洪大有力

阴阳消长是相对的，阳盛则阴衰，阴盛则阳衰。如诊得脉象洪大，舌红苔燥，兼见口渴、壮热等，便可知阳盛阴衰。如诊得脉象沉迟、舌白苔润、兼见腹痛、下利等证，便可知其阴盛阳衰。此外，阴阳错综复杂的变化，具体表现于表里寒热虚实等六纲中，前面各节已述及，不再重复。

【护理原则】清热祛邪。

【护理措施】

（1）病情观察　注意观察患者神志、发热、出汗、疼痛、二便、舌苔、脉象的变化。

（2）生活护理　保持病室空气新鲜，温湿度适宜，清洁安静。患者宜卧床休息，烦躁者要慎防坠床。

（3）饮食护理　饮食宜清淡、易消化，忌辛辣刺激肥赋之品。大便秘结，可用番泻叶代茶饮。

（4）用药护理　阳证多采用清热泻实之法，服药后应加强观察。攻下药沉降下行，宜空腹服用以利药达病所，但应中病即止，以免伤及正气。

（5）情志护理　阳证患者一般都有烦躁情绪，故护理人员应对患者及其家属进行耐心解释，解除思想顾虑，增强信心，使其情绪安定，以配合治疗，促进早日恢复健康。

（二）亡阴证与亡阳证

亡阴亡阳是疾病的危险证候，辨证一差，或救治稍迟，死亡立见。由于阴阳是依存互根的，所以亡阴可导致亡阳，而亡阳也可以致使阴液耗损。在临床上，宜分别亡阴、亡阳之主次，及时救治。

1. 亡阴

【临床表现】身热肢暖，烦躁不安，口渴咽干，唇干舌燥，肌肤皱瘪，小便极少，舌红干，脉细数无力。通常还以大汗淋漓主亡阴的特征，其汗温、咸而稀（吐、下之亡阴，有时可无大汗出）。

【护理原则】救阴敛阳。

【护理措施】

（1）病情观察　注意观察患者神志，出汗、发热，二便，舌苔、脉象的变化。

（2）生活护理　按危重病护理，病室保持安静通风。温湿度适宜。取去枕平卧位，不宜汗出过多者勤换衣被，烦躁者应防止坠床。

（3）饮食护理　亡阴证者属危重患者，多神志昏迷，饮食宜鼻饲法，可予银耳汤、莲子汤等滋阴食物。

（4）用药护理　治疗原则益气敛阴，救阴生津，常用方为生脉散。

（5）情志护理　多作安慰和解释，消除患者烦躁；向家属告病危，争取患者家属理解和配合抢救。

2. 亡阳

【临床表现】冷汗淋漓、汗质稀淡、神情淡漠，肌肤不温，手足厥冷，呼吸气微，面色苍白，舌淡而润，脉微欲绝。

表 9－6　亡阴亡阳证的鉴别要点

证候	汗	四肢	舌象	脉象	其他
亡阴证	汗热，味咸，不黏	温和	红干	细数无力	身热，烦躁不安，口渴，喜冷饮
亡阳证	汗凉，味淡，微黏	厥冷	白润	微细欲绝	身冷，蜷卧神疲，口淡，喜热饮

【护理原则】回阳救逆。

【护理措施】

（1）病情观察　注意观察患者神志、出汗、发热，二便。舌苔、脉象的变化。

（2）生活护理　按危重病护理，注意保温。应去枕平卧位，不宜搬动。

（3）饮食护理　用鼻饲法灌喂姜汤，羊肉汤等。

（4）用药护理　独参汤口服或鼻饲。

（5）情志护理　亡阳者神情淡漠，护士应多陪伴和关心患者，让其树立战胜疾病的信心。

八纲辨证中的表、里、寒、热、虚、实、阴、阳各证候，都不是孤立出现的，而是相互交错，互相联系的。如表证与里证，有属寒、属热的区别，又有虚与实的不同；寒证与热证，是在表还是在里，分清病变部位的前提下，又有虚实的差异。此外，在一定条件下，表里、寒热、虚实是可以转化的，如由表入里，由里出表，寒证化热，热证化寒，虚证转实，实证转虚等。在疾病发展到严重阶段，病势趋于极点时候，会出现真热假寒、真寒假热等疾病本质与现象相反的假象。总之，疾病是千变万化的，所以八纲辨证必须灵活使用。

拓展阅读

八纲辨证的现代研究主要集中于证候诊断规范化及证的实质研究两个方面。证候诊断规范化研究重在整理规范八纲的证候表现，提出八纲的辨证诊断标准。证的实质研究已从一般生理、病理分析深入到细胞分子水平，目前已发现寒证、热证、虚证、实证在中枢神经、植物神经、基础代谢、免疫功能、血生化反应、微量元素含量、病理形态等方面有一定的差异。

任务二　脏腑辨证施护

考点提示

脏腑辨证的含义。

脏腑辨证，是在认识脏腑生理功能、病变特点的基础上，将四诊所收集的症状、体征及有关病情资料进行综合归纳分析，从而判断疾病病变部位、性质、正邪盛衰情况的一种辨证方法，是临床各科的诊断基础，是辨证体系中的重要组成部分。简言之，以脏腑为纲，对疾病进行辨证。

一、心与小肠病辨证施护

（一）心气虚、心阳虚与心阳暴脱证

心气虚证，是指心脏功能减退所表现的证候。凡禀赋不足、年老体衰、久病或劳心过度均可引起此证。心阳虚证，是指心脏阳气虚衰所表现的证候。凡心气虚甚、寒邪伤阳、汗下太过等均可引起此证。心阳暴脱证，是指阴阳相离，心阳骤越所表现的证候。凡病情危重，危症险症均可出现此证。

【临床表现】心悸怔忡，胸闷气短，活动后加重，面色淡白或㿠白，或有自汗，舌淡苔白，脉虚，为心气虚，若兼见畏寒肢冷，心痛，舌淡胖，苔白滑，脉微细，为心阳虚。若突然冷汗淋漓，四肢厥冷，呼吸微弱，面色苍白，口唇青紫，神志模糊或昏迷，则是心阳暴脱的危象。三者鉴别见表9－7。

表9－7　心气虚、心阳虚、心阳暴脱鉴别要点

证候	同	异
心气虚	心悸怔忡，胸闷气短，活动后加重，自汗	面色淡白或㿠白，舌淡苔白，脉虚
心阳虚		畏寒肢冷，心痛，面色㿠白或晦暗，舌淡胖苔白滑，脉微细
心阳暴脱		突然冷汗淋漓，四肢厥冷，呼吸微弱，面色苍白，口唇青紫，神志模糊，或昏迷，脉微欲绝

【护理原则】温补心气；温补心阳；回阳救逆。

【护理措施】

1. 生活护理　病室及环境须保持安静，避免噪声的刺激，尤其要避免突然的高声

尖叫声或撞击声。心阳虚者四肢不温，要保持病室温暖舒适，外出时要注意保暖。可以适量活动但要避免过度。心阳暴脱者，严密观察病情，及时抢救。

2. 饮食护理　饮食应定时定量，防过饱过饥，夜餐尤忌过饱。平素应注意调补气血，加强营养。心阳虚者宜多食温热助阳之物，如羊肉、狗肉等，忌食生冷、瓜果以及其他凉性食物

3. 用药护理　补气药宜空腹服用。温阳药性质温燥，中病即止，防止伤阴。

4. 情志护理　“喜伤心”，故心气虚者切勿有大喜等过激情绪。心阳虚者神志模糊或昏迷，要加强陪护。

5. 其他　心阳暴脱患者施护措施参考亡阳证。

（二）心血虚与心阴虚证

心血虚证，是指心血不足，不能濡养心脏所表现的证候。心阴虚证，是指心阴不足，不能濡养心脏所表现的证候。

【临床表现】心悸怔忡，失眠多梦，为心血虚与心阴虚的共有症状。兼见眩晕，健忘，面色淡白无华、或萎黄，口唇色淡，舌色淡白，脉象细弱等，为心血虚。若见五心烦热，潮热，盗汗，两颧发红，舌红少津，脉细数，为心阴虚。

【护理原则】滋阴养血安神。

【护理措施】

1. 生活护理　病室空气新鲜、光照充足、温湿度适宜。必须保持安静，避免各种打扰和刺激，注意劳逸结合。要适应四时变化，生活有规律，可选择合适的锻炼方式。及时更换床单，防止汗出当风。

2. 饮食护理　平素应注意调补气血，加强营养。饮食以清淡为主，宜多食蔬菜瓜果等易消化食物，忌辛辣、肥甘、浓茶、咖啡、烟酒等刺激性食品。

3. 用药护理　心血虚者常用归脾汤加减，血虚甚者加熟地、阿胶等。睡眠药在晚上睡前30分钟至1小时内服下。心阴虚宜滋阴安神，方用天王补心丹等。

4. 情志护理　患者应平淡静志，避免七情过度刺激造成情绪波动。心阴虚者五心烦热，应多开导安慰，使其心志平和。

（三）心火亢盛证

心火亢盛证，是指心火炽盛所表现的证候。凡五志、六淫化火，或劳倦，或进食辛辣厚味，均能引起此证。

【临床表现】心胸烦热，失眠，面赤，口苦，尿黄，便干，苔黄，舌尖红赤，脉数有力；或见口舌生疮、赤烂疼痛；或见吐血，尿血，甚则狂躁谵语；或见肌肤疮疡，红肿热痛。

【护理原则】清心泻火。

【护理措施】

1. 生活护理　病室及环境必须保持安静，避免噪声的刺激，神志不清者卧床休息。

2. 饮食护理 宜清热泻火食物。如芹菜、菊花等，忌辛辣、肥厚及煎炸之品。睡前不用兴奋刺激食品，如咖啡、浓茶等。

3. 用药护理 选用朱砂安神丸等清泻心火之方加减。

4. 情志护理 避免大喜、大怒等不良情志刺激，多解释和安慰。

（四）心脉痹阻证

心脉痹阻证，是指心脏脉络在各种致病因素作用下导致痹阻不通所反映的征候。常由年高体弱或病久正虚以致瘀阻、痰凝、寒滞、气滞而发作。

【临床表现】心悸怔仲，心胸憋闷疼痛，痛引肩背内臂，时发时止。若痛如针刺，并见舌紫暗有紫斑、紫点，脉细涩或结代，为瘀阻心脉。若为闷痛，并见体胖痰多、身重困倦、舌苔白腻、脉沉滑，为痰阻心脉。若剧痛暴作，并见畏寒肢冷、得温痛缓、舌淡苔白、脉沉迟或沉紧，为寒凝之象。若疼痛而胀，且发作时与情志有关，舌淡红，苔薄白，脉弦，为气滞之证。

【护理原则】活血化瘀通络。

【护理措施】

1. 生活护理 保持病房安静舒适，温度适宜。患者注意休息，避免劳累，重者应卧床休息。应随气候变化及时增减衣服。

2. 饮食护理 应控制食量，切忌饱餐。宜清淡少油腻生冷之品。

3. 用药护理 选用活血化瘀、通络止痛之剂，如血府逐瘀汤等。

4. 情志护理 尽量安慰患者，消除其紧张情绪，积极配合治疗。

（五）痰火扰心证

【临床表现】面红目赤，发热心烦，狂躁谵语，痰黄稠，舌红，苔黄腻，脉滑数；或见心烦失眠，头晕目眩，痰多胸闷；或见语言错乱，哭笑无常，狂躁妄动，打人毁物等。

【护理原则】清心泻火，涤痰醒神。

【护理要点】

1. 生活护理 病室内陈设宜简单，必要时适当防护，防止发生意外。居室宜干净安静，通风良好。

2. 饮食护理 饮食宜清淡，忌辛辣油腻、助热生痰之品。

3. 用药护理 采取清心豁痰的治疗护理方法，方选礞石滚痰丸等方加减。

4. 情志护理 采取合理的情志疏导，避免不良刺激。

（六）痰蒙心窍证

【临床表现】意识模糊，甚至不省人事，或精神抑郁，神情淡漠，喃喃自语，举止失常或突然昏倒，不省人事，喉中痰鸣，口吐痰涎，舌苔白腻，脉缓而滑。

【护理原则】涤痰开窍。

【护理要点】

1. 生活护理 病室内陈设宜简单，必要时适当防护，防止发生意外。居室宜干净安静，通风良好。

2. 饮食护理 饮食宜清淡，忌油腻、生痰之品。

3. 用药护理 采取涤痰开窍的治疗护理方法，方选导痰汤等加减。

4. 情志护理 采取合理的情志疏导，避免不良刺激。

二、肝与胆病辨证施护

（一）肝气郁结证

肝气郁结证，是指肝失疏泄，气机郁滞而表现的证候。多因情志抑郁，或突然的精神刺激以及其他病邪的侵扰而发病。

【临床表现】胸胁或少腹胀闷窜痛，胸闷喜太息，情志抑郁易怒，或咽部梅核气，或颈部瘿瘤，或痞块。妇女可见乳房作胀疼痛。月经不调，甚则闭经。

【护理原则】疏肝理气。

【护理措施】

1. 生活护理 病室宜温暖，阳光充足，避免噪声影响；禁止室内吸烟，避免异味刺激。患者宜多休息，适当活动。

2. 饮食护理 宜清淡、素爽，常食瓜蒌、丝瓜、菠菜、茄子、金橘等；避免食用土豆、南瓜、红薯等食品。可以食柴橘粥（柴胡15克、陈皮10克，粳米适量，煮粥服食）。

3. 用药护理 疏肝理气，方用柴胡舒肝散。汤药宜饭前温服。

4. 情志护理 加强情志护理，排除不良情绪，保持心情舒畅，避免抑郁、郁怒等不良情绪刺激。

（二）肝火上炎证

肝火上炎证，是指肝经之火上逆所表现的证候。多因情志不遂，肝郁化火，或热邪内犯等引起。

【临床表现】头晕胀痛，面红目赤，口苦口干，急躁易怒，不眠或噩梦纷纭，胁肋灼痛，便秘尿黄，耳鸣如潮，吐血衄血，舌红苔黄，脉弦数。

【护理原则】清肝泻火。

【护理方法】

1. 生活护理 注意头目、情绪、出血等改变；发现出血者，应及时止血，按血证护理。

2. 饮食护理 饮食宜清淡、易消化，选用菊花、栀子等清热泻火之品代茶饮或做食疗。患者郁怒时不宜进食，以免气食交阻，变生他病。

3. 用药护理 采取清肝泻火的治疗护理方法，方选龙胆泻肝汤等加减。

4. 情志护理 注意情志护理，避免过急过怒，加重病情。

（三）肝血虚证

肝血虚证，是指肝脏血液亏虚所表现的征候。多因脾肾亏虚，生化之源不足，或慢性病耗伤肝血，或失血过多所致。

【临床表现】眩晕耳鸣，面白无华，爪甲不荣，夜寐多梦，视力减退或雀目；或见肢体麻木，关节拘急不利，手足震颤，肌肉瞤动。妇女常见月经量少、色淡，甚则经闭。舌淡苔白，脉弦细。

【护理原则】养血柔肝。

【护理方法】

1. 生活护理 环境安静，光线、温湿度适宜。

2. 饮食护理 多食补血食物如动物肝脏、红枣及血肉有情之品。

3. 用药护理 养血柔肝，方选四物汤加减，宜饭前温服。

4. 情志护理 尽量避免外界不良刺激，以免七情过极，加重病情。可运用语言开导，以情制情等精神护理法，使患者心旷神怡、气机疏利。

（四）肝阴虚证

肝阴虚证，是指肝之阴液亏虚所表现的证候。多由情志不遂，气郁化火，或慢性疾病、温热病等耗伤肝阴引起。

【临床表现】头晕耳鸣，两目干涩，面部烘热，胁肋灼痛，五心烦热，潮热盗汗，口咽干燥，或见手足蠕动。舌红少津，脉弦细数。

【护理原则】滋阴柔肝。

【护理方法】

1. 生活护理 病室宜凉爽、干燥、通风，阳光充足。患者宜多休息。

2. 饮食护理 适宜清淡，营养丰富。常食瘦肉、鱼、银耳、梨、藕等食物食辛辣、香燥、烟酒等品。可用鲜生地粥（鲜生地 50g、粳米适量，煮粥服。口燥咽干者，用鲜石斛泡茶饮。

3. 用药护理 滋阴柔肝，方选一贯煎加减，宜饭前温服。

4. 情志护理 尽量避免外界不良刺激，以免七情过极，加重病情。可运用语言开导，以情制情等精神护理法，使患者心旷神怡、气机疏利。

（五）肝阳上亢证

肝阳上亢证，是指肝肾阴虚，不能制阳，致使肝阳偏亢所表现的证候。多因情志过极或肝肾阴虚，致使阴不制阳，水不涵木而发病。

【临床表现】眩晕耳鸣，头目胀痛，面红目赤，急躁易怒，心悸健忘，失眠多梦，腰膝酸软，头重脚轻，舌红少苔，脉弦有力。

【护理原则】养血柔肝。

【护理方法】

1. 生活护理 保持居室整洁舒适，温度稍凉，环境安静，避免外界打扰和刺激。注意劳逸结合。

2. 饮食护理 宜清淡有营养易消化食物，忌辛辣刺激之食。

3. 用药护理　平肝潜阳，选用天麻钩藤饮，宜稍凉服用。

4. 情志护理　避免愤怒、激动等不良情志刺激，保持心情舒畅。

肝气郁结，肝火上炎，肝阴不足，肝阳上亢四证的病机，常可互相转化，如肝气久郁，可以化火；肝火上炎，火热炽盛，可以灼烁肝阴；肝阴不足，可致肝阳上亢；而肝阳亢盛又可化火伤阴。所以在辨证上既要掌握其各自特征，又要分析其内在联系，才能作出准确判断。四者鉴别见表9－8。

表9－8　肝气郁结、肝火上炎、肝阴不足、肝阳上亢鉴别要点

证型	临床表现	舌象	脉象
肝气郁结	胸胁或少腹胀闷窜痛，胸闷喜太息，易怒，妇女月经不调	薄白	弦
肝火上炎	头晕胀痛，耳鸣如潮，面红目赤，口苦口干，急躁易怒，不眠多梦，胁肋灼痛，便秘尿黄，吐血衄血	舌红苔黄	弦数
肝阴不足	眩晕耳鸣，胁痛目涩，面部烘热，五心烦热，潮热盗汗，口咽干燥，手足蠕动	舌红少津	弦细数
肝阳上亢	眩晕耳鸣，头目胀痛，面红目赤，急躁易怒，心悸健忘，失眠多梦	舌红少苔	弦而有力

（六）肝风内动证

肝风内动证，是指患者出现眩晕欲仆、震颤、抽搐等动摇不定症状为主要表现的证候。

1. 肝阳化风证　是指肝阳亢逆无制而表现动风的证候。多因肝肾之阴久亏，肝阳失潜而暴发。

【临床表现】 眩晕欲仆，头摇而痛，项强肢颤，语言謇涩，手足麻木，步履不正，或猝然昏倒，不省人事，口眼歪斜，半身不遂，舌强不语，喉中痰鸣，舌红苔白或腻，脉弦有力。

2. 热极生风证　是指热邪亢盛引动肝风所表现的证候。多因邪热亢盛，燔灼肝经，热闭心神而发病。

【临床表现】 高热神昏，躁热如狂，手足抽搐，颈项强直，甚则角弓反张，两目上视，牙关紧闭。舌红或绛，脉弦数。

3. 阴虚动风证　是指阴液亏虚引动肝风表现的证候。多因外感热病后期阴液耗损，或内伤久病，阴液亏虚而发病。

【临证表现】 手足蠕动甚或瘛疭，眩晕耳鸣，五心烦热，潮热盗汗，颧红咽干，形体消瘦，舌红少苔，脉细数。

4. 血虚生风证　是指血虚筋脉失养所表现的动风证候。多由急慢性出血过多，或久病血虚所引起。

【临证表现】 眩晕耳鸣，肢体震颤，四肢麻木，肌肉跳动，关节拘急不利，面色无华，爪甲不荣，舌淡苔白，脉细弱无力。

【护理原则】 滋阴潜阳、平肝熄风；清热熄风；滋阴熄风；养血熄风。

【护理措施】

1. 生活护理　病室安静舒适，应保证患者的休息和睡眠，眩晕重者、神昏者应卧床休息，变换体位时动作宜缓。严密观察神志、呼吸、语言、体温、肢体活动情况、血压、舌象等，以防危重证发生。

2. 饮食护理 饮食宜流质、清淡，多食新鲜蔬菜瓜果；忌辛辣、油腻，戒烟酒。肝阳化风者宜多饮菊花茶，忌食公鸡、鹅、猪头肉等；热极生风者忌辛辣刺激食物，神昏者应鼻饲；阴虚动风者宜多食滋阴食品和新鲜蔬菜水果，常食瘦肉、鱼、银耳、梨、莲藕等食物，忌辛辣、煎炸之品；血虚生风者多食补血食物如动物肝脏、红枣及血肉有情之品，多饮菊花茶；忌食公鸡、鹅、猪头肉等动风之品。

3. 用药护理 据内风宜息的原则，肝阳化风者宜潜阳息风，方选镇肝熄风汤等加减；热极生风者宜凉肝息风，方选羚角钩藤汤等加减；阴虚动风者宜滋阴息风，方选大定风珠等加减；血虚动风者宜滋阴养血、柔肝熄风，方选阿胶鸡子黄汤等加减。

4. 情志护理 医护人员要体贴安慰患者，了解患者的心理状态，协助家属给予患者心理疏导多做安慰解释工作，避免激动抑郁等不良情志朝激，保持精神舒畅，心情愉快。

（七）寒凝肝脉证

寒凝肝脉证，是指寒邪凝滞肝脉所表现的证候。多因感受寒邪而发病。

【临床表现】少腹牵引睾丸坠胀冷痛，或阴囊收缩引痛，受寒则甚，得热则缓，舌苔白滑，脉沉弦或迟。

（八）肝胆湿热证

肝胆湿热证，是指湿热蕴结肝胆所表现的证候。多由感受湿热之邪，或偏嗜肥甘厚腻，酿湿生热，或脾胃失健，湿邪内生，郁而化热所致。

【临床表现】胁肋胀痛，或有痞块，口苦，纳少呕恶，大便不调，小便短赤，舌红苔黄腻，脉弦数。或寒热往来，或身目发黄，或阴囊湿疹，或睾丸肿胀热痛，或带浊阴痒等。

【护治原则】清泻肝胆湿热。

【护理措施】

1. 生活护理 病室安静舒适，温度适宜，湿度稍低。注意休息。

2. 饮食护理 以清淡素食为主，多食蔬菜水果，如冬瓜汤、西瓜汁等；忌辛辣、肥甘厚味。

3. 用药护理 选用龙胆泻肝汤清泻肝胆湿热，宜稍凉服。

4. 情志护理 避免愤怒、忧郁等不良情志刺激，使患者保持心情愉快舒杨。

三、脾与胃病辨证施护

（一）脾气虚证

脾气虚证，是指脾气不足，运化失健所表现的证候。多因饮食失调、劳累过度，以及其他急慢性疾患耗伤脾气所致。

【临床表现】纳少腹胀，饭后尤甚，大便溏薄，肢体倦怠，少气懒言，面色萎黄或㿠白，形体消瘦或水肿，舌淡苔白，脉缓弱。

【护理原则】益气健脾。

【护理措施】

1. 生活护理　保持环境舒适安静，温度适宜，避免湿冷。注意劳逸结合，避免劳累。

2. 饮食护理　宜食益气健脾的食物，如山药，红枣、蛋类、瘦肉等，忌食油腻、生冷、硬固、壅滞气机之品。

3. 用药护理　选用四君子汤加减，以益气健脾。

4. 情志护理　避免思虑过度等不良刺激，保持心情愉快。

（二）脾阳虚证

脾阳虚证，是指脾阳虚衰，阴寒内盛所表现的证候。多由脾气虚发展而来，或过食生冷，或肾阳虚，火不生土所致。

【临床表现】腹胀纳少，腹痛喜温喜按，畏寒肢冷，大便溏薄清稀，或肢体困重，或周身水肿，小便不利，或白带量多质稀，舌淡胖，苔白滑，脉沉迟无力。

【护理原则】温阳健脾。

【护理措施】

1. 生活护理　居室宜温暖朝阳。应注意起居有节，动静结合，寒温适宜，保持环境舒适，空气新鲜。

2. 饮食护理　饮食宜温，可适当增加花椒、胡椒、生姜及生大蒜等温热之品，忌食生冷瓜果及油腻之品。

3. 用药护理　温阳健脾，代表方药为理中丸等加减，按时服药。一般药宜温服，服后安卧。

4. 情志护理　应掌握患者的心理变化，劝慰患者要性格开朗，克服情志影响。对忧思者应注意转移其注意力。思虑悲伤时暂停进食。

（三）中气下陷证

中气下陷证，是指脾气亏虚，升举无力而反下陷所表现的证候。多由脾气虚进一步发展，或久泻久痢，或劳累过度所致。

【临床表现】脘腹重坠作胀，食后尤甚，或便意频数，肛门坠重；或久痢不止，甚或脱肛；或子宫下垂；或小便浑浊如米泔。伴见气少乏力，肢体倦怠，声低懒言，头晕目眩。舌淡苔白，脉弱。

【护理原则】益气举陷，补中健脾。

【护理措施】

1. 生活护理　保持环境舒适安静，应注意休息，避免劳累。对脱肛者，每次便后用软纸擦肛门。用温水清洗后并轻轻托上，其卧床休息。平素嘱其做提肛动作，每天2

次，每次20下。

2. 饮食护理 宜进食有营养易消化食物，常食山药、扁豆、薏苡仁等；忌生冷肥厚食品。

3. 用药护理 益气举陷，补中健脾。选用补中益气汤加减。

4. 情志护理 为患者排忧解难，消除思虑过度等不良情志刺激。说服脱肛者建立战胜疾病的信心。

（四）脾不统血证

脾不统血证，是指脾气亏虚不能统摄血液所表现的证候。多由久病脾虚，或劳倦伤脾等引起。

【临床表现】 便血，尿血，肌衄，齿衄，或妇女月经过多，崩漏等。常伴见食少便溏，神疲乏力，少气懒言，面色无华，舌淡苔白，脉细弱等症。

【护理原则】 补脾摄血。

【护理措施】

1. 生活护理 让患者安静休息，不要轻易搬动。

2. 饮食护理 可给服三七粉或白芨粉止血，温开水或稿汁调服。

3. 用药护理 补脾摄血，选用黄土汤加减；后期出血多而血虚者，可用归脾汤加减。

4. 情志护理 消除恐惧焦虑情绪，让患者保持镇定，配合治疗和护理。

以上四种脾病虚病鉴别要点见表9－9。

表9－9 脾病虚病鉴别要点

证型	同	异	舌象	脉象
脾气虚	腹胀纳少，食后尤甚，便溏肢倦，少气懒言，面色萎黄	形体水肿或消瘦	舌淡苔白	缓弱
脾阳虚		腹痛喜温喜按，肢冷尿少，或肢体困重，或浮肿，或带下清稀	舌淡胖，苔白滑	沉迟无力
中气下陷		脘腹坠胀，或便意频数，肛门坠重；或久痢脱肛，或子宫下垂，或小便浑浊如米泔	舌淡苔白	弱
脾不统血		便血，尿血，肌衄，齿衄，或妇女月经过多、崩漏等	舌淡苔白	细弱

（五）寒湿困脾证

寒湿困脾证，是指寒湿内盛，中阳受困而表现的证候。多由饮食不节，过食生冷，淋雨涉水，居处潮湿，以及内湿素盛等因素引起。

【临床表现】 脘腹痞闷，胀痛，食少便溏，泛恶欲吐，口淡不渴，头身困重，面色晦黄，或肌肤面目发黄，黄色晦暗如烟熏，或肢体水肿，小便短少。舌淡胖苔白腻，脉濡缓。

【护理原则】 健脾化湿。

【护理措施】

1. 生活护理 环境温暖舒适，注意保暖，室温宜略高而燥，脐部注意保暖。

2. 饮食护理　宜选用健脾化湿之品，如山药、白扁豆、薏苡仁等。泄泻量多者宜增加饮水量，可饮姜糖水。饮食宜温，可增加花椒、胡椒、生姜及生大蒜等温热之品，忌食生冷瓜果及油腻之品。

3. 用药护理　健脾化湿，选用藿香正气散加减；寒重者可用理中汤加减。

4. 情志护理　让患者保持心情舒畅，避免思虑过度而伤脾。

（六）湿热蕴脾证

湿热蕴脾证，是指湿热内蕴中焦所表现的证候。常因受湿热外邪，或过食肥甘厚味酿湿生热所致。

【临床表现】脘腹痞闷，纳呆呕恶，便溏尿黄，肢体困重，或面目肌肤发黄，色泽鲜明如橘子，皮肤发痒，或身热起伏，汗出热不解。舌红苔黄腻，脉濡数。

【护理原则】清热利湿。

【护理措施】

1. 生活护理　环境安静，居室稍凉略干燥，注意休息，避免劳累。

2. 饮食护理　宜选食清热除湿之品，如赤小豆、冬瓜，绿豆等。忌食酒、辛辣、海鲜、油腻甘肥之品，以免助湿生热。

3. 用药护理　清利湿热，选用茵陈蒿汤加减。稍凉服用。

4. 情志护理　对患者解释湿热（黄疸）发生的原因、原理，消除顾虑，积极配合治疗。

（七）胃阴虚证

胃阴虚证，是指胃阴不足所表现的证候。多由胃病久延不愈，或热病后期阴液未复，或平素嗜食辛辣，或情志不遂，气郁化火使胃阴耗伤而致。

【临床表现】胃脘隐痛，饥不欲食，口燥咽干，大便干结，或脘痞不舒，或干呕呃逆，舌红少津，脉细数。

【护理原则】滋阴养胃。

【护理措施】

1. 生活护理　居处应清净整洁，注意防寒保暖，保持大便通畅。注意观察胃痛的性质、时间、部位、诱发因素，二便，睡眠，饮食，出血等情况。

2. 饮食护理　宜清补，多食新鲜瓜果蔬菜，如梨汁、蔗汁、石斛等，忌烟酒、坚硬和刺激性食品。

3. 用药护理　宜滋阴养胃，方选沙参麦冬汤、益胃汤加减。

4. 情志护理　胃阴虚患者多病程较长，应多疏导患者，保持情志舒畅，鼓励患者坚持治疗，建立战胜疾病的信心。

（八）食滞胃脘证

食滞胃脘证，是指食物停滞胃脘不能腐熟所表现的证候。多由饮食不节，暴饮暴食，或脾胃素弱，运化失健等因素引起。

【临床表现】胃脘胀闷疼痛，嗳气吞酸或呕吐酸腐食物，吐后胀痛得减，或矢气便溏，泻下物酸腐臭秽，舌苔厚腻，脉滑。

【护理原则】消食导滞。

【护理措施】

1. 生活护理 注意观察胃痛的性质、时间、部位、诱发因素，二便，睡眠，饮食等情况。

2. 饮食护理 暂停进食，症状缓解后少予流食。注意饮食卫生，切勿暴饮暴食。有吞酸或反酸者，应进食能中和或抑制胃酸食物，忌食酸性、甜性和黏性食物。

3. 用药护理 宜消食导滞，方选保和丸加减。

4. 情志护理 患者应保持情志平和，避免气机壅滞，加重病情。

（九）寒邪犯胃证

胃寒证，是指阴寒凝滞胃腑所表现的证候。多由腹部受凉，过食生冷，过劳倦伤中，复感寒邪所致。

【临床表现】胃脘冷痛，轻则绵绵不已，重则拘急剧痛，遇寒加剧，得温则减，口淡不渴，泛吐清水，或恶心呕吐，或伴见胃中水声漉漉，舌苔白滑，脉弦或迟。

【护理原则】温胃散寒。

【护理措施】

1. 生活护理 居室宜温暖向阳，患者注意防寒保暖，必要时热敷胃脘部。

2. 饮食护理 饮食宜温热，忌生冷寒凉之品，可烹饪中加入生姜、胡椒等。

3. 用药护理 宜温胃散寒，方选理中丸或良附丸加减。宜温服。

4. 情志护理 宜应保持心情舒畅，避免情志刺激。

（十）胃热证

胃热证，是指胃火内炽所表现的征候。多因平素嗜食辛辣肥腻，化热生火，或情志不遂，气郁化火，或热邪内犯等所致。

【临床表现】胃脘灼痛，吞酸嘈杂，或食入即吐，或渴喜冷饮，消谷善饥，或牙龈肿痛，齿衄口臭，大便秘结，小便短赤，舌红苔黄，脉滑数。

以上四种胃病证型鉴别见表9－10。

表9－10 胃病寒热虚实鉴别要点

证候	疼痛性质	呕吐	口味口渴	大便	舌象	脉象
胃寒	冷痛	清水	口淡不渴	便溏	舌淡苔白滑	沉迟
胃热	灼痛	清水	渴喜冷饮	秘结	舌红苔黄	滑数
胃阴虚	隐痛	干呕	口咽干燥	干结	舌红少苔	细数
食滞胃脘	胀痛	酸腐食物	口中腐酸	酸臭	舌厚腻	滑

【护理原则】清泻胃热。

【护理措施】

1. 生活护理　室温宜偏低且通风，舒适凉爽。适当参加活动，如做内养功、放松功等。注意口腔卫生，有口舌生疮者，用淡盐水漱口。

2. 饮食护理　饮食上应多予泄热之品，如菊花晶、绿豆汤、荷叶粥，多食蔬菜和水果，如冬瓜、苦瓜、西瓜、梨、黄瓜等。也可用石斛、麦冬煎汤代茶饮。

3. 用药护理　宜清泻胃热，方用清胃汤加减。禁用温热疗法止痛，以免加重病情。口舌生疮时可服用牛黄解毒片以清热解毒。

4. 心理护理　嘱患者保持情绪稳定，勿急躁烦闷。医护人员要做好解释工作，使患者积极配合治疗护理工作。

四、肺与大肠病辨证施护

肺位于胸中，上连气道、喉咙，开窍于鼻，主皮毛，与大肠相表里。肺又主宣发，司呼吸，为气机出入升降之枢，为气之主。肺还能敷布津液，通调水道，为水之上源。肺的病变，主要为肺气宣降失常，反映为主气司呼吸功能的障碍和卫外功能的失职，以及水液代谢的部分病变。

（一）肺气虚证

肺气虚证，是指肺气不足和卫表不固所表现的证候。多由久病咳喘，或气的生化不足所致。

【临床表现】咳喘无力，气少不足以息，动则益甚，体倦懒言，声音低怯，痰多清稀，面色㿠白，或自汗畏风，易感冒，舌淡苔白，脉虚弱无力。

【护理原则】补肺益气。

【护理措施】

1. 生活护理　因肺主气，司呼吸，开窍于鼻，故病室内应保持空气新鲜和适宜温湿度，避免寒冷空气及异味之气吸入。

2. 饮食护理　肺气虚者可常食瘦肉、禽蛋、猪肺等以补肺气，并可常食党参、山药等以健脾益胃，培土生金。

3. 用药护理　选用补肺益气方药。如补肺汤合玉屏风散加减或用蛤蚧定喘丸。

4. 情志护理　多关心患者，让其保持心情愉快，以利疾病康复。

（二）肺阴虚证

肺阴虚证，是指肺阴不足，虚热内生所表现的证候。多由久咳伤阴，痨虫袭肺，或热病后期阴津损伤所致。

【临床表现】干咳无痰，或痰少而黏，口燥咽干，形体消瘦，午后潮热，五心烦热，盗汗，颧红，甚则痰中带血，声音嘶哑，舌红少津，脉细数。

【护理原则】养阴清肺。

【护理措施】

1. 生活护理 居室温度不能太高，湿度可略高。适度进行体育锻炼，增强体质。注意休息，避免劳累。及应时更换患者床单衣裤，防止汗出当风。

2. 饮食护理 宜食用滋阴润肺食物，如梨、枇杷、百合、银耳、罗汉果、甲鱼、蜂蜜等；忌食辛辣、香燥之品，戒烟酒。

3. 用药护理 选用滋阴清热，润肺止咳方药，可用沙参麦冬汤加减，饭前稍凉服用。

4. 情志护理 关心安慰患者，避免焦虑急躁等不良情志刺激。

（三）风寒束肺证

风寒束肺证，是指风寒外袭，肺卫失宣所表现的证候。

【临床表现】咳嗽，痰稀薄色白，鼻塞流清涕，微微恶寒，轻度发热，无汗，苔白，脉浮紧。

【护理原则】宣肺解表。

【护理措施】

1. 生活护理 病室温度宜偏高，室内可用食醋熏蒸。注意气候变化，及时增减衣被。注意保暖，尤其是胸部保暖。

2. 饮食护理 宜辛温清淡饮食，多食葱、姜、蒜等；忌食生冷、油腻、厚味、酸味食品。

3. 用药护理 宣肺解表止咳，可选用止嗽散等加减，宜热服、药后饮热稀粥并盖被。

4. 情志护理 避免情志刺激，情绪宜保持开朗平和。

（四）风热犯肺证

风热犯肺证，是指风热侵犯肺系，肺卫受病所表现的证候。

【临床表现】咳嗽，痰稠色黄，鼻塞流黄浊涕，身热，微恶风寒，口干咽痛，舌尖红苔薄黄，脉浮数。

【护理原则】疏风清肺。

【护理措施】

1. 生活护理 病室内应保持空气新鲜，适宜温湿度。恶风者应避风，发热者卧床休息，衣被适宜。

2. 饮食护理 饮食清淡、易消化食物，多食梨、枇杷、萝卜等；忌辛辣、香燥肥腻。

3. 用药护理 选用桑菊饮加减，以疏风清热，宣肺止咳。中药汤剂宜轻煎温服。

4. 情志护理 避免激动等不良情志刺激，情绪宜保持开朗平和。

（五）热邪壅肺证

热邪壅肺证是外邪犯肺，郁而化热，热伤肺津，炼液成痰，或有宿痰，复感风热而出现痰与热结，壅阻肺络的临床表现的概称。

【临床表现】咳嗽痰稠色黄，气喘息粗，壮热口渴，烦躁不安，甚则鼻翼扇动，或胸痛咳吐脓血臭痰，大便干结，小便短赤，舌红苔黄，脉滑数。

【护理原则】清泻肺热。

【护理措施】

1. 生活护理　室内温度宜低，居室安静舒适，避免不必要的探视和打扰。护理人员应尽量稳定患者情绪，让其配合治疗和护理。病愈后加强体育锻炼，提高抗病能力。

2. 饮食护理　肺热壅盛，烦热不适时，可予果汁及清凉饮料。

3. 用药护理　选用清金化痰汤加减，以清热宜肺化痰。宜饭后稍凉服。痰多黄稠者加入竹沥水、川贝粉以化痰清热。

4. 情志护理　咳嗽、胸闷而痛苦异常者，可采取安慰、诱导、暗示、转移等方法加强情志护理。

（六）燥邪犯肺证

燥邪犯肺证，是指秋令燥邪犯肺耗伤津液，侵犯肺卫所表现的证候。

【临床表现】干咳无痰，或痰少而黏，不易咳出。唇、舌、咽、鼻干燥欠润，或身热恶寒，或胸痛咯血。舌红苔白或黄，脉数。

【护理原则】清肺润燥。

【护理措施】

1. 生活护理　居室温度适宜，湿度可稍高；加强体育锻炼，增强免疫力。

2. 饮食护理　饮食宜清凉滋润，多食藕、梨、西瓜、蜂蜜、罗汉果等食物，忌食辛辣、温燥食品。

3. 用药护理　选用桑杏仁汤加减、以清肺润燥。凉燥犯肺选用杏苏散合止嗽散加减。汤剂宜轻煎小量多次服用。痰稠难咳出者可用竹沥水化痰。

4. 情志护理　使患者保持平和心态，避免急躁等不良情志刺激。

（六）痰湿阻肺证

痰湿阻肺证，是指痰湿阻滞肺系所表现的证候。多由脾气亏虚，或久咳伤肺，或感受寒湿等病邪引起。

【临床表现】咳嗽痰多，质黏色白易咯，胸闷，甚则气喘痰鸣，舌淡苔白腻，脉滑。

【护理原则】燥湿化痰。

【护理措施】

1. 生活护理　病室宜干燥通风，空气清新，环境整洁。注意劳逸结合，防寒保暖。

2. 饮食护理　饮食宜选燥湿化痰之品，如橘皮、薏苡仁、茯苓等，忌油腻、生冷、烟酒、辛辣、甜食等。

3. 用药护理　采取燥湿化痰的治疗护理方法，方选二陈汤或三子养亲汤等加减。

4. 情志护理 使患者保持平和心态，避免不良情志刺激。

（七）大肠湿热证

大肠湿热证，是指湿热侵袭大肠所表现的证候。多因感受湿热外邪，或饮食不节等因素引起。

【临床表现】腹痛，下痢脓血，里急后重，或暴注下泄，色黄而臭，伴见肛门灼热，小便短赤，身热口渴。舌红苔黄腻，脉滑数或濡数。

【护理原则】清热燥湿，调气行血。

【护理措施】

1. 生活护理 病室宜干燥通风，空气清新，环境整洁。观察体温、饮食、腹痛、大便等情况。

2. 饮食护理 注意饮食卫生，多食大蒜、马齿苋、绿豆汤等。忌辛辣、油腻、烟酒。

3. 用药护理 采取清热燥湿、调气行血的治疗护理方法，方选葛根芩连汤或白头翁汤等加减。

4. 情志护理 使患者保持平和心态，避免急躁等不良情志刺激。

（八）大肠液亏证

大肠液亏证，是指津液不足，不能濡润大肠所表现的证候。多由素体阴亏，或久病伤阴，或热病后津伤未复，或妇女产后出血过多等因素所致。

【临床表现】大便秘结干燥，难以排出，常数日一行，口干咽燥，或伴见口臭、头晕等症，舌红少津，脉细涩。

【护理原则】润肠通便。

【护理措施】

1. 生活护理 病室宜干燥通风，空气清新，环境整洁。嘱患者养成定时排便的习惯。

2. 饮食护理 饮食多食蜂蜜、香蕉、果仁等润肠通便之品，多饮水；忌辛辣、温燥之品。

3. 用药护理 采取润肠通便的治疗护理方法，方选麻仁丸或五仁丸等。

4. 情志护理 使患者保持平和心态，避免急躁等不良情志刺激。

五、肾与膀胱病辨证施护

（一）肾阳虚证

肾阳虚证，是指肾脏阳气虚衰表现的证候。多由素体阳虚，或年高肾亏，或久病伤肾，以及房劳过度等因素引起。

【临床表现】腰膝酸软而痛，畏寒肢冷，尤以下肢为甚，精神萎靡，面色㿠白或黧黑，舌淡胖苔白，脉沉弱。或男子阳痿，女子宫寒不孕；或大便久泄不止，完谷不化，五更泄泻；或水肿，腰以下为甚，按之没指，甚则腹部胀满，全身肿胀，心悸咳喘。

【护理原则】温补肾阳。

【护理措施】

1. 生活护理　肾病患者多正气亏虚，易于感受外邪，故病室特别要求注意卫生洁净，冷暖适宜。应注意保暖，病室温度宜略高，随气候变化增减衣物，防止感受外邪。

2. 饮食护理　宜温补，可食羊肉、核桃等以壮其阳，忌苦寒生冷之品。

3. 用药护理　选用右归丸以温补肾阳。补肾药宜文火久煎，饭前空腹温服。

4. 情志护理　在情感上应关心善待患者，做好心理疏导，以解除忧虑，尤应避免惊恐等精神刺激。

（二）肾阴虚证

肾阴虚证，是指肾脏阴液不足表现的证候。多由久病伤肾，或禀赋不足，房事过度，或过服温燥劫阴之品所致。

【临床表现】腰膝酸痛，眩晕耳鸣，失眠多梦，男子遗精早泄，女子经少经闭，或见崩漏，形体消瘦，潮热盗汗，五心烦热，咽干颧红，溲黄便干，舌红少津，脉细数。

【护理原则】滋阴补肾。

【护理措施】

1. 生活护理　病室温度宜略低，空气宜湿润。肾不纳气者病室内空气宜新鲜，避免烟雾、灰尘及异味刺激。

2. 饮食护理　可食甲鱼、鸭肉等以补肾填精，忌辛辣之品。阴虚火旺者可多食苦瓜等寒凉性蔬菜及滋阴降火之品。

3. 用药护理　选用左归丸滋养肾阴，宜饭前服用。

4. 情志护理　疏导患者情绪，避免惊恐伤肾。

（三）肾精不足证

肾精不足证，是指肾精亏损表现的证候。多因禀赋不足，先天发育不良，或后天调养失宜，或房劳过度，或久病伤肾所致。

【临床表现】男子精少不育，女子经闭不孕，性机能减退。小儿发育迟缓，智力和动作迟钝，囟门迟闭，骨骼痿软。成人早衰，发脱齿摇，耳鸣耳聋，动作迟缓，足痿无力，精神呆钝等。

【护理原则】补肾填精。

【护理措施】

1. 生活护理　病室干净、清静，温湿度适宜。观察患者精神面色、眩晕、耳聋耳鸣、尿量、水肿等情况。

2. 饮食护理　饮食以血肉有情之品为佳，可食甲鱼、鸭肉等以补肾填精，忌辛辣之品。

3. 用药护理　选用河车大造丸补肾填精，宜饭前服用。

4. 情志护理 疏导患者情绪，避免惊恐伤肾。

（四）肾气不固证

肾气不固证，是指肾气亏虚固摄无权所表现的证候。多因年高肾气亏虚，或年幼肾气未充，或房事过度，或久病伤肾所致。

【临床表现】 神疲耳鸣，腰膝酸款，小便频数而清，或尿后余沥不尽，或遗尿失禁，或夜尿频多。男子滑精早泄，女子白带清稀，胎动易滑，舌淡苔白，脉沉弱。

【护理原则】 固摄肾气。

【护理措施】

1. 生活护理 病室湿温度适宜，安静舒适。注意休息，避免劳累。

2. 饮食护理 宜有营养清淡食物，常食枸杞、莲子、山药等食品，忌生冷油腻食品。可服用芡实茯苓粥（芡实、茯苓各 15 克，粳米适量煮粥服食）。

3. 用药护理 选用六味地黄丸加味，补肾调精。

4. 情志护理 应同情和关心患者，尊重患者隐私，让患者树立治疗信心。

（五）肾不纳气证

肾不纳气证，是指肾气虚衰，气不归元所表现的证候。多由久病咳喘，肺虚及肾，或劳伤肾气所致。

【临床表现】 久病咳喘，呼多吸少，气不得续，动则喘息益甚，自汗神疲。声音低怯，腰膝酸软，舌淡苔白，脉沉弱。或喘息加剧，冷汗淋漓，肢冷面青，脉浮大无根；或气短息促，面赤心烦，咽干口燥，舌红，脉细数。

【护理原则】 补肾纳气。

【护理措施】

1. 生活护理 肾病患者要注意休息，避免劳累，尤应节制房事，以免进一步损伤真元。

2. 饮食护理 可食核桃、芝麻、动物肾脏等以补肾纳气。

3. 用药护理 选用金匮肾气丸加减，以补肾纳气。宜饭前温服。

4. 情志护理 消除患者紧张焦虑情绪，避免惊恐伤肾，导致喘息加重。

以上肾病五证的鉴别要点见表 9－11。

表 9－11 肾病五证鉴别要点

证候	同	异	舌象	脉象
肾阳虚	均为虚证，均见腰膝酸软，神倦无力	阳痿，女子宫寒不孕五更泄泻，形寒肢冷，水肿	舌淡胖苔白	沉细
肾阴虚		遗精早泄，经少经闭，溲黄，便干，失眠多梦，潮热盗汗，咽干颧红	舌红少津	细数
肾精不足		精少不育，经闭不孕，发脱齿摇，健忘耳聋，动作迟缓，足痿无力，精神呆钝	舌淡红苔白	沉细
肾气不固		滑精，早泄，带多，滑胎，小便频数而清，余沥不尽，遗尿失禁，夜间尿频，神疲耳鸣	舌淡苔白	沉弱
肾不纳气		咳喘呼多吸少，气不得续，动则喘息益甚，自汗神疲，声音低怯	舌红苔白	细数

（六）膀胱湿热证

膀胱湿热证，是湿热蕴结膀胱所表现的证候。多由感受湿热，或饮食不节，湿热内生，下注膀胱所致。

【临床表现】尿频尿急，排尿艰涩，尿道灼痛，尿黄赤浑浊或尿血，或有砂石，小腹痛胀急迫，或伴见发热，腰酸胀痛，舌红苔黄腻，脉滑数。

【护理原则】清热利湿。

【护理措施】

1. 生活护理　保持病室空气新鲜，温湿度适宜。发热者应卧床休息，避免劳累。注意个人卫生，保持会阴部清洁，每日用温开水清洗外阴，勤更换内衣裤。

2. 饮食护理　多饮水或绿茶，饮食宜清淡富有营养，多吃新鲜蔬菜及水果，忌食辛辣及烟酒发热者每次饭后用淡盐水或银花甘草汤漱口，保持口腔清洁。

3. 用药护理　选用八正散加减，以清热利湿。服用清热利湿药时，汤剂水量宜偏大，应频饮服以增加尿量，加强利尿通淋之功。药宜偏凉服，服后应安卧，以助药效。

4. 情志护理　疏导患者情绪，开展有益的活动，如谈心看报等，分散注意力。

拓展阅读

脏腑辨证是中医的基本辨证之一，它是在八纲辨证基础上进一步深入到脏腑的辨证。近三十多年来，广大学者进行了多层次、多系统的研究，通过临床观察和动物实验研究对脏腑辨证的实质有了更深入的了解。临床证的研究和药物研究表明，神经和内分泌与免疫功能平衡失调和各有关脏腑的特殊机能变化共同形成了脏腑辨证的本质。其中，阳亢、热证、气盛时交感神经和内分泌系统机能增强；阴亢、阳虚、寒证者交感神经和多数内分泌系统机能减弱。

任务三　卫气营血辨证施护

考点提示

卫气营血辨证的含义。

卫气营血辨证，是温病的辨证纲领之一，也是一切外感温热病的证候分类方法之一。卫气营血辨证，用以说明病位的深浅、病情的轻重、病势的进退，为外感温热病的诊断、治疗提供了依据。卫、气、营、血各代表温热病发展过程中不同的四个病程阶段，卫分主皮毛，是最浅表的一层，也是温热病的初起。气分主肌肉，较皮毛深入一层。营血主里，营主里之浅，血主里之深。一般来说，当温热病邪侵入人体，其变化发展多是由表及里、由浅入深的，按卫—气—营—血的顺序传变。

一、卫分证辨证施护

卫分证是在外感温热病的初期，温热之邪侵袭卫表，外邪上受，首先犯肺，肺气失宣，卫气被遏，出现一系列卫表症状，为表热实证。不同的温邪侵犯卫分，症状不同，临床上有温热和湿热两大类别。由于温热之邪常兼夹其他病邪一起侵袭体表，卫分证可表现为风热卫分证、暑热卫分证、湿热卫分证、燥热卫分证、风热毒邪犯卫、湿热毒邪犯卫等，各以所兼夹的病邪致病特点为辨证依据，给予相应的治疗和护理。本次仅以风热卫分证为例介绍其辨证施护。

【临床表现】发热，微恶风寒，口微渴，无汗或少汗，头痛，全身不适，舌边尖红，苔薄黄，脉浮数，或有咳嗽，咽喉肿痛。

【护理原则】疏卫透表。

【护理要点】

1. 生活护理 病室宜凉爽通风，空气新鲜，衣被不宜太厚；若汗出较多，要及时擦干更衣，以防复感加强病室的消毒工作，避免交叉感染。观察患者体温、脉搏、血压、神志、瞳孔及呼吸等变化，以防进一步传变。本期不宜用冷敷等物理方法降温。

2. 饮食护理 饮食宜食清凉甘润的水果，亦可适当选用辛凉发散的食品；忌辛辣、热性、煎炸食品。

3. 用药护理 卫分证采用疏卫透表的治疗护理方法，方选银翘散或桑菊饮等加减。

4. 情志护理 保持情志平和，预防情志刺激。

二、气分证辨证施护

气分证是指在外感温热病的中期，温热病邪由表入里，阳热亢盛的里热证候。多由卫分证转化而来，病位较深。根据病邪性质及邪热侵犯肺、胸膈、胃肠、胆等脏腑的不同，可有不同证型，而兼有不同的表现。正确辨别气分证的关键在于掌握以下几个方面：一是要掌握气分证基本特点，首辨温热湿热；二是辨病位所在，区别具体证型；三是分清外蒸内郁，辨察痰湿兼夹；四是注重动态观察，把握传变趋向。

【临床表现】其基本特征为：身体壮热，不恶寒，反恶热，汗出而热不解，舌红，苔黄，脉数。气分病变涉及脏腑较多，证候类型亦较复杂，如邪热壅肺，多兼汗出口渴，咳喘，胸痛，咯吐黄稠痰；热扰胸膈，多兼心烦懊恼，坐卧不安；热在肺胃，多兼汗出，喘急，烦闷，渴甚，舌苔黄燥；若肠腑燥实，多见高热，午后尤甚，腹满疼痛拒按，大便秘结，甚则烦躁神昏谵语，苔黄厚，或焦燥起刺，脉沉实有力。

【护理原则】清泻里热。

【护理要点】

1. 生活护理 病室宜凉爽通风，空气新鲜，衣被不宜太厚；若汗出较多，要及时擦干更衣。加强病室的消毒工作，避免交叉感染。注意观察神志、体温、口渴、出汗、脉象及各脏腑的功能变化。

2. 饮食护理 饮食宜食清凉甘润的水果；忌辛辣、热性、煎炸食品。

3. 用药护理 气分证以清泄里热为基本的治疗护理原则，临证根据其病位之不同给予不同的治疗和护理方法，如阳明气分热盛证宜清热生津，方选白虎汤加减；热扰胸膈者，宜轻清泄热，方选栀子豉汤加减；热壅于肺者，宜清热宣肺，方选麻杏石甘汤加减；热结肠胃者，宜峻下热结通腑泄热，方选大承气汤类方加减；热郁少阳者，宜清泄少阳，方选小柴胡汤加减。

4. 情志护理 鼓励患者倾诉不适感，消除紧张、恐惧情绪。

5. 其他 高热时可用冰敷、酒精擦浴，或用石膏水灌肠以退热；口渴甚时应多喝凉开水，多吃西瓜；出汗多时应及时擦干或更换衣服；高热不退可在耳背及十宣针刺放血；必要时用退热针剂肌内注射；保持口腔清洁，因发热患者多有口腔黏膜干燥，加之全身抵抗力下降，容易引起口腔炎及黏膜溃疡，故应在晨起、睡前、饭后协助患者漱口，口唇干燥者可涂甘油或植物油。

三、营分证辨证施护

营分证是温热病邪内陷进入营分，营阴受损，心神被扰，从而出现一系列以身热夜甚、心烦不寐、斑疹隐隐、舌绛等为主要表现的证候，为外感温热病较为深重的阶段，可由气分证不解邪热传入营分；或由卫分证直接传入营分而成；亦有营阴素亏，初感温热邪盛，来势凶猛，发病急骤，起病即见营分证者。

【临床表现】热入营分见身热夜甚，口不甚渴或不渴，心烦不寐，甚或神昏谵语，斑疹隐隐舌红绛少苔或无苔，脉细数；热入心包除见热入营分的表现外，尚有神昏谵语，表情淡漠，心烦舌绛，撮空摸床，或昏睡不醒、二便失禁，甚则抽搐、脉滑细数等。

【护理原则】清热养营。

【护理措施】

1. 生活护理 病室宜凉爽通风，空气新鲜，避免一切刺激加强病室的消毒工作，避免交叉感染。注意观察神志、发热特点、口渴、斑疹、舌苔、脉象及伴随情况，以防危候发生。

2. 饮食护理 饮食宜食具有清热生津、除烦等作用的中药或食物，如以生地黄、竹叶心、莲子心、麦冬、连翘心、西瓜汁等做膳食，清营热当慎用苦寒，以免凉遏气机，或苦寒伤阴，以免化火耗津；滋营阴当慎用滋腻之品，重在甘寒为主，以防恋邪之弊。

3. 用药护理 热入营分者，宜采用清营泄热的治疗和护理方法，方选清营汤等加减；热入心包者，宜采用清心开窍、清营泄热的治疗和护理方法，方选清营汤加安宫牛黄丸或紫雪丹、至宝丹等加减。

4. 情志护理 避免情志刺激，郁怒动火，影响病情。

四、血分证辨证施护

血分证是温热病邪深入血分，耗血动血、动风、伤阴，扰动心神，出现一系列以发热、神昏谵语、抽搐或手足蠕动、斑疹、吐衄、舌质深绛等为主要表现的证候，为外感温热病的极盛阶段本证由邪在营分不解，传入血分；或气分炽热，劫营伤血，直入血分；或素体阴亏，已有伏热内蕴，温热病邪直入血分而成。

【临床表现】发热夜甚，肌肤灼热，烦躁不眠，甚则神昏谵语，斑疹显露、色紫黑，吐血，衄血，尿血，便血，舌深绛紫暗，脉细数；或见抽搐，颈项强直，角弓反张，目睛上视，牙关紧闭，脉弦数；或见手足蠕动，神倦瘈疭等；或见持续低热，暮热早凉，五心烦热，神疲欲寐，耳聋，形体消瘦，脉虚细。

【护理原则】清热解毒，凉血散瘀。

【护理措施】

1. 生活护理 病室宜凉爽通风，空气新鲜，避免一切不良刺激，加强病室的消毒工作，避免交叉感染。注意观察神志、发热特点、汗出、面色、出血特点、四肢、两目、颈项表现，以及舌苔、脉象变化，如出现面色苍白、精神萎靡、四肢不温和脉象微细欲绝等征象，则为正气欲脱之兆，临床应予高度重视。

2. 饮食护理 饮食宜食具有清热生津、除烦等作用的中药或食物，如以干地黄、生白芍、牡丹皮、侧柏叶炭白茅根、牛膝、黄芩、鲜茅根、知母、白头翁、茜草、槐花、地榆、大青叶等做膳食；忌辛辣、油炸煎炒等助热化燥伤阴之品。

3. 用药护理 血分证热入血分，血热妄行者宜采用清热解毒、凉血散瘀的护理方法，方选犀角地黄汤等加减；温病后期，血热伤阴，邪伏阴分者，宜采用养阴透热的护理方法，方选青蒿鳖甲汤加减；对于热邪动风之各种动风表现参照肝风内动证的辨证施护。

4. 情志护理 避免情志刺激，郁怒动血，影响病情。

总之，卫气营血四类证候病机不同，表现各异，临床辨证时要分清卫气营血病证，需要把握以下几个方面：掌握各自的证候特点；区分病程阶段；审察动态变化；注意类证鉴别；辨别证候兼夹。但是，临床也常常见到合病现象，如卫气同病，既可出现发热、微恶风寒之卫分证，又可出现心烦、口渴、汗多、溲黄等气分有热之证候；气营两燔证，既可出现高热、心烦等气分证又可出现身热夜甚、斑疹隐隐等热入营分证；气血两燔证，既可见高热、心烦等气分热盛的表现，又可见斑疹显露或出血等血分证。因而临床应用卫气营血辨证时，当知常达变，方能准确辨证施护。

拓展阅读

近年来对温病卫气营血理论的研究认为，温病的卫气营血四个阶段，与西医把疾病过程分为前驱期、明显期、极盛期、衰竭期四个时期是一致的。卫气营血四个阶段在人体舌象、舌脱落细胞、血液流变学指标、免疫学指标、血生化指标等方面均有不同程度的改变。

项目小结

八纲，是辨证论治的纲领。对疾病全面了解，要四诊合参，分析疾病而掌握其要领，必须运用八纲辨证。脏腑病辨证，是各种辨证的基础，是中医辨证体系中的重要组成部分。因此要求熟练掌握，并能在临床实践中自如运用各类证候的概念、临床表现、护理要点及各相关证之间的鉴别。卫气营血辨证，用以说明病位的深浅，病情的轻重，病势的进退，为外感温热病的诊断、治疗提供了依据。护理工作中要根据不同证型正确施护。

目标检测

一、单项选择题

1. 下述（　）除外均是表证的特点。

A. 感受外邪所致　　B. 起病一般较急

C. 必发展成里证　　D. 病较轻病程短

2. 关于里证的特点，下列错误的是（　）。

A. 病情一般较重　　B. 无表证特征证候

C. 都是慢性起病　　D. 病程一般较长

3. 形成寒证的原因不包括（　）。

A. 阳气亏虚　　B. 阴液不足

C. 阴寒内盛　　D. 阴邪致病

4. 以下（　）不是寒证与热证的鉴别要点。

A. 寒证恶寒喜热，热证恶热喜冷

B. 寒证口渴喜冷，热证口和不渴

C. 寒证大便泄泻，热证大便秘结

D. 寒证舌苔白润，热证舌苔黄干

5. 恶寒喜暖，肢冷，蜷卧，面色淡白，口淡不渴，痰涎清稀，小便清长，大便稀溏，舌淡苔白而滑润，脉迟。证属（　）。

A. 表寒证　　B. 里寒证

C. 虚寒证　　D. 实寒证

6. 壮热烦躁，面红目赤，腹胀满疼痛拒按，尿赤便秘，舌红苔黄，脉滑数。属（　）。

A. 里实证　　B. 里热证

C. 里实热证　　D. 真热假寒证

7. 心脉痹阻证以胸部胀痛为特点者，属于（　）。

A. 气滞心脉　　B. 热郁心脉

C. 瘀阻心脉　　D. 寒凝心脉

8. 下列（　）具有咳嗽，痰少而黄稠，发热，微恶风寒，鼻流浊涕，口干咽痛等症。

A. 风热袭表证　　B. 肺热炽盛证

C. 风热犯肺证　　D. 痰热蕴肺证

9. 头痛剧烈，面红目赤，急躁易怒，舌红苔黄，脉弦数。宜诊为（　）。

A. 肝阳上亢证　　B. 肝胆湿热证

C. 肝阴虚证　　D. 肝火炽盛证

10. 下列哪项是诊断肾阳虚证的主要依据（　）。

A. 腰膝酸冷，夜尿频多　　B. 性欲减退，发脱齿松

C. 梦遗早泄，烦热盗汗　　D. 形寒肢冷，舌淡脉弱

11. 最易诊断为心脾气血虚证的表现是（　）。

A. 心悸怔忡，神疲乏力　　B. 食少腹胀，面色萎黄

C. 心悸失眠，便溏舌淡　　D. 心烦不寐，舌红少苔

12. （　）对诊断脾肺气虚证最有意义。

A. 咳喘咯痰，食少便溏　　B. 咯痰清稀，面白神疲

C. 肢体浮肿，舌淡脉弱　　D. 气短而喘，声低懒言

13. （　）不属于肝胃不和证的表现。

A. 脘胁胀痛　　B. 抑郁不乐

C. 呃逆嗳气　　D. 腹胀便溏

14. 膀胱湿热证一般不见（　）。

A. 余沥不尽　　B. 小便浑浊

C. 尿急短黄　　D. 排尿灼痛

15. （　）是血分证的病机特点。

A. 热甚灼伤津液　　B. 热炽劫营伤血

C. 动血动风耗阴　　D. 热甚伤津耗气

二、多项选择题

1. （　）为表证的主症。

A. 恶寒　　B. 发热

C. 鼻塞流涕　　D. 咳嗽

E. 脉浮

2. 下列属于虚寒证临床表现的是（ ）。

A. 面色萎黄 B. 畏寒肢冷
C. 少气乏力 D. 小便清长
E. 大便稀溏

3. 实热证和阴虚证都可出现的症状有（ ）。

A. 发热 B. 心烦
C. 舌红 D. 苔黄
E. 脉数

4. 下列属于阳虚证的临床表现是（ ）。

A. 神疲乏力 B. 畏寒肢冷
C. 渴喜热饮 D. 尿清便溏
E. 脉沉迟无力

5. 形成虚证的原因有（ ）。

A. 先天不足 B. 后天生化不足
C. 情志失调 D. 房室劳倦太过
E. 久病耗损过多

6. （ ）是心血虚证与心阴虚证的共见症。

A. 失眠 B. 心烦
C. 盗汗 D. 心悸
E. 多梦

7. （ ）是肝阳上亢证与肝火上炎证的共见症。

A. 失眠多梦 B. 头晕耳鸣
C. 腰膝瘦软 D. 头痛易怒
E. 面红目赤

8. 胃阴虚证的临床表现有（ ）。

A. 口臭 B. 干呕呃逆
C. 饥不欲食 D. 脘痞不舒
E. 胃脘隐隐灼痛

9. 卫气营血辨证中，营分证的辨证特点是（ ）。

A. 身热夜甚 B. 心烦或神昏谵语
C. 斑疹隐隐 D. 暮热早凉
E. 舌红绛，脉细数

三、简答题

1. 表证里证如何鉴别？
2. 阴证如何护理？
3. 虚证如何护理？

模块三

中医护理基础

项目十　中医护理原则

学习目标

知识目标

1. **掌握**　扶正祛邪、施护求本、调整阴阳、三因制宜的内容。

2. **熟悉**　未病先防与既病防变的含义。

能力目标

1. 具备将同病异护与异病同护应用于护理工作中的能力。

2. 具备将三因制宜应用于护理工作中的能力。

案例导入

案例：患者一，男，10岁，近2个月，大便溏薄，无腹痛，2~3次/天，经常饭后即便，不思饮食，自觉疲劳乏力，面色萎黄，体瘦，诊断为泄泻；患者二，女，大学生，21岁，近半年来月经淋漓不断，色浅淡，每次持续半个月左右，面黄，语声低微，体力不佳，诊断为崩漏。

问题：1. 对两位患者的护理原则是否相同？

2. 请解释护理原则相同或不同的原因。

任务一　预防为主

预防，就是采取一定的措施防止疾病的发生与发展。预防为主，防治结合，已成为我国卫生工作的四大指导方针之一。早在《内经》中就提出了“不治已病，治未病”的观点。“治未病”包括未病先防和既病防变两方面的内容。

拓展阅读

扁鹊见蔡桓公

扁鹊见蔡桓公，立有间，扁鹊曰：“君有疾在腠理，不治将恐深。”桓侯曰：“寡人无疾。”扁鹊出，桓侯曰：“医之好治不病以为功。”居十日，扁鹊复见曰：“君之病在肌肤，不治将益深。”桓侯不应。扁鹊出，桓侯又不悦。居十日，扁鹊复见曰：“君之病在肠胃，不治将益深。”桓侯又不应。扁鹊出，桓侯又不悦。居十日，扁鹊望桓侯而还走。桓侯故使人问之，扁鹊曰："疾在腠理，汤熨之所及也；在肌肤，针石之所及也；在肠胃，火齐之所及也；在骨髓，司命之所属，无奈何也。今在骨髓，臣是以无请也。"居五日，桓侯体痛，使人索扁鹊，已逃秦矣，桓侯遂死。

故事短小精悍，你从中医角度如何看待？

一、未病先防

未病先防就是在未病之前积极做好各种预防工作以防止疾病的发生。其具体方法主要有以下几个方面。

（一）提高人体正气的抗病能力

人体正气的强弱是由于体质决定的。因此，通过以下几种常见方式可增强体质。

1. 调摄精神情志　中医学认为，精神情志活动与人的生理病理有着密切的关系，因此，保持精神愉快，心情舒畅，尽量减少不良的精神刺激和过度的情志波动，使气机调畅，提高抗病能力，对防止疾病的发生有着积极的意义。

2. 适应自然规律　人类生活在自然界中，与自然界息息相关，自然界的四时气候变化必然影响到人体，因此，适应自然界气候和环境的变化而有规律地生活，避免外邪侵袭，才能保持身体健康。

3. 注意饮食起居　做到饮食合理，起居有常。生活中暴饮暴食、偏饮偏食、饥饱无度、起居失常、劳逸过度等，都能损伤机体而导致发病。

4. 坚持身体锻炼　适度的体育锻炼能促使人体血脉流通关节疏利、气机调畅、体质增强，从而提高人体的抗病能力。早在汉代，医学家华佗就创编了一套模仿五种动物（虎、鹿、猿、熊、鸟）动作的"五禽戏"健操，以健身强体，开创了我国保健体操的先例。适度的体育锻炼不仅能增强体质、预防疾病，而且对许多疾病有一定的治疗作用。

拓展阅读

八段锦

"八段锦"这个名字最早见于北宋洪迈所著《夷坚志》："郑和七年，李似炬为起居郎……效方士熊经鸟伸之术，得之甚喜……常以夜半时起坐，嘘吸按摩，行所谓八段锦者……。"在宋代，八段锦的体式已经有坐式和立式两种，其中，立式八段锦后来形成了很多流派，并得到广泛传播。清朝末年，人们首次把八段锦编辑成一个完整的套路，并绘制图象，八段锦的套路基本被固定下来。它的歌诀概括了八段锦的动作和锻炼目的。

两手托天理三焦，左右开弓似射雕。
调理脾胃须单举，五劳七伤往后瞧。
摇头摆尾去心火，两手攀足固肾腰。
攒拳怒目增气力，背后七颠百病消。

5. 药物预防及人工免疫 我国很早就开始用药物来预防疾病，如《内经》中有用“小金丹”预防传染病的记载。元代，人们用紫草煎剂预防麻疹。古人每逢端午节以兰汤为浴，门上挂菖蒲剑，房屋内洒雄黄酒，熏艾叶，吃大蒜，结合季节运用药物预防疾病。近年来沿用贯众、板蓝根（或大青叶）煎剂预防流感流脑，马齿苋煎剂预防菌痢，茵陈、栀子煎剂预防肝炎等，都是简便易行、行之有效的预防方法。我国16世纪发明的人痘接种法预防天花，是人工免疫的先驱，为后世免疫学的发展开创了道路。

（二）防治病邪侵袭

未病先防，除了提高人体正气的抗病能力外，避免病邪的入侵同样是预防疾病的重要方面。其中包括讲究卫生，除害灭病，防止环境、水源和食物的污染，顺应四季气候变化而及时增减衣被当疫病流行时要“避其毒气”，以防止病邪的入侵等。

二、既病防变

未病先防是最理想的措施。如果疾病已经发生，则应做到早期诊断，早期治疗，防止疾病的发展与传变，这就是既病防变。

（一）早期诊断

疾病初期做出正确的诊断和早期治疗，防止疾病传变，《内经》说：“故邪风之至，疾如风雨，故善治者治皮毛，其次治肌肤，其次治筋脉，其次治六腑，其次治五脏。治五脏者，半死半生也。”

（二）防止传变

防止脏腑组织病变的传导和变化，故《医学源流论》说：“善医者，知病势之盛而必传也，预为之防，无使结聚，无使泛滥，无使并合，此上工治未病之说也。”尽早治疗可以控制疾病的发展或恶化。

（三）先安未受邪之地

不仅要截断病邪的传变途径，而且又“务必先安未受邪之地”。《金匮要略》中所说“见肝之病，知肝传脾，当先实脾”即强调要根据疾病传变规律，实施预见性治疗，以控制其病理传变。

考点提示

见肝之病，知肝传脾，当先实脾。

任务二　扶正祛邪

一、概念

疾病的过程，主要是正气与邪气相互斗争的过程。邪正之间的盛衰，决定疾病的虚实变化，即“邪气盛则实，精气夺则虚”。虚证治以扶正，实证治以祛邪，也即“虚则补之”“实则泻之”。所以，扶正祛邪就是针对虚证和实证所确定的治疗原则。

二、应用

（一）扶正

扶正即扶助正气，增强体质，提高抗病能力的一种治疗原则，主要适用于以正虚为主要矛盾的病证。具体应用如以补气、益血、滋阴温阳等方法，治疗气虚、血虚、阴虚、阳虚等诸虚劳损证。

（二）祛邪

祛邪即祛除邪气，排除或削弱病邪侵袭和损害的一种治疗原则，主要适用于邪气盛而正气未衰，以邪实为主要矛盾的病证。祛邪的方法很多，临床可根据具体情况，运用发汗、清热、泻下、消导、祛湿、化瘀等治法。

（三）扶正与祛邪相兼

扶正与祛邪相兼主要适用于正气已虚、邪气仍实的虚实夹杂证。在具体应用时要分清主次，如以正虚为主者，应以扶正为主兼顾祛邪；以邪实偏重者，则以祛邪为主兼以扶正。除区别主次外，还应注意先后，或先扶正后祛邪，或先驱邪后扶正，或攻补兼施。

任务三　施护求本

一、正护与反护

（一）正护

正护是逆其证候性质而护的一种常用护理原则，又称逆护法。如寒者热之，热者寒之，虚则补之，实则泻之，均为正护法。如寒证患者在护理上应采用保暖，室温宜高，最好住向阳病室，使患者感到温暖舒适有生机。中药应温热服。饮食可给性温的牛、羊之品，切忌生冷性凉食品等寒者热之的护法。而热证患者，则应采取与上述护法相反的原则。对虚证患者的应根据阴虚、阳虚之别，分别给以清补或温补的护法。

（二）反护

反护是顺从疾病假象而护的一种护理方法，大多在特殊情况下使用。如“阴盛格阳”的真寒假热证、“阳盛格阴”的真热假寒证、脾虚不运所致的脘腹胀满或食积所致的腹泻等，分别采用“热因热用”“寒因寒用”“塞因塞用”和“通因通用”的护理方法。例如里热盛极，阳盛格阴的热厥证，出现四肢厥冷、脉沉的假寒证时，除做好四肢保暖外，护理时应以清热降温为主，才能使热退假寒象方消。而对阴寒内盛，格阳于外的真寒假热证，应以温热的护法护其真寒。如给温热性食物、汤药温服，室温偏高而湿度宜低，注意保暖等护理措施。这就是以寒护寒、以热护热的反护原则。对脘腹胀满、纳呆、舌淡、脉虚无力的真虚假实证，就需用健脾益气，以补开塞的护法。如给山药粥、茯苓粥、大枣粥等补中气，并配合针灸、推拿等疗法，以加强药效和振奋脾气，脾气健运则脘腹胀满自消，这叫作“塞因塞用”。对食积所致的腹泻，护理时应消导下泻的护理措施，如控制食量、给消导通便的山楂、核桃仁、香蕉、蜂蜜等食品，以达“通因通用”之功效。

二、同病异护、异病同护

中医护病，有其独特之处，不仅着眼于病的异同，还着眼于证的区别。相同的证，可用相同的护理方法，不同的证，则用不同的护理方法。

（一）同病异护

一般情况下，相同的病证，应该用相同的护法，但由于病因及病机发展阶段的不同，或由于个体反应的差异，同一种病也可出现不同的证候，而护法也不同，如感冒有风寒感冒与风热感冒的不同，在护理上也有辛温解表和辛凉解表的区别。

（二）异病同护

一般情况下，异病异证应该用不同的护法。但有时几种不同的病，如具有同一证候，也可以用同一种护理方法，这就是“异病同护”。如脱肛、子宫脱垂是两种疾病，但它们同属中气下陷，故可用补中益气的方法来进行护理，如给予健脾益气之剂，避免负重，局部用五倍子、白矾煎水熏洗以促使回缩，或针灸百会、关元等穴位以补益中气。

三、标本缓急

标和本是相对的概念，一般标指现象，本指本质。包含多方面的内容，从邪正关系分，正气为本，邪气为标；从疾病本身分，病因为本，症状为标；从疾病新旧分，旧病为本，新病为标；从发病先后分，先病为本，后病为标；从疾病部位分，内脏为本，体表为标。在复杂多变的病证中常有标本主次的不同，因此，在护理时应辨别标与本，对需要紧急处理的标证应采取紧急措施，以挽救患者生命。

（一）急则护其标法

在患者标病较急，即将危及生命或影响本病的总体治疗时，应先解决标的护理问题，当患者脱离危险以后再进行辨证护理，也就是护理本的问题。若患者出现呼吸困难、虚脱、神昏或大出血时，不管什么原因，应及时抢救、止血，此为治标，血止后再辨证治其本。如患者一口痰卡在喉咙里，吐不出来，致使呼吸困难、窒息，这时应立即吸痰，打开呼吸通道，解决标证，等病情缓解以后，再健脾治本。

（二）缓则护其本法

在标证不急的情况下，或对标证已进行妥善处理以及病情稳定后，护理的重点应依据病因而护本。如虚劳内伤的阴虚发热，发热是标，阴虚是本，在发热不甚，症状不急时，治疗和护理上采用滋阴治本法，当阴虚平复后发热症状即可缓解。再配合饮食护理、服药护理、情志护理、体育锻炼等，即可恢复。再如哮病患者，中医采用“冬病夏治”，利用夏季阳热之气，结合温阳益气、温化痰湿治其本。

（三）标本同护法

在标病、本病同时处于较急重的状态下，而时间、条件又不允许单一护理标病或本病时，应采取标本同护法，以提高疗效，缩短病程。如原患水肿，又复感风寒，出现恶寒无汗、咳嗽胸满、腰痛尿少、全身水肿时，病之本在肾虚水泛，病之标在风寒束肺，两者俱急，应采取解表与温阳化水同时并举的护理方法。气虚自汗的患者，在治疗上采用敛汗的同时，应配合补气实卫的方法，达到敛卫固表止汗的效果。

任务四 调整阴阳

调整阴阳，即针对机体阴阳偏盛偏衰的变化，采取损其有余，补其不足的原则，使阴阳恢复于相对的平衡状态。从根本上讲，人体患病是阴阳间协调平衡遭到破坏，出现了偏盛偏衰的结果，故调整阴阳，“以平为期”，使“阴平阳秘”，是中医治疗疾病的根本法则。

一、损其有余

损其有余又称损其偏盛，是针对阴阳偏盛病证的治则。

（一）损其阳盛

对“阳盛则热”所致的实热证，应当清泻阳热，用“热者寒之”的法则治疗。

（二）损其阴盛

对“阴盛则寒”所致的实寒证，应当温阳散寒，用“寒者热之”的法则治疗。

二、补其不足

补其不足是针对阴阳偏衰病证的治则。病有阴虚、阳虚、阴阳两虚之分，其治则有滋阴、补阳、阴阳双补之别。

（一）阳病治阴，阴病治阳

阳病治阴适于阴虚证，阴病治阳适用于阳虚之候。“阴虚则热”所出现的虚热证，采用“阳病治阴”的原则，滋阴以制阳亢。“阳虚则寒”所出现的虚寒证，采用“阴病治阳”的原则。阴虚者补阴，阳虚者补阳，以平为期。

（二）阳中求阴，阴中求阳

根据阴阳互根的理论，临床上治疗阴虚证时，在滋阴剂中适当佐以补阳药，即所谓“阳中求阴”。治疗阳虚证时，在补阳剂中，适当佐以滋阴药，即谓“阴中求阳”。因阳得阴助而生化无穷，阴得阳升而泉源不竭。故临床上治疗血虚证时，在补血剂中常佐以补气药；治疗气虚证时，在补气剂中也常佐以补血药。

（三）阴阳双补

由于阴阳是互根的，所以阴虚可累及阳，阳虚可累及阴，从而出现阴阳两虚的病证，治疗时当阴阳双补。由于阴阳是辨证的总纲疾病的各种病理变化都可用阴阳失调加以概括。因此，从广义来讲，解表攻里、升清降浊、补虚泻实、调理气血等治疗方法，都属于调整阴阳的范围。

任务五　三因施护

三因施护即因时、因地、因人制宜，要根据患者、地理环境和时令气候等具体情况制定适宜的护理方法。它是在各种基本治则指导下的一种知常达变的护理原则。

一、因时施护

因时施护是根据不同季节气候的特点，考虑治疗施护的原则。如同是外感风寒，夏季炎热，阳气升发，人体腠理开泄，治疗时就不宜过用辛温发散之品，以免开泄太过，耗伤气阴；而冬季严寒，外界阴寒过盛，体表腠理致密，阳气内收，则应重用辛温解表药，使风寒之邪从汗而解。

二、因地施护

根据不同的地理环境和生活习惯的特点，确定患者的饮食、起居、药物调护的原则，称为“因地施护”。如我国西北地区地势高而寒冷，护理则应注意保暖，防止冻伤；又如南方夏季时间较长，天气炎热，小儿易患暑热证，护理时应注意室内通风，保持凉爽，宜多给西瓜、绿豆汤等凉饮料。此外，有些疾病与地理环境有密切关系、如地方性甲状腺就是与内地大陆及山区摄入海产品较少，食物中缺碘有关；血吸虫病则流行在南方种植水稻的地区。

三、因人施护

根据患者年龄、性别体质、生活习惯、文化修养、精神状态等不同特点，考虑护理的原则，称为“因人施护”。

1. 年龄　年龄不同，生理功能及病变特点亦不同，故护理方法也有所不同。如老年人生理功能减退，气血阴阳亏虚，脏腑功能衰弱，且行动不便，患者多虚证或虚实夹杂证，护理上则重在补虚扶正，搞好生活护理，注意休息，饮食宜清淡。又如小儿生机旺盛，但气血未充，脏腑娇嫩，肌肤疏薄，易被邪侵，且寒暖不能自调、乳食不能自节，发病又有易寒易热、易虚易实，以及病情变化较快的特点，因此，小儿应慎重，其药量宜轻，疗程宜短；护理应注意调其饮食起居，以薄衣淡食为宜，加强病情观察，并随病情变化及时调整护理方案。

2. 性别　性别不同，其生理、病理特点也有所差异，特别是妇女有经、带、胎、产等不同情况，治疗和护理时尤须加以考虑。如月经期间，应慎用破血逐瘀之品，以免造成出血不止；妊娠期间，应注意休息，适当运动，同时禁用或慎用破血、滑利、走窜伤胎或有毒的药物；产后则应考虑气血亏损及恶露情况等。

3. 体质　由于先天赋予和后天调养影响，人的体质各有不同，存在着强弱、寒热等方面的差异，护理当有所区别。如阳旺之躯或阴虚体质者，用药和饮食慎用温热，宜食具有滋阴潜阳的食品；阴偏盛或阳虚体质者，用药和饮食宜慎用寒凉，宜食温阳散寒之品。此外，某些疾病与患者的职业、生活习惯有关，在诊治和护理时也应注意。

因时、因地、因人制宜的护理原则，充分体现了中医护理的整体护理和辨证施护在实际应用上的原则性和灵活性。因此，临床护理工作中，必须全面、动态地观察，具体情况具体分析，确定正确的护理原则与方法，以取得理想的治疗效果。

项目小结

中医护理原则包括预防为主，扶正祛邪，施护求本，调整阴阳和三因施护。

预防为主包括未病先防、既病防变。扶正祛邪是针对虚证和实证所确定的治疗原则。施护求本包括正护、反护，同病异护、异病同护，标本缓急。调整阴阳，即针对机体阴阳偏盛偏衰的变化，采取损其有余，补其不足的原则，使阴阳恢复于相对的平衡状态。三因施护即因时、因地、因人制宜，要根据患者、地理环境和时令气候等具体情况制定适宜的护理方法。

目标检测

一、单项选择题

1. 早在《内经》中提出“治未病”，它的含义一是指（　），二是既病防变。

A. 整体观念　　B. 早期治疗

C. 早期诊断　　D. 未病先防

E. 辨证论治

2. 护理具有假热症状病证的方法为（　）。

A. 热因热用　　B. 寒因寒用

C. 通因通用　　D. 塞因塞用

E. 热因寒用

3. 下列属于祛邪的护理方法是（　）。

A. 滋阴增液　　B. 温补阳气

C. 攻下逐水　　D. 调和肝脾

E. 理气止痛

4. 治疗护理脱肛、胃下垂不同病证均采取升提中气法，属于护理原则的（　）临床运用。

A. 异病同治（护）　　B. 同病异治（护）

C. 标本兼护　　D. 寒因寒用

E. 通因通用

5. 下列不属于中医护理原则的是（　）。

A. 扶正祛邪　　B. 辨证施护

C. 三因制宜　　D. 护病求本

E. 标本缓急

6. “春夏养阳，秋冬养阴”是（　）原则的体现。

A. 因时制宜　　B. 因人制宜

C. 因人制宜　　D. 因病制宜

E. 三因三宜

7. 广东由于湿气较重，人们多食陈皮、茯苓以除湿，最符合三因制宜中的（　）。

A. 因时制宜　　B. 因地制宜

C. 因人制宜　　D. 因病制宜

E. 因证制宜

8. 儿童身体娇嫩，宜用性平、易消化的食物，老年人气血、阴阳虚弱，宜进食助阳或养血滋阴的食品，这种饮食调护方法是根据（　）。

A. 因地制宜　　B. 因人制宜

C. 因时制宜　　D. 因病制宜

9. 下列属于逆护法的是（　）。

A. 寒者热之　　B. 通因通用

C. 寒因寒用　　D. 热因热用

E. 塞因塞用

10. 下列不属于反护法的是（　）。

A. 塞因塞用　　B. 通因通用

C. 寒因寒用　　D. 热因热用

E. 虚则补之

二、简答题

1. 举例说明三因施护的具体方法。
2. 利用“治未病”的中医思想，对大学生、老年人进行健康知识教育。
3. 中医护理的基本原则有哪些？

项目十一　方药施护

学习目标

知识目标

1. **掌握**　中药用法、常用中药名称及常用方剂；中药内服汤剂煎服方法及护理；外治法的操作方法及护理要点。

2. **熟悉**　中药的性能、分类及常用中药中毒的解救。

3. **了解**　方剂的组成及剂型。

能力目标

1. 会中药汤剂煎煮、服用的方法。

2. 具备将各类内服汤剂与外用方剂的用药护理运用于护理工作中的能力。

案例导入

案例：患者，李先生，广州人，医生，35岁，主诉胃脘痛，喜温喜按，喜热食，进冷食后疼痛加剧，体瘦，稍有饮食不慎或情绪紧张即大便溏薄，夜班后容易发脾气，手脚冰凉，舌淡，苔薄白，脉细弱。查体：体温36.4℃，呼吸24次/分，心率80次/分，血压135/85mmHg。医生诊断为胃脘痛，证型为脾胃虚寒+气滞，为其处方如下：人参10g[先煎] 炒白术15g 茯苓15g 干姜15g 炙甘草10g 佛手20g 肉桂10g[后下] 砂仁5g[后下] 炒麦芽15g 炒神曲15g 生薏米10g。

问题：请对患者说明中药煎煮方法及药后护理事项。

任务一　中药基本知识

中药是指在中医药理论指导下，用于预防、治疗疾病并具有康复与保健作用的物质。中药主要来源于天然药物及其加工品，其中包括植物药、动物药和矿物药，以及部分化学和生物制品类药物。其中以植物药为多，应用最广泛，因此古代称为“本草”。

考点提示

中药性能的定义及主要内容。

一、中药的性能

中药药性理论，又称为中药性能，即药物的性味和功能。主要内容包括四气五味、升降浮沉、归经及毒性等。

考点提示

四气五味的概念和作用。

（一）四气五味

1. 四气　又称四性，即寒、热、温、凉四种不同的药性。在四气中，温热与寒凉属于两种不同性质的属性。温热属阳，寒凉属阴；温次于热，凉次于寒，为同一类药性，程度不同。寒性或凉性的药物，能减轻或消除热证，具有清热、泻火、解毒等作用，适用于阳热证等，如黄芩、黄连、黄柏等。热性或温性的药物，能减轻或消除寒证，具有温里、散寒、助阳等作用，适用于阴寒证等，如附子、干姜、肉桂等。此外，还有一些药物，寒热性质不明显，药性平和，称之为"平性药"，如山药、茯苓等。

2. 五味　指药物具有辛、甘、酸、苦、咸五种不同的味道。此外，还有淡味、涩味。

（1）辛　能散、能行，具有发散、行气、活血、开窍、化湿等作用，常用于表证、气滞、血瘀、窍闭神昏、湿阻等。

（2）甘　能补、能和、能缓，具有补益、和中、缓急止痛、缓和药性、调和药味等作用，常用于虚证、拘挛疼痛及调和药性。另有淡附于甘，能渗能利，具有渗湿利水作用，用于水肿、小便不利等。

（3）酸　能收、能涩，具有收敛、固涩的作用，常用于虚汗、久泻、久痢、遗精、滑精、遗尿、尿频、久咳等。涩附于酸，作用基本相同，常酸涩并称。

（4）苦　能泻、能燥，具有清热、燥湿、降逆、泻下等作用，用于实热证、实证咳喘、呕恶、便秘及湿证等。

（5）咸　能软、能下，具有软坚散结和泻下作用，常用于瘰疬、瘿瘤、便秘等。

每种药物都具有气和味两方面，它是论述和运用中药的主要依据，二者有着密切的关系。因此，要将药物的气和味综合起来全面的加以理解，才能正确的认识药性。

拓展阅读

四气五味

（一）四气

中药四气除寒热温凉外还有一些平性药，是指药性寒、热之性不甚显著、作用比较和缓的药物。其中也有微寒、微温的，但仍未越出四性的范围；所以平性是指相对的属性，而不是绝对性的概念。

近代有关药物四气的临床观察和理化研究证明，寒凉药多具解热、抗菌、消炎、抗病毒、提高机体免疫力及镇静、降压、抗惊厥、镇咳、利尿、抗癌等作用；温热药多具驱寒、镇痛、止呕、止呃、抗菌，促进免疫、强心、升压，兴奋中枢，改善心血管机能，促进细胞蛋白质的合成与代谢，改善营养状态，提高机体工作能力，兴奋子宫及性机能，并有类似肾上腺皮质激素样作用。通过试验测定，热证患者经寒凉药治疗后，植物神经指数下降，儿茶酚胺类和17－羟皮质类固醇排出量减少。

（二）五味

五味之外，还有淡味及涩味。淡味能渗能利，有渗湿利小便的作用，一些渗湿利尿药多具有淡味。淡味药多用治水肿、脚气、小便不利等病证。由于《神农本草经》没有提到淡味，后世医药学家多宗五味之说，不言六味。涩味与酸味药作用相似，也有收敛固涩的作用，故本草文献常以酸味代表涩味功效，或与酸味并列来标明药性。

现代研究发现，五味之别主要与所含化学成分、化学结构有关，如辛味药多含挥发油、皂甙及生物碱、酚等；甘味药多含糖类、甙类、氨基酸及蛋白质、脂肪等；酸味药多含有机酸、鞣质等；苦味药多含生物碱、苦味质、甙类等；咸味药多含无机盐。

（二）升降浮沉

升降浮沉指药物在机体内四种不同的作用趋向。升浮药能上行向外，具有升阳、举陷、发表、散寒、祛风、开窍等功效，能治疗病位在表在上，病势下陷等病证；沉降药能下行向内，具有潜阳、降逆、平喘、收敛、泻下、渗利等作用，能治疗病位在里、在下，病势上逆等病证。

药物升降浮沉的作用趋势，与药物的气味、质地有着密切的关系。一般来讲，凡花、叶、皮枝等质地轻，味辛、甘、淡，气属温热的药物，多为升浮药；果实、种子、矿物、贝壳等质地重，味苦、酸（涩）咸，气属寒凉的药物，多为沉降药。此外，炮制和配伍也可以改变药物的升降浮沉之性，如酒制则升、姜制则散、醋制收敛、盐制下行等。

（三）归经

归经是指药物对机体某些脏腑经络的病变起主要和特殊的选择性治疗作用。由于药物归经不同，性味相同的药物，其作用范围与作用部位也有区别，如黄芩、黄连、黄柏同属于清热药，性味均为苦寒，但黄芩入肺经而长于清肺热；黄连入心、胃经而能泻心火、清胃热；黄柏入肾经而重于泻肾火、退虚热。掌握归经有助于临床辨证的用药选择。

（四）毒性

毒性是指药物对机体的损害作用。药物具有一定毒性，用法不当，就可能导致中毒，造成脏腑组织损伤、功能障碍，机体发生病理变化，甚至死亡根据临床中药中毒表现的程度，将有毒中药分为大毒、有毒及小毒三类。

拓展阅读

中国现存最早的药物学专著

《神农本草经》又称《本草经》或《本经》，是中医四大经典著作之一，作为现存最早的中药学著作，约起源于神农氏，代代口耳相传，于东汉时期集结整理成书，成书非一时，作者亦非一人，秦汉时期众多医学家搜集、总结、整理当时药物学经验成果的专著，是对中国中医药的第一次系统总结。其中规定的大部分中药学理论和配伍规则以及提出的“七情和合”原则在几千年的用药实践中发挥了巨大作用，是中医药药物学理论发展的源头。全书分三卷，载药365种，以三品分类法，分上、中、下三品，文字简练古朴，成为中药理论精髓。

二、中药的用法

（一）配伍

配伍是根据病情需要和药性特点，选择两种或两种以上的药物配合使用。前人在长期的临床实践中，根据药物配伍使用的变化，总结为药物“七情”。

1. 单行　即用单味药物治疗疾病。如独参汤用人参治疗气虚欲脱证。

2. 相须　是指两种以上性能、功效相似的药物合用，以增强疗效。如石膏配知母，增强清热泻火的作用。

3. 相使　是指以一种药为主另一种药为辅，以提高主药的疗效。如黄芪配茯苓治疗脾虚水肿，茯苓能提高黄芪补气利水的功效。

4. 相畏　是指一种药物的毒性反应或副作用能被另一种药物减轻或消除。如半夏的毒性可以用生姜消除，即半夏畏生姜。

5. 相杀　是指一种药物能降低或消除另一种药物的毒性或副作用。如生姜能消除半夏的毒性，即生姜杀半夏。

6. 相恶　是指一种药物能降低另一种药物的功效，甚至丧失药效。如莱菔子能削弱人参的补气作用，即人参恶莱菔子。

7. 相反　是指两种药物同用后，能产生剧烈的毒副作用。详见用药禁忌见本节禁忌中的“十八反”“十九畏”。

（二）禁忌

1. 配伍禁忌　是指某些药物合用会产生剧烈的毒性反应或副作用，或降低和消除药物的疗效，因而应该避免配合使用。包括“十八反”和“十九畏”。

（1）十八反　乌头反半夏、瓜蒌、贝母、白蔹、白及；甘草反海藻、大戟、甘遂、芫花；藜芦反人参、沙参、玄参、丹参、苦参、细辛、芍药。

（2）十九畏　硫黄畏朴硝，水银畏砒霜，狼毒畏密陀僧，巴豆畏牵牛，丁香畏郁金，川乌、草乌畏犀角，牙硝畏三棱，人参畏五灵脂，官桂畏赤石脂。

拓展阅读

十八反、十九畏

（一）十八反歌诀

本草明言十八反，半蒌贝蔹芨攻乌，藻戟遂芫俱战草，诸参辛芍叛藜芦。

（二）十九畏歌诀

硫黄畏朴硝，水银畏砒霜，狼毒畏密陀僧，巴豆畏牵牛，丁香畏郁金，川乌、草乌畏犀角，牙硝畏三棱，官桂畏赤石脂，人参畏五灵脂。

硫黄原是火中精，朴硝一见便相争。

水银莫与砒霜见，狼毒最怕密陀僧。

巴豆性烈最为上，偏与牵牛不顺情。

丁香莫与郁金见，牙硝难合京三棱。

川乌草乌不顺犀，人参最怕五灵脂。

官桂善能调冷气，若逢石脂便相欺。

大凡修合看顺逆，炮爁炙煿莫相依。

《神农本草经·序例》指出，“勿用相恶、相反者”，“若有毒宜制，可用相畏、相杀者尔，勿合用也”。自宋代以后，将“相畏”关系也列为配伍禁忌，与“相恶”混淆不清。因此，“十九畏”的概念，与“配伍”一节中所谈的“七情”之一的“相畏”，涵义并不相同。

“十九畏”和“十八反”诸药，有一部分同实际应用有些出入，历代医家也有所论及，引古方为据，证明某些药物仍然可以合用。如感应丸中的巴豆与牵牛同用；甘遂半夏汤以甘草同甘遂并列；散肿溃坚汤、海藻玉壶汤等均合用甘草和海藻；十香返魂丹是将丁香、郁金同用；大活络丹乌头与犀角同用等等。现代实验研究初步表明，如甘草、甘遂两种药合用时，毒性的大小主要取决于甘草的用量比例，甘草的剂量若相等或大于甘遂，毒性较大；又如贝母和半夏分别与乌头配伍，未见明显的增强毒性。而细辛配伍藜芦，则可导致实验动物中毒死亡。由于对“十九畏”和“十八反”的研究，还有待进一步试验和观察，并研究其机制，因此，应采取慎重态度。一般说来，对于其中一些药物，若无充分根据和应用经验，仍须避免盲目配合应用。

2. 妊娠禁忌　妇女在妊娠期间，某些药物具有损害胎元以致堕胎的副作用，应作为妊娠用药禁忌。根据药物对于胎元损害程度不同，一般将妊娠禁忌药分为禁用药和慎用药两类。禁用药多系毒性较强、药性峻猛的药物，如巴豆、乌头、大戟、斑蝥、蟾酥、三棱、莪术等。慎用药则是通经活血、行气破滞或辛热滑利的药物，如桃仁、红花、大黄、枳实、干姜、附子、肉桂等。

3. 服药禁忌　是指服药期间对某些食物的禁忌，又称忌口。一般在服药期间，应忌食生冷、辛热、油腻、腥膻、有刺激性的食物。根据病情不同，饮食禁忌也有区别。如热证忌食辛辣油腻、煎炸食物；寒证忌食生冷之物；胸痹患者应忌食肥肉、脂肪、动物内脏及烟、酒；肝阳上亢者应忌食胡椒、辣椒、大蒜、白酒等辛热助阳之品；脾胃虚弱者忌食生冷、油炸、黏腻之品；疮疡皮肤病患者忌食鱼、虾、蟹等腥膻发物及辛辣刺激性食品。

（三）剂量

剂量即中药的用量，一般是指干燥后的药材饮片，在汤剂中单味药的成人每日用量中药的计量单位，现在采用公制。剂量大小的选择可以根据中药的药性急缓、作用强弱、有无配伍、剂型以及患者年龄体质、病情轻重等因素确定。

三、中药分类及常用中药

（一）解表药

凡以发散表邪解除表证为主要作用的药物称解表药。根据药物的性能和临床的需要，一般分为辛凉解表药和辛温解表药。

1. 辛凉解表药　性味多辛，发汗力弱，有发散风热的功效，适用于风热表证。症见发热恶寒汗出、咽喉肿痛、口渴、苔薄黄、脉浮数等。常用的药物有薄荷、桑叶、菊花、柴胡、葛根等。

2. 辛温解表药　性味多辛温，发汗力强，有发散风寒的作用，适用于风寒表证。症见恶寒、发热、无汗、头身痛、口不渴、苔薄白、脉浮紧等。常用的药物有麻黄、桂枝、紫苏、白芷、羌活等。

此外，部分解表药还兼有透疹消肿、平喘和祛风止痛的作用。应用本类药物时，应注意根据表证的类型患者体质的强弱选用适宜的药物。发汗不可过量，以微汗为度；对于体虚多汗，热病津伤，久患疮痈、失血、淋病等患者，虽有表证，也应慎用。此类药物大多气味芳香，不宜久煎，以免药效失散。

3. 清热药　凡以清解里热为主要作用的药物，称清热药。本类药物性多寒凉，具有清热泻火、解毒凉血、燥湿和退虚热等功效，主要用于里热证。症见高热、烦渴、汗出、小便色黄、大便干结、舌红苔黄、脉数等。也可用于治疗热痢热泻、目赤肿痛和疮痈肿毒等证，根据功效的不同，大致可分为五类。

（1）清热泻火药　主要以清气分火热之邪为主，适用于温病初期邪入气分所导致的高热汗出烦渴、舌苔黄燥、脉洪数有力等证。

（2）清热解毒药　以清热解毒、疗疮为主，适用于咽喉肿痛、热毒发斑、痈肿疮疡、咽喉肿痛等急性热病。常用药物有金银花、连翘、蒲公英、大青叶、板蓝根、鱼腥草、青黛、鸦胆子、白花蛇舌草、熊胆等。

（3）清热燥湿药　本类药物性味苦寒，苦能燥湿，寒能清热，故具有清热燥湿的功效，并能清热泻火。主要用于湿热证及火热证。常用药物有黄连、黄芩、黄柏、龙胆草等。

(4) 清热凉血药　本类药物多为苦咸寒之品，咸能入血，寒能清热，具有清解营分血分热邪的作用。主要适用于营分、血分等实热证。常用药物有生地黄、玄参、牡丹皮、赤芍、紫草、水牛角等。

(5) 清虚热药　本类药主要适用于肝肾阴虚、虚火内扰所致的骨蒸潮热、午后发热手足心热、虚烦不寐、盗汗遗精等症状。常用药物有青蒿、地骨皮、银柴胡、胡黄连等。

(三) 泻下药

凡能引起腹泻或润滑大肠，促进排便的药物，称为泻下药。主要作用是泻下通便，以排除胃肠积滞及有害物质，或清热泻火，使实热壅滞之邪通过泻下而清解，或逐水退肿，使水湿停饮随从大便排除，达到祛除停饮、消退水肿的目的。主要适用于大便秘结、胃肠积滞、实热内结及水肿停饮等里实证。常用药物有大黄、芒硝、番泻叶、芦荟、火麻仁等。

(四) 祛风湿药

凡以祛除风寒湿邪、解除痹痛为主要作用的药物，称为祛风湿药。本类药适用于风寒湿邪所致的肌肉、经络、筋骨、关节等处疼痛、麻木、重着和关节肿大、筋脉拘挛、屈伸不利等症状。常用药物有独活、威灵仙、蕲蛇、木瓜、秦艽、桑寄生等。

(五) 化湿药

凡气味芳香、性偏温燥、具有化湿运脾作用的药物，称为化湿药。主要适用于脾失健运，湿浊内阻所致的食少倦怠、脘腹胀满、呕吐泛酸、大便溏薄、苔白腻等症状，常用药物有藿香、佩兰、苍术、厚朴、砂仁等。

(六) 利水渗湿药

凡能通利水道、渗泄水湿、治疗水湿内停病证为主要作用的药物，称为利水渗湿药。

本类药主要适用于小便不利、水肿、淋证、黄疸、泄泻、带下等水湿所致的病证。常用药物有茯苓、薏苡仁、车前子、滑石、茵陈蒿、金钱草等。

(七) 温里药

凡以温里祛寒为主要作用，治疗里寒证的药物，称为温里药。本类药物多味辛性温热，主要适用于脾胃受寒或虚寒证、肺寒痰饮证、寒凝肝脉、心阳不振、肾阳虚衰等里寒证。常用药物有附子、干姜、肉桂、吴茱萸、小茴香、丁香等。

(八) 理气药

凡以疏理气机治疗气滞或气逆证为主要作用的药物称为理气药，又称行气药。

本类药物性味多辛苦而芳香，主要适用于脾胃气滞所致的脘腹胀痛、嗳气吞酸、腹泻或便秘，肝郁气滞所致的胸胁胀痛、抑郁不乐、乳房胀痛等证。常用药物有陈皮、枳实、木香、香附、川楝子、玫瑰花等。

（九）消食药

凡以消积导滞、促进消化、治疗饮食积滞为主要作用的药物，称为消食药。本类药性味多甘平，主要适用于饮食积滞所致的脘腹胀满、嗳腐吞酸、恶心呕吐等证。常用药物有山楂、神曲、麦芽、谷芽、莱菔子、鸡内金等。

（十）止血药

凡以制止体内外出血为主要作用的药物，称为止血药。本类药物根据其具体作用又有凉血止血、化瘀止血、收敛止血、温经止血之分，主要适用于各种出血病证，如咯血、吐血、便血、尿血、崩漏、紫癜等证。常用药物有大蓟、地榆、白茅根、三七、茜草、蒲黄、白芨、血余炭、艾叶等。

（十一）活血化瘀药

凡以通畅血行、消散瘀血为主要作用的药物，称为活血化瘀药。本类药物性味多辛、苦，主要适用于瘀血所致的刺痛、半身不遂、关节痹痛、跌扑损伤、痈肿疮疡等证。常用药物有川芎、延胡索、郁金、姜黄、丹参、红花、桃仁、益母草、牛膝、鸡血藤、骨碎补等。

（十二）化痰止咳平喘药

凡能祛痰或消痰的药物，称为祛痰药；凡能制止或减轻咳嗽和喘息的药物，称为止咳平喘药。根据所治痰证的性质祛痰药分为温化寒痰药和清化热痰药。本类药物主要适用于各种痰证，如痰阻于肺之咳喘痰多，痰蒙心窍的眩晕、癫痫；肝风夹痰的中风惊厥等。常用药物有半夏、白芥子、前胡、桔梗、川贝母、浙贝母、瓜蒌、苦杏仁、苏子、枇杷叶、白果、桑白皮等。

（十三）安神药

凡以安定神志为主要作用，用以治疗心神不宁病证的药物，称为安神药。本类药物主要适用于心神不宁、惊悸、失眠、健忘、多梦、惊风、癫痫等。常用药物有龙骨、酸枣仁、柏子仁、远志、合欢皮、夜交藤等。

（十四）平肝息风药

凡以平肝潜阳、息风止痉为主要作用，治疗肝阳上亢或肝风内动病证的药物，称为平肝息风药。本类药物主要适用于头晕目眩、头痛耳鸣、面红目赤、烦躁易怒、惊风抽搐、角弓反张等风证。常用药物有石决明、珍珠母、牡蛎、罗布麻、羚羊角、牛黄、钩藤、天麻、地龙、全蝎、蜈蚣等。

（十五）补虚药

凡以补益正气、增强体质为主要作用，能提高抗病能力，治疗虚证的药物，称为补虚药。本类药物主要适用于气、血、阴、阳不足所致的各种虚证。

1. 补气药 本类药物性味多甘温或甘平，能补益脏腑之气，尤其对脾气虚、肺气虚具有显著疗效。常用药物有人参、西洋参、党参、黄芪、白术、山药、甘草、大枣等。

2. 补阳药 本类药物性味多甘温或咸温或辛热，以温补肾阳为主要作用。适用于脾阳虚、肾阳虚所致的腹痛泄泻、眩晕耳鸣、筋骨痿软、小儿发育不良、崩漏带下等证。常用药物有鹿茸、巴戟天、淫羊藿、补骨脂、肉苁蓉、菟丝子、杜仲、续断、冬虫夏草、紫河车等。

3. 补血药 本类药物性味多甘温或甘平，质地滋润，能补肝养心或益脾。适用于血虚所致的面色萎黄、唇爪淡白、眩晕耳鸣、心悸怔忡、失眠健忘或月经量少、闭经等证。常用药物有当归、熟地黄、白芍、何首乌、阿胶等。

4. 补阴药 本类药物性味多甘寒或苦寒，能滋补阴液，治疗阴液亏虚所致的口渴、五心烦热、潮热盗汗等证。常用药物有南北沙参、百合、麦冬、枸杞、女贞子、龟甲、鳖甲等。

（十六）收涩药

凡以收敛固涩为主要作用，治疗各种滑脱证的药物，称为收涩药，又称固涩药。本类药物性味多酸涩温平，主要适用于久病体虚、正气不固所致的自汗、盗汗、久咳虚喘、久泻久痢、遗精、遗尿、崩漏不止等病证。常用药物有麻黄根、浮小麦、五味子、乌梅、罂粟壳、山茱萸、桑螵蛸等。

（十七）解毒杀虫燥湿止痒药

凡以解毒疗疮、攻毒杀虫、燥湿止痒为主要作用的药物，称为解毒杀虫燥湿止痒药。主要适用于疥癣、湿疹、痈疮疔毒、毒蛇咬伤等病证。其外用方法有研末外敷，或用香油及茶水调敷，或做成药捻、栓剂置入，或制成软膏涂抹，或煎汤浸渍及热敷等。常用药物有炉甘石、硫磺、白矾、硼砂等。

任务二　方剂基本知识

方剂是在辨证立法的基础上，根据病情的需要，选择适当的药物配伍而成的。方剂中各种药物间可以互相增强疗效、降低或消除毒性和副作用、调和偏性、发挥药物综合功能，更能全面地适合临床中各种复杂的病证，是祖国医学理、法、方、药中的一个重要组成部分。

一、方剂的组成与变化

（一）方剂组成原则

方剂不是几种药物随意简单地相加，而是根据病情的需要，在辨证审因、确定治法的基础上，按照一定的组方原则，选择合适的药物，酌定剂量组合而成。组方原则是根据《素问》所说“主病之谓君，佐君之谓臣，应臣之谓使”，即以君、臣、佐、使来说明方剂中药物配伍的主次关系和用药原则。

1. 君药　是针对主因或主证起主要治疗作用的药物，是方剂组成中不可缺少的主药。

2. 臣药　也称辅药，是协助、增强主药的主要治疗作用或针对兼证起主要治疗作用的药物。

3. 佐药　作用：①佐助药，即配合君药、臣药以加强治疗作用，或直接治疗次要的兼证；②佐制药，即用以消除或减弱君药、臣药的毒性，或能制约君药、臣药峻烈之性；③反佐药，即病重邪甚，可能产生拒药时，配用与君药性味相反而又能在治疗中起相成作用的药物。

4. 使药　作用：①引经药，引导药力直达病所；②调和诸药发挥协同作用。

方剂中主辅佐使药物的多少，是根据辨证立法的需要而决定的，不可拘泥于一辙，应以精简有效为原则。

（二）组成变化

方剂的组成既有严格的原则性，又有一定的灵活性。临床应用中，只有根据病情的轻重缓急以及患者的年龄、体质及气候、环境等不同情况，对药味、药量、剂型等进行加减化裁，才能切中病情，提高疗效。

1. 药味增减　方剂中药物的增减主要在臣药、佐药和使药中变化。

（1）随证加减　是在主证、主药不变的情况下，因兼证不同，在原方基础上稍加变动，以适应新病情的需要。这种加减变化不至于引起全方功效的根本改变。

（2）药物配伍的变化　是指在主要药物不变的情况下，改变其主要配伍关系（臣药），其功用主治也随之发生变化。由于改变了方剂的配伍关系，则使全方的功效发生根本变化。例如左金丸与香连丸，同以黄连为主药，但前者辅以吴茱萸，主治肝火犯胃的胃痛吞酸证，而后者辅以木香则能主治大肠湿热的痢疾证。

2. 药量增减　方剂的药物组成虽然相同，因其用量各异，致使方剂的配伍关系及功用主治亦不相同。如小承气汤与厚朴三物汤，二方都由大黄、枳实、厚朴三味药组成。小承气汤中大黄量倍于厚朴，厚朴三物汤中厚朴量倍于大黄，前者的功效以泻热通便为主，治疗热结便秘；后者的功效则以行气消胀为主，主治气滞腹胀。

3. 剂型变化　方剂尽管药物组成、用量完全相同，但由于剂型不同，作用亦不尽相同，但这种差别主要体现在主治病情上有轻重缓急之分。如主治外感风热的银翘散，汤剂效力迅速则宜于外感风热重症；丸剂或片剂效力较缓，则宜于轻症。另外，也可改变或扩大方剂的功效与主治，如抵当丸与抵当汤，均由水蛭虻虫、大黄桃仁所组成，剂量比例也大致相同，但丸剂吸收慢、作用迟缓，适用于下焦蓄血的轻证；而汤剂吸收快、作用迅速，适用于下焦蓄血的重症。

二、常用剂型

剂型是指方剂制备的方法或性状。主要根据病情、方剂特点与药物性质的不同而决定。常用的剂型如下。

(一)汤剂

汤剂是将药物饮片混合加水煎熬后，去渣取汁制成的液体剂型，古称“汤液”，主要供内服，也可用于洗浴、熏洗及含漱。其特点是吸收快，药效迅速，并可按病情需要随证加减，是临床使用最广泛的一种剂型。正如李杲所言：“汤者，荡也，去大病用之。”如小青龙汤治疗外寒内饮、大承气汤泻下实热、独参汤补虚固脱等。

(二)散剂

散剂是将药物粉碎、和匀后制成的粉末剂型，有内服和外用两种。其特点是吸收起效较快、制作简单、节约药材、不易变质、便于携带和服用等，尤其适用于脾胃病的调理和某些急症的治疗，正如李杲所言：“散者，散也，去急病用之。”如藿香正气散、参苓白术散、五苓散等。除内服之外，外科也常用散剂调敷，治疗体表局部病变，如生肌散、金黄散等。

(三)丸剂

丸剂俗称丸药，是将药物细末或提取物加适量的黏合剂或其他辅料制成的丸状固体剂型。临床常见的有蜜丸、水丸、滴丸、糊丸、浓缩丸、蜡丸等。具有吸收慢、药效持久、节省药材、易于贮藏、方便携带和服用方便等特点。适用于慢性、虚弱性疾病，如六味地黄丸、归脾丸、小活络丸等。不过某些有毒或芳香走窜的药物制成的丸药，也可治疗急症，如备急丸、苏合香丸等。

(四)膏剂

膏剂是将药物用水或植物油煎熬去渣浓缩而成的半流体制剂，有内服和外用两种。内服膏剂有流浸膏、浸膏、煎膏三种，一般需加冰糖、蜂蜜等熬成稠厚的膏滋，如龟苓膏、十全大补膏、龟鹿二仙膏、二冬膏等，多用于慢性疾病、病后调理和老人体弱者。外用膏剂有软膏和硬膏两种，软膏多用于疮痈疖肿、烫火伤等证，硬膏多用于风湿痹痛、跌打损伤等证。

(五)酒剂

酒剂又称药酒，是将药物纳入酒中浸取后的酒制剂，可供内服或外用。其功效与药物的性味有关，多用于跌打损伤、风湿痹痛或体虚者。如虎骨木瓜酒可治疗关节痛、屈伸不利；十全大补酒温补气血，用于气血两虚证。

(六)茶剂

茶剂系指饮片或提取物(液)与茶叶或其他辅料混合制成的内服制剂，可分为块状茶剂、袋装茶剂和煎煮茶剂。用时以沸水浸泡，不定时服用，如午时茶、减肥茶等。具有制法简单服用方便等特点。

（七）丹剂

丹剂有内服和外用两种。内服丹剂没有固定剂型，有丸剂也有丹剂，是以药品名贵或疗效显著而得名，如玉枢丹（又称紫金锭）、至宝丹、紫雪丹、天王补心丹等。外用丹剂是以矿石类药物经高温烧炼制成的不同结晶形状的制品，一般以含有汞、硫等矿物药的细末为主，供医治疮疡用，如白降丹、红升丹等。

（八）条剂

条剂也称纸捻，是用桑皮纸黏着药物细末后捻成细条而成。用时插入疮口或瘘管内，有化腐拔毒的功效，是中医外科常用的制剂之一。

（九）锭剂

锭剂系指饮片细粉与适宜黏合剂（或利用饮片细粉本身的黏性）制成不同形状的固体制剂，常用的有紫金锭、薄荷锭等。

（十）片剂

片剂是将药材提取物或药材细粉与辅料混合压制而成的片状剂型。具有用量准确体积小、易于携带和服用方便的特点。桑菊感冒片、橘红片等就是常用的剂型之一。

（十一）露剂

露剂亦称药露，是指含挥发性成分的饮片用水蒸气蒸馏法制成的芳香水剂。常用有金银花露、杏仁露、青蒿露、枇杷露等。

（十二）冲剂

冲剂是将药材提取物加适量赋形剂制成的干燥颗粒状制剂。用时以开水冲服，如乙肝冲剂、板蓝根冲剂等。具有作用迅速、服用方便等特点。

（十三）注射剂

注射剂俗称针剂，是将药物加工精制提炼而成的灭菌溶液或无菌混悬液，可供皮下、肌内、静脉、穴位注射使用。其特点是剂量准确，药效迅速。临床常用的有清开灵注射液、红花注射液、生脉注射液、参附注射液、丹参注射液等。

除了以上常见中药剂型外，还有把动物的皮、骨、甲、角等用水反复煎熬浓缩后，制成固体块状物的阿胶、龟板胶等胶剂；把药粉与面粉相糅合，使之发酵并切成块状的六神曲、半夏曲等曲剂；把丝线或棉线放进药汁里浸煮，用以结扎瘘管或赘肉、痔疮等，使之自行萎缩脱落的线剂；以及用药煎汤浸洗局部或全身的浸洗剂，用药物烧烟熏治的熏剂。近年来，又发展了口服液、冲剂、大输液等新的剂型。总之，中药剂型的种类繁多，名目各异，为中医临证治疗提供了极大的便利。

三、常用方剂

（一）解表剂

凡以解表药为主组成，具有发汗、解肌、透疹等作用，用于治疗表证的方剂，称为解表剂，属于“八法”中的“汗法”。

根据病邪性质和体质强弱分为辛温解表剂、辛凉解表剂、扶正解表剂。

1. 辛温解表剂 适用于风寒表证。代表方有麻黄汤、桂枝汤、九味羌活汤、小青龙汤等。

2. 辛凉解表剂 适用于外感风热，邪在卫分的表热证。代表方剂有银翘散、桑菊饮、麻杏石甘草汤。

3. 扶正解表剂 适用于体质虚弱，感受外邪而出现的表证。代表方剂有败毒散、参苏饮、麻黄附子细辛汤等。

（二）泻下剂

凡以泻下药为主组成，具有通导大便、排出肠胃积滞、荡涤实热、攻逐水饮等作用，用于治疗里实证的方剂，称为泻下剂。属于“八法”中的“下法”。

1. 寒下剂 适用于里热积滞实证。代表方剂有大承气汤、大黄牡丹皮汤等。

2. 温下剂 适用于里寒积滞实证。代表当剂有大黄附子汤、温脾汤等。

3. 润下剂 适用于肠燥便秘证。代表方剂有麻子仁丸、五仁丸、济川煎等。

4. 逐水剂 适用于水饮壅盛于里的实证。代表方剂有十枣汤、舟车丸等。

5. 攻补兼施剂 适用于里实正虚，大便秘结之证。代表方剂有黄龙汤、增液承气汤等。

（三）和解剂

凡具有和解少阳调和肝脾、调和寒热等作用，治疗伤寒邪在少阳、肝脾不和、肠胃不和等证的方剂，统称为和解剂。属于“八法”中的“和法”。

1. 和解少阳 适用于伤寒少阳证。代表方剂有小柴胡汤、蒿芩清胆汤等。

2. 调和肝脾 适用于肝气郁结、横犯脾胃或脾虚不运、营血不足、肝失濡养、疏泄失常而致的肝脾不和证。代表方剂有四逆散、逍遥散、痛泻要方等。

3. 调和肠胃 适用于邪犯肠胃，中焦寒热互结证。代表方剂有半夏泻心汤等。

（四）清热剂

凡以清热药为主组成，具有清热、泻火、凉血、解毒、滋阴透热等作用，治疗里热证的方剂，统称为清热剂。属于“八法”中的“清法”。

1. 清气分热 适用于热在气分、热盛伤津或气阴两伤证。代表方剂有白虎汤、竹叶石膏汤等。

2. 清营凉血　适用于热入营血所致的诸证。代表方剂有清营汤、犀角地黄汤等。

3. 清热解毒　适用于瘟疫、温毒及疮疡疔毒等病证。代表方剂有黄连解毒汤、普济消毒饮、仙方活命饮、凉膈散等。

4. 清脏腑热　适用于邪热偏盛于某一脏腑而产生的火热证。代表方剂有导赤散、龙胆泻肝汤、苇茎汤、泻白散、清胃散、玉女煎、芍药汤等。

5. 清热祛暑　适用于感受暑邪而发生的暑热证。代表方剂有新加香薷饮、六一散、清暑益气汤。

6. 清虚热　适用于热病后期，余热未尽，阴液已伤，热伏阴分所致的虚热证。代表方剂有青蒿鳖甲汤、当归六黄汤、清骨散等。

（五）温里剂

凡以温热药为主组成，具有温里助阳散寒通脉等作用，治疗里寒证的方剂，统称为温里剂。属于“八法”中的“温法”。

1. 温中祛寒　适用于中焦虚寒证。代表方剂有理中丸、小建中汤、吴茱萸汤等。

2. 回阳救逆　适用于肾阳虚衰，阴寒内盛，甚或阴盛格阳及戴阳的急危重症。代表方剂有四逆汤、回阳救急汤等。

3. 温经散寒　适用于寒邪凝滞经脉所致的证候。代表方剂有当归四逆汤、黄芪桂枝五物汤等。

（六）补益剂

凡以补益药为主组成，具有补养人体气、血、阴、阳之不足的作用，治疗各种虚证的方剂，统称为补益剂。属于“八法”中的“补法”。

1. 补气剂　适用于气虚证。代表方剂有四君子汤、参苓白术汤、补中益气汤、生脉散、玉屏风散等。

2. 补血剂　适用于血虚证。代表方剂有四物汤、当归补血汤、归脾汤等。

3. 气血双补剂　适用于气血两虚证。代表方剂有八珍汤、炙甘草汤等。

4. 补阴剂　适用于阴虚证。代表方剂有六味地黄丸、左归丸、大补阴丸等。

5. 补阳剂　适用于肾阳虚证。代表方剂有肾气丸、右归丸等。

（七）固涩剂

凡以固涩药为主组成，具有收敛固涩作用，用于治疗气、血、津、精耗散滑脱之证的方剂，称为固涩剂。

1. 固表止汗　适用于自汗或盗汗证。代表方剂有牡蛎散等。

2. 敛肺止咳　适用于久咳肺虚之证。代表方剂有九仙散等。

3. 涩肠固脱　适用于泻痢久不止、脾肾虚寒以致大便滑脱的病证。代表方剂有真人养脏汤、四神丸等。

4. 涩精止遗　适用于遗精滑泄尿频遗尿诸证。代表方剂有金锁固精丸、桑螵蛸散等。

5. 固崩止带 适用于崩漏及带下日久不止等证。代表方剂有固冲汤、固经丸、完带汤等。

（八）安神剂

凡以安神药为主组成，具有安神定志作用，治疗神志不安病证的方剂，统称为安神剂。

1. 重镇安神 适用于心肝阳亢，热扰心神所致的神志不安的实证。代表方剂有朱砂安神丸等。

2. 补养安神 适用于阴血不足、心神失养所致的神志不安的虚证。代表方剂有天王补心丹、酸枣仁汤、甘麦大枣汤等。

（九）开窍剂

凡以芳香开窍药为主组成，具有开窍醒神作用，治疗窍闭神昏之证的方剂，统称为开窍剂。

1. 凉开 适用于温热之邪内陷心包的热闭证。代表方剂有安宫牛黄丸、紫雪、至宝丹等。

2. 温开 适用于寒邪痰浊内闭之证。代表方剂有苏合香丸、紫金锭等。

（十）理气剂

凡以理气药为主组成，具有行气或降气的作用，治疗气滞或气逆病证的方剂，统称为理气剂。属于“八法”中的“消法”。

1. 行气 适用于气机郁滞的病证。代表方剂有越鞠丸、柴胡疏肝散、半夏厚朴汤、金铃子散、瓜蒌薤白白酒汤、天台乌药散。

2. 降气 适用于气机上逆的病证。代表方剂有苏子降气汤、定喘汤、四磨汤、丁香柿蒂散等。

（十一）理血剂

凡以理血药为主组成，具有活血化瘀或止血作用，治疗瘀血和出血证的方剂，统称为理血剂。

1. 活血化瘀 适用于各种瘀血阻滞病证。代表方剂有桃核承气汤、血府逐瘀汤、补阳还五汤、复元活血汤、温经汤、生化汤、桂枝茯苓丸等。

2. 止血 适用于血溢脉外而出现的吐血、衄血、咯血、便血、尿血、崩漏等各种出血证。代表方剂有十灰散、四生丸、小蓟饮子、槐花散等。

（十二）治风剂

凡以辛散祛风或熄风止痉药为主组成，具有疏散外风或平息内风的作用，治疗风病的方剂，统称为治风剂。

1. 疏散外风　适用于外风所致的病证。代表方剂有川芎茶调散、大秦艽汤、牵正散、消风散等。

2. 平息内风　适用于内风所致的病证。代表方剂有羚角钩藤汤、镇肝熄风汤、天麻钩藤饮等。

（十三）治燥剂

凡以轻宣辛散或甘凉滋润的药物为主组成，具有轻宣外燥或滋阴润燥等作用，以治疗燥证的方剂，统称为治燥剂。

1. 轻宣外燥　适用于外感温燥和凉燥之证。代表方剂有杏苏散、桑杏汤、清燥救肺汤。

2. 滋阴润燥　适用于脏腑津液耗伤所致的内燥证。代表方剂有麦门冬汤、养阴清肺汤、百合固金汤、增液汤、玉液汤。

（十四）祛湿剂

凡以祛湿药为主组成，具有化湿行水、通淋泄浊等作用，以治疗水湿为病的方剂，统称为祛湿剂。

1. 化湿和胃　适用于湿浊阻于中焦所致的脘腹痞满、恶心呕吐、大便稀溏、食少、体倦等证。代表方剂有平胃散、藿香正气散等。

2. 清热祛湿　适用于湿热外感，或湿热内盛，以及湿热下注所致的湿温黄疸、热淋和下肢痿痹等。代表方剂有茵陈蒿汤、八正散、三仁汤、甘露消毒丹、二妙散等。

3. 利水渗湿　适用于水湿壅盛所致的蓄水、癃闭、淋浊、水肿、泄泻等证。代表方剂有五苓散、猪苓汤、防己黄芪汤。

4. 温化水湿　适用于脾肾阳虚，气不化水所致的阴水、痰饮、尿浊等证。代表方剂有苓桂术甘汤、真武汤、实脾散、萆薢分清饮。

5. 祛风胜湿　适用于风湿袭表或风湿侵犯筋骨经络所致的头痛身重、腰膝关节疼痛、活动不利。代表方剂有羌活胜湿汤、独活寄生汤等。

（十五）祛痰剂

凡以祛痰药物为主组成，具有祛除痰饮作用，治疗各种痰病的方剂，统称为祛痰剂。属于“八法”中的“消法”。

1. 燥湿化痰　适用于湿痰证。代表方剂有二陈汤、温胆汤等。

2. 清热化痰　适用于热痰证。代表方剂有清气化痰丸、小陷胸汤等。

3. 润燥化痰　适用于燥痰证。代表方剂有贝母瓜蒌散等。

4. 温化寒痰　适用于寒痰证。代表方剂有苓甘五味姜辛汤等。

5. 治风化痰　适用于内风夹痰证。代表方剂有半夏白术天麻汤等。

（十六）消食剂

凡以消食药物为主组成，具有消食健脾、消痞化积作用，治疗食积停滞的方剂，统称为消食剂。属于“八法”中的“消法”。代表方剂有保和丸、枳实消痞丸等。

（十七）驱虫剂

凡以驱虫药为主组成，具有驱虫或杀虫等作用，用于治疗人体寄生虫病的方剂，统称为驱虫剂。代表方剂有乌梅汤等。

任务三　方药施护

> **考点提示**
>
> 汤剂的煎法。

一、中药汤剂煎服方法及护理

（一）中药汤剂的煎煮法

汤药是中医临床上最常用的一种剂型，汤药煎煮方法的正确与否对药效影响极大，历代医家都颇为重视。《医学源流论》说：“煎药之法，最宜深讲，药之效不效，全在乎此。”

1. 煎药用具　通常以带盖的陶瓷砂锅、瓦罐为主。因为此类容器不易与中药发生化学反应，且导热性能缓和，受热均匀。此外，搪瓷类、玻璃器皿、不锈钢容器也可用于煎药，其优点是性质稳定，不易与药物成分发生化学反应，不足之处是传热较快，不利于药物有效成分的析出，且散热较快，怕碰击。煎煮中药禁忌铁、锡、铜、铝，因为此类容器易与中药发生化学反应，对人体产生副作用，从而影响疗效。

2. 煎药用水　水质要求：以水质纯净为原则，用水必须洁净澄清，无异味，含矿物质及杂质极少。一般的生活饮用水都可用来煎煮中药，宜选常温水，忌用开水。一般是应根据药物的性质、吸水量的大小、煎煮时间、治疗所需药量等因素决定。水量要求：煎药加水要适量，将中药饮片适当按压，临床常采用第一煎加水至漫过饮片3～5cm，第二煎加水至漫过饮片2～3cm。质地坚硬、黏稠或需久煎的药物加水量可略多；质地疏松或有效成分容易挥发，煎煮时间较短的药物，加水量可略少。

3. 泡药　煎药前，一般的复方制剂浸泡30～60分钟，宜用冷水浸泡。以根茎、果实、种子类为主的，浸泡60分钟左右；以花叶草类为主的，浸泡20～30分钟。夏季气温较高，浸泡时间不宜过长，以免变质。水应一次加足，不要中途加水，更加不能把药煎干之后重新加水，药煎煳之后就不能服用。

4. 煎药火候及时间　煎药的时间一般以药物煮沸之后开始计算。煎药时不宜频频揭开锅盖，以免有效成分挥发。各类药物的煎煮时间与火候，应该根据药物性能及功用而定。

（1）先武后文　一般药物宜用，先用武火（大火）煮沸，再改用文火（小火）微沸状态煎煮20～30分钟，第二煎时间略短，文火煎煮10～15分钟，滤出药液，混合后分2～3次服用。

（2）武火急煎　武火迅速煮沸后改用文火煎10～15分钟即可，以防药性挥发。此法适用于解表药及芳香性药物等不宜久煎之品。

（3）文火久煎　煮沸后宜文火久煎40～60分钟，二煎30分钟左右，以使有效成分充分溶出，此法适用于滋补类、矿物类和贝壳类药物。此外有毒性的中药，一般文火久煎60～90分钟。

5. 煎煮次数　一般来说，一剂药可煎2～3次，最少应煎2次，目的是避免浪费，充分利用药材。煎煮时药物有效成分溶解进入水溶液中，到药材内外溶液的浓度达到平衡时，有效成分就不再溶出了，因此只有将药液滤出，重新加水煎煮，有效成分才能继续溶出。

6. 取药　药物煎好后，应趁热取药汁，防止某些有效成分因温度降低而降低溶解度，加之药渣的吸附作用，影响疗效。用纱布将药液滤过或绞渣取汁。每剂药各煎的总取汁量为250ml左右，儿童减半。

7. 特殊煎法

（1）先煎　矿物、贝壳类药物，质地坚硬，有效成分难以溶出，应打碎先煎30分钟左右，如磁石、龙骨、牡蛎等。毒性较强的药物，久煎可以降低毒性，应先煎30～60分钟。如附子、川乌等。

（2）后下　药物气味芳香，久煎易挥发失效，如薄荷、木香、砂仁等；有些药物久煎有效成分破坏。如大黄、青蒿、钩藤等，宜在其他药煎好前4～5分钟入煎。

（3）包煎　粉末状、细小种子、有绒毛的药物，宜用纱布包煎，以免药液成糊状或使锅底焦煳难于过滤，也可减少对咽喉及消化道的刺激。如滑石、车前子、蒲黄、海金沙、辛夷、旋覆花等。

（4）另煎　某些贵重药物，应另煎取汁兑服，以免煎出的有效成分被其他药渣吸附，造成浪费。如人参、西洋参等。

（5）烊化　胶质黏性大的药物，宜另行单独溶化后，再与煎好的药汁兑服。如阿胶饴糖、鹿角胶等。

（6）冲服　某些贵重药、细料药、量少或不耐高温煎煮的药物，应研末，兑入煎好的药液或开水冲服。如三七粉、雷丸、沉香等。

（7）泡服　对于含有挥发油，容易出味，用量又少的药物，可用开水半杯，或将煎好的一部分药液趁热浸泡（须加盖，以减少挥发）。如藏红花、番泻叶、胖大海等。

（8）兑入冲服　对于液体中药，放置其他药中煎煮，往往会影响其成分。故应待其他药物煎煮去渣取汁后，再进行兑入服用。如竹沥、黄酒、鲜藕汁、姜汁、梨汁、鲜生地汁等。

（9）煎汁熬药　某些药物体积较大而体质较轻，需水量甚大或吸水量大的，可将它选出，加适量的水煎熬2～3次，滤出药液，用以煎熬其他药物。如丝瓜络、竹茹、灯心草、通草、大腹皮等。

（二）中药汤剂的服用方法

> **考点提示**
> 中药的服法。

1. 服药时间 根据病情需要和药物特性，选择适当的服药时间，也是合理用药的要求。古代医家对此很讲究。《汤液本草》说："药气与食气不欲相逢，食气消则服药，药气消则进食，所谓食前食后盖有义在其中也。"

一般来说，驱虫药和泻下药宜在清晨空腹时服；补益药宜在饭前服；消食药和对胃肠道刺激性较大的药宜在饭后服；安神药宜在睡前服；止呕药宜少量频服；小儿服中药，每次不能多服者，可多次分服。无论饭前或饭后服药，服药与进食都应间隔1小时左右，以免影响疗效。

2. 服药次数 一般汤剂每日1剂，每剂分2～3次服用。重症患者可1日多剂，以加强疗效。呕吐患者宜少量频服；咽喉肿痛者可频频含咽；小儿服药可适当增加次数；发汗药、泻下药、催吐药应中病即止，以免损伤正气。

3. 服药温度 服药的冷热适度，应根据病情和药物性质，来具体确定。服药的冷热，多指汤剂而言。一般汤剂，所谓"汤者荡也"，故多宜温服。若治寒证用热药，更宜热服。特别是辛温发汗解表药用于外感风寒表实证，不仅药宜热服，还需服药后温覆取汗。至于治热病所用寒凉药，如热在胃肠，患者欲冷饮者可凉服；如热在其他脏腑，患者不欲冷饮者，寒药仍以温服为宜。另外，用从治法时，也有热药凉服，或凉药热服者。至于丸、散等固体药剂，除特别规定外，一般都宜用温开水送服。

4. 服药食忌 俗称"忌口"，指服药期间，要注意饮食禁忌。不适当的饮食，可能会加重旧病或变生新病，或降低药效，或诱发不良反应。服药宜忌主要有两个方面：一是疾病对饮食的宜忌，如水肿病宜少食盐，消渴病宜少食糖，下利慎油腻等；二是药物对饮食的宜忌，如服用荆芥时宜忌食河豚和无鳞鱼，服用人参时宜忌食萝卜等。

（三）中药内服法的护理

1. 解表类药物的服法与护理

（1）服药方法　汤剂应温服或热服，服药后静卧休息，温覆取汗或啜热粥以助汗达邪。

（2）起居调护　注意避风寒，持室内空气对流通畅，同时防止患者汗出当风，防止复感外邪，室内清洁安静，室温适宜。服药期间室内应保持相对稳定的温度，冬季室温宜控制在16～22℃，室温过低不利于发汗；夏季室温宜维持在25℃左右，注意休息。

（3）饮食护理　饮食应清淡，食用易消化的半流质或软食。多饮开水，忌荤腥油腻及生冷滋腻之品。

（4）施护观察　注意观察患者的症状及体温变化，按时测量并记录体温、脉搏等。发汗要因人因时制宜，如暑天炎热，汗之宜轻；冬季寒冷，汗之宜重；体虚者，汗之宜缓；体实者，汗之宜峻等。观察患者出汗情况，以遍身微汗为宜，如汗出不畅或无汗，可加衣被、服热粥或继续用药以促进发汗；如汗出较多，会伤津耗液、损伤正气，可给患者口服糖盐水；若汗出不止，易致亡阴亡阳，应及时采取措施止汗，汗出热退时，应及时用毛巾擦干汗迹，有利于表邪外达。对老幼及重症患者要特别加强护理，防止高热抽搐、虚脱或其他并发症。

（5）用药注意　服用解表药时，禁用或慎用解热镇痛类药物，如布洛芬、对乙酰氨基酚等，防止出汗太过；服用含有麻黄的汤药后要注意观察患者血压及心率变化，尤其是患有心血管疾病的老年患者。

2. 清热类药物的服法与护理

（1）服药方法　清热之剂，宜饭后30分钟凉服或温服，中病即止，不可过用，并应注意休息，调畅情志，以助药力顺达。

（2）起居调护　病室要保持通风、凉爽。炎热季节应用空调及空气净化器，根据患者发热程度，调节室内温度。不宜劳累，高热患者应卧床休息。汗出较多者，应及时更换衣被。

（3）饮食护理　饮食上应给予寒凉性食品以助清除内热，多食蔬菜、水果类的食物，如苦瓜、西瓜、黄瓜、绿豆、藕、梨、莴苣等。鼓励患者多饮水，食用生津止渴之品，可多饮清凉饮料，如西瓜汁、芦根煎水代茶饮等，以辅助清热。忌辛辣油腻煎炒之品。

（4）施护观察　服药后需观察病情变化，注意观察发热的规律、特点及伴随症状，必要时给予物理、药物、针刺等降温措施。密切观察患者体温、脉搏、呼吸、神志等变化，并正确记录。如服白虎汤后，患者体温渐降、汗止渴减、神清脉静，为病情好转之象。若患者服药后壮热烦渴不减，并出现神昏谵语、舌质红绛，为疾病由气分转入营分或气营两燔；若服药后壮热不退而出现四肢抽搐或惊厥者，为热盛动风，应立即采取救护措施。对疮疡肿毒之证，在服药过程中若肿消热退，为病退之象；若已成脓，则应切开排脓。对热入营血者，要注意观察神志变化、出血及动风之兆，一旦发现异常，应立即组织处理。高热不退者，可同时配合物理降温。

热病患者，心情烦躁，情绪易于激动，应做好心理疏导工作，消除忧虑与恐惧感，使患者心情愉快。疫疠患者要隔离消毒，特别是要消毒病室及患者餐具、衣被等，防止相互传染。

（5）用药注意　清热类药物，药性寒凉，易伤脾胃，凡脾胃虚弱、食少便溏者慎用。热证易伤津液，苦寒药物又易化燥伤阴，故阴虚患者亦当慎用。

3. 泻下类药物的服法与护理

（1）煎服方法　攻下药中的大黄要后下或泡服，不宜久煎；芒硝不宜同其他药同煎，宜冲服或溶化后服；番泻叶宜泡服；芦荟宜入丸散服。攻逐水饮药多用散剂；巴豆多与它药制成丸剂；润下药多作丸剂。泻下药一般宜空腹服用，如单纯为通便而服用润下药，应于睡前服用。泻下药因其苦寒、易伤胃气，应得泻即止，不宜再服。

（2）饮食调护　饮食调理因病而异，实热证者，宜用清补膳食，忌食辛热毒发之物；里寒证者，宜用甘温平补膳食，忌服寒凉滋腻食品。应多食蔬菜等含粗纤维的食物，戒烟酒。

（3）施护观察　服药后要认真观察患者的脉象、血压、神志等变化及腹痛、腹泻情况。如腹痛剧烈、腹泻不止、大汗淋漓，或腹泻不多，但呕吐频频、气短心慌等为中毒现象，应及时报告医生进行处理，以防发生意外。

（4）用药注意　攻下药、峻下逐水药作用峻猛，或具有毒性，易伤正气及脾胃，故年老体虚、脾胃虚弱者当慎用，妇女胎前产后及经期应当忌用。病后体虚、年老体弱者，产妇津血不足而致大便干结难下者，应选用润下类药物。

4. 祛湿类药物的服法与护理

（1）服用方法　祛风湿药治疗痹症，痹证多属慢性疾病，病程漫长，病情缠绵难愈，应长期服药治疗。为服用方便，该类药物多制成酒剂、丸剂、散剂、片剂及膏剂服用。酒剂还可增强祛风湿的功效；也可制成外敷剂型，直接用于患处局部。大部分祛风湿药对胃肠有刺激，故宜饭后服用。长期服用祛风湿药酒时，要严密观察病情，谨防药物蓄积中毒。如发现患者唇舌麻木、头晕、心悸等症状，多为中毒反应，应立即停药。因此，应严格控制每次剂量及服药周期，防止中毒。

芳香化湿药多气味芳香，富含挥发油易挥发，入汤剂不宜久煎，一般煎煮10～15分钟即可，以免影响药效。

（2）起居调护　病室宜温暖、向阳、干燥、通风，防止复感湿邪而加重病情。

（3）饮食调护　饮食护理因病而异，宜食易消化、营养丰富的食物，忌生冷、油腻之物。服淡渗利湿之品，饮食宜清淡，可多食白菜、芹菜、马齿苋等有利尿作用的食物。

（4）施护观察　服药后应注意患者舌苔变化，舌苔渐退为向愈之兆。利水渗湿药可使小便通畅，尿量增多，服药后要注意观察小便排出是否通畅、尿量变化、水肿消退情况等。

（5）用药注意　祛风湿类药物药性多燥，易耗伤阴血，阴虚血亏者应慎用。

5. 温里类药物的服法与护理

（1）煎服方法　温阳药肉桂宜后下，附子宜先煎、久煎；阴寒太盛、药物入口即吐者，宜采用冷服，或加反佐药如少佐苦寒、咸寒之品，以免格拒不纳。昏迷患者可鼻饲给药。

（2）起居调护　采取各种防寒保暖措施，不要随意减少衣服，冬季要提高室温。服药后，宜卧床休息，加厚衣被，进热饮，以助药力透达四肢。

（3）饮食调护　宜进热食、热饮，给予营养丰富、易消化的流质、半流质温补膳食，以助药力，如温性的狗肉、羊肉、龙眼肉、生姜、大葱、大蒜、胡椒等，以增强温中散寒、振奋阳气的功效。忌食生冷瓜果及不易消化的食物。

（4）施护观察　服药期间应密切观察患者的神志、面色、脉象及四肢回暖的变化。

如服药后患者汗出不止、厥冷加重、烦躁不安、脉细散无根等，为病情恶化，应积极配合医生抢救。

（5）用药注意　使用温里药要因人、因时、因地制宜。平素火旺之人，或阴虚失血之体，或暑热季节，或南方温热之地，剂量宜轻，不可久服；若冬季气候寒冷，或素体阳虚之人，剂量可适当增加。温里类药物药性多辛热燥烈，易耗阴助火，凡实热之证，阴虚火旺、津血亏虚者忌用，孕妇应慎用。

6. 理气类药物的服法与护理

（1）煎服方法　理气类药物大多含有挥发油成分，不宜久煎。宜制成散剂、丸剂服用，疏肝理气的药物可醋制以引药入经，加强理气止痛的功效。服药须中病即止，不宜过剂。

（2）起居调护　病室要保持安静、整洁、优美、舒适、温度适宜、空气新鲜，使患者精神愉快，避免噪声等不良刺激。生活起居有节，注意休息。

（3）饮食调护　注意饮食调理，无热象者宜用温通类的膳食，忌食生冷瓜果、油腻厚味、不易消化之品。

（4）用药注意　本类药物大多辛温香燥，气虚、血虚、阴虚火旺者慎用。若属辛香走窜破气之品，易伤胎气，孕妇慎用。

7. 消导类药物的服法与护理

（1）煎服方法　消导之药，气味清淡，取其气者，为理气宣散之品，煎煮时间宜稍短；药味重厚，取其质者，如消食祛积，软坚之品，煎煮时间稍久（沸后煎煮20～30分钟）。消导药宜饭后温服。

（2）饮食调护　以平补之类膳食为宜，半流质或软食。定时定量，少食多餐，切勿过饱，以软、烂、清淡、易消化、富有营养为原则。忌生冷、硬、肥甘厚昧之品。常用食物如山楂、白萝卜等；婴儿应减少乳食量。

（3）施护观察　应用消食剂，应注意观察患者大便的性状、次数、量、气味和腹胀、腹痛及呕吐情况等。如变生他证，立即报告医生，给予相应治疗。该类疾病多虚实夹杂，故治疗上应灵活配伍，护理上要辨证施护。

（4）用药注意　服人参时忌用莱菔子；哺乳期妇女应用消导药时忌用麦芽；此类药物属祛邪之剂，故纯虚无实者，不宜使用。兼有泻下或通导功效者，中病即止，不可久服，以免伐伤正气。一般不与补益药和收敛药同用，以免降低药效；与西药同服时，应注意配伍禁忌，如山楂丸味酸，忌与复方氢氧化铝（胃舒平）、碳酸氢钠等碱性药物同服，以免酸碱中和，降低药效。

8. 驱虫类药物的服法与护理

（1）煎服方法　驱虫药宜在空腹或睡前服用，中病即止，不宜过服。一次不应，可间隔一段时间再服。

（2）饮食调护　服药时忌食油腻，驱虫后注意饮食调理脾胃。

（3）施护观察　服药后，要注意观察虫体排出情况，特别是驱绦虫时，要确保虫体全部排出。

（4）用药注意　根据各种驱虫药的特性，妥善掌握用量和用法，部分药物具有较大的毒性，应用时必须注意剂量。孕妇、年老体弱者应慎用，发热或腹痛较剧时，暂不宜用驱虫药。

9. 止血类药物的服法与护理

（1）煎服方法　止血药用量用法各不相同，或用于汤剂，或直接研粉吞服，有需用量较大者，注意合理应用。

（2）起居调护　出血期应注意卧床休息。大出血者须绝对卧床，嘱患者减少说话和活动，以免耗气动血。呕血患者应禁食8～24小时。

（3）饮食护理　饮食有节，以营养丰富、易消化为原则，禁烟酒及辛辣、炙博、煎炸之品，以免辛燥动火，迫血妄行。

（4）情志护理　应耐心细致地解释、劝慰与疏导，消除患者紧张、恐惧的心理，使之情绪稳定，放松身心，配合治疗。

（5）施护观察　注意观察出血的部位、数量、颜色、次数，定时测量记录血压、脉搏、呼吸等，如有异常，应及时报告。大出血时，要及时采取急救措施。

10. 活血化瘀类药物的服法与护理

（1）煎服方法　入药以丸散剂为佳。活血止痛类药物宜酒、醋制，宜饭后服用，或适当配伍消食和胃药品，以助药物吸收。破血逐瘀的虫类药物，如虻虫、斑蝥等大多有毒，内服应严格掌握剂量，中病即止。

（2）饮食护理　治疗外科疮疡肿毒之证，饮食以清补为主，忌食虾、蟹及辛辣滋腻之品。治疗外科跌打损伤等证，饮食以平补为宜。

（3）施护观察　注意观察患者疼痛的程度及肿块的大小、软硬度的变化等。治疗癌肿时，一般需要长期用药，故要定期检查肝肾功能，防止损伤。

（4）用药注意　本类药物易耗血动血，对妇女经期出血过多及其他出血证无瘀血现象者忌用，孕妇慎用或忌用。

11. 化痰止咳平喘类药物的服法与护理

（1）煎服方法　半夏、南星、白芥子、皂荚等大多有毒，内服剂量不宜过大，严格控制剂量；祛痰药宜饭后温服；平喘药宜在哮喘发作前1～2小时服用。

（2）饮食护理　应给予清淡、易消化、富有营养的食物。发热期以素食、流质为宜，鼓励多饮水，忌辛辣刺激、过咸过甜、油腻食物，戒烟忌酒。

（3）施护观察　重点观察咳嗽的变化及痰的质、量、色、味及咳痰是否通畅。痰多咳嗽无力者，应协助拍背排痰，必要时用吸痰器以助排痰；呼吸困难者应给予氧气吸入。若咳嗽剧增、胸痛，提示病情加重，应及时报告医生。痰稠者，可雾化吸入药物，稀释痰液，易于咳出。咳喘频繁、烦躁不安者，应给予心理安慰，稳定情绪，或转移注意力，以减轻咳嗽。

（4）用药注意　外感咳喘初起或痰壅咳喘者，不宜用敛肺止咳药。

12. 平肝息风类药物的服法与护理

（1）煎服方法　矿石介贝类质坚沉重，用量应大，生用打碎先煎；钩藤有效成分易被高热破坏，入汤剂应后下；羚羊角为贵重之品，一般入丸散服用；昆虫类药物宜研末冲服；全蝎、蜈蚣为有毒之品，用量不宜过大；平肝息风类药物宜饭后服用。对破伤风等惊厥患者不能服药者，可鼻饲给药。

（2）饮食护理　饮食以清淡、营养丰富、易消化流质为主，以固护胃气。

（3）施护观察　眩晕患者服药后，要静卧调养，保证充足睡眠，避免情绪波动；对惊痫、痉厥患者，注意观察血压、脉搏、神志、呼吸、瞳孔等变化，出现异常，应立即报告医生进行救治。

（4）用药注意　平肝息风类药物，药性不同，有偏寒凉、温燥的不同。一般来说，脾虚慢惊，非寒凉所宜；阴虚血亏者，又当忌用温燥之品。

13. 开窍类药物的服法与护理

（1）煎服方法　本类药物内服只入丸剂、散剂，不宜煎服。且本类药物为救急、治标之品，只宜暂服，不可久服。

（2）饮食护理　高热昏迷者应禁食。在禁食情况下，应予以静脉输液补充足够的水分和营养。一般患者给予营养丰富、易消化的流质或半流质饮食。

（3）施护观察　密切观察体温、脉搏、呼吸、血压的变化，及面色、汗出、舌象等情况。昏迷患者要保持呼吸道通畅，并及时清除口腔、鼻腔内的分泌物。

（4）用药注意　忌用于高血压、脑血管意外、颅脑外伤等所致昏厥者；虚脱证的神志昏迷，也当忌用。

14. 安神类药物的服法与护理

（1）煎服方法　矿石介壳类的安神药，质地沉重，应打碎先煎、久煎。如研粉服用，易伤胃气，不宜多服、久服。脾胃虚弱者，更须慎用。朱砂有毒，琥珀入煎易于结块，远志能引起恶心、呕吐，所以应注意用量用法。掌握正确的服药时间，宜午后或晚上临睡前各服1次，使药物达到安神催眠的目的。

（2）饮食护理　注意饮食调节，以清淡可口为原则。晚餐不宜过饱，且应避免辛辣厚味等不易消化的食物，并忌烟酒、浓茶、咖啡等。

（3）施护观察　注意了解患者失眠的特点及伴随症状，观察患者的睡眠情况及睡眠时间、用药情况及反应等。失眠患者多有一定的心理负担，护理时应注意精神调节，消除患者紧张焦虑情绪，保持平和心态，以利于改善睡眠状态，提高睡眠质量。

15. 补益类药物的服法与护理

（1）煎服方法　补益类药物大多质重味厚，宜多加水，浸透、煎透，一般煮沸后文火久煎。阿胶、鹿角胶宜烊化；人参另煎。本类药物宜饭前或空腹服用。虚羸不足之证，多病程较长，患者须长期坚持用药，宜采用蜜丸、膏剂、口服液等剂型，以便于保存和服用。凡丸剂、膏剂药品，宜密封、干燥保存，防止虫蚀、霉变，避免药物疗效降低。偶尔外感，应停服补药以防闭门留寇。

（2）饮食护理　此类患者脾胃运化功能差，调护时要注意“三分治疗，七分营养”和“药补不如食补”的原则，饮食上应对证进补。阳虚者，可选用牛肉、羊肉和龙眼肉等温补之品，忌生冷瓜果和凉性食品；阴虚者，可选用银耳、术耳、甲鱼等清补之物，忌烟酒、辛温香燥、耗津伤液之品；气虚者，可选用山药及母鸡人参汤、黄芪粥等健脾、补肺、益气之品，忌生冷饮食；血虚者，可选用动物血、猪肝、红枣、菠菜等补血养心之品；冬季宜温补，夏季宜清补。

（3）起居调护　注意生活规律，起居有节，避免重体力劳动，保持充足的睡眠和休息，节制房事等。劳逸结合，适当锻炼身体，提高抗病能力。

（4）施护观察　虚证患者多为大病初愈或久病不愈，易产生忧愁、悲观、焦虑等不良情绪，应做好患者的心理疏导工作。

（5）用药注意　以渐进为主，不可大量摄补，以防壅滞之弊。补气助阳药，性多温燥，肝阳上亢、阴虚内热患者应慎用；滋阴养血药物性多滋腻，脾胃虚弱者应配伍健脾益胃药。

16. 收涩类药物的服法与护理

（1）饮食护理　饮食宜富于营养，易消化之品，平补为主，忌食生冷、寒凉之物。

（2）起居调护　服药期间，患者要起居有常，劳逸结合。滑脱体虚较重者，以静养为主。滑脱证患者大多病情来势较猛，患者易产生恐惧、焦虑感，应使患者了解发病原因，保持平和心态。

（3）施护观察　收涩类药物多用于滑脱病证，滑脱证多因正虚不摄而致滑脱不禁，故收涩药物多为应急治标之品，滑脱病势一旦控制，应立即针对正气亏损，服用补虚药，促进病愈。

（4）用药注意　收涩药性涩敛邪，故表邪未解、咳嗽初起、湿热所致之泻痢带下、血热出血以及郁热未清者，均不宜用。

（四）外用方药及护理

外用方药在中医临床学中占有重要地位，常用的外用方药有膏药、油膏、散剂、酊剂、洗剂等，在使用中方法各异，功能各有侧重。

1. 膏药疗法的护理

（1）适应范围　黑膏药多用于疖毒未溃时，或瘰疬、乳核等；狗皮膏药多用于风湿及跌打损伤；白膏药多用于外科痈疡疖肿脓已成未溃，或已溃毒未尽者；红膏药用于成脓尚未溃破者。

（2）操作方法　贴膏药前，清洁患部皮肤，剃去较长较密的毛发。根据病灶范围，选择大小适合的膏药，剪去膏药四角，并在边缘上剪些小裂口。将膏药加热软化后，贴敷患处。红膏药禁止直接加热，可隔水间接加热，膏药敷贴后，用胶布固定，若在关节部位，用绷带固定。若膏药掺入人工麝香、冰片、丁香、肉桂等香窜之品，不宜烘烤太久，以免药性挥发，降低药效。

（3）护理及注意事项　注意观察皮肤反应，若发生皮肤过敏反应，局部瘙痒明显者，或潮红、丘疹、水泡，应立即取下膏药，改用油膏剂。一般用于疮疡的硬膏可3～5天更换1次。薄型膏药多用于溃疡，须每日更换，如脓水较多，可一日数换，以确保疮口引流通畅。

膏药取下后，局部用松节油擦拭干净。

2. 熏蒸疗法的护理　熏蒸疗法是将药物燃烧或加热后，利用药物的热力和借助烟气上熏或蒸汽渗透作用的治疗方法，具有温经通络、活血消肿、祛风除湿、杀虫止痒之功。

（1）适应范围　熏法常用于治疗室、病室内的空气消毒或皮肤疾患的治疗。

（2）操作方法　熏法是将药物置于抗热容器内，加入95%乙醇浸透，点燃产生烟雾后直接熏患部。蒸法是将药物用冷水浸泡20～60分钟后，放入中药熏蒸机的贮药容器内，煮沸后蒸患处。每次蒸20～30分钟，每日1～2次。使用中草药熏蒸机时，应注意检查机器性能及有无漏电现象，以防发生意外。

（3）护理及注意事项　熏蒸前让患者喝500ml左右的糖盐水，熏蒸过程中以皮肤微微汗出为宜。若出现心慌、气促、面赤或苍白、大汗出等，应立即停止治疗。

3. 熨敷疗法的护理　熨敷疗法是用药物、药液直接加温或煎汤敷于局部或穴位上，达到行气活血、散寒止痛、祛瘀消肿目的的一种外治法。

（1）适应范围　本法常用于虚寒性脘腹疼痛、呕吐、泄泻、寒湿痹证及跌打损伤等，也适应于保健养生。

（2）操作方法　将所需药物炒热或蒸热装入双层布袋，温度以60～70℃为宜。于患处涂少量凡士林，将药袋置于患处，用力宜均匀和缓，来回推熨或回旋运动，随着药袋温度降低，用力可逐步增大，推熨速度减慢。或敷于一定部位，时间为30～60分钟。药袋温度降低时，可更换药袋。

（3）护理及注意事项　热熨期间随时听取患者对热感的反应，观察局部情况，防止烫伤。药熨温度不宜超过70℃，必要时可随时停止热敷。年老者、婴幼儿不超过50℃。若患者感到局部疼痛或出现水疱应停止操作，并进行适当处理。忌用于皮肤破损、大血管处、局部无知觉处、孕妇腹部和骶部，以及一切红肿热痛部位。禁用于实热证或神志不清者。

4. 洗浴疗法的护理　洗浴疗法是将药物煎汤或开水冲化后趁热洗浴、浸泡、湿敷的一种外治法。

（1）适应范围　风湿痹痛、跌打损伤、湿疹、疮疡等。

（2）操作方法　调节浴室温度，夏季防止出汗过多而虚脱，冬季防止受凉感冒。药液温度以50～70℃为宜。让患者坐进药盆的支架上，使药蒸气熏蒸肌体。当药液温度下降到40～50℃时，将躯体及四肢浸泡于药液中，特别对病变处多加以熏洗，浸泡时间一般为20～40分钟。

（3）护理及注意事项　洗浴过程中，要随时注意水温和患者情况，如出现不适，停止洗浴。妇女月经期、孕妇、严重心脏病者禁用。

5. 吹药疗法的护理 吹药疗法是指将研成极细粉末的药物，直接吹喷于患处的一种治疗方法。常用制剂有锡类散、冰硼散、西瓜霜等。

（1）适应范围 适用于口腔、咽喉、牙龈、鼻腔、耳道等部位的急慢性肿痛、溃烂，亦可用于中暑、晕厥、热盛神昏等闭证。神志不清者及婴幼儿禁用；有皮肤、黏膜过敏者慎用或禁用；鼓膜穿孔者禁用。

（2）操作方法 清理患处，根据吹药部位，患者取合适体位。若吹口腔、咽喉时，让患者漱口，祛除患部的腐败物、痂皮等。患者仰坐位，张口，用压舌板压住舌根，嘱患者暂屏气后，迅速用吹药器将药粉均匀吹至患处，嘱其闭嘴 30 分钟后，再考虑进食或饮水。耳、鼻喷药取坐位或半坐卧位，如患者喷药处有分泌物，应擦拭干净。耳道喷药时，将喷药器的长嘴轻轻插入外耳道，捏压气囊，将药粉喷洒于患处。鼻腔喷药时，嘱患者暂时屏气，随即将药粉均匀喷洒于患处。

（3）护理及注意事项 吹药时气流压力不能过大过猛，防止药末被吹入气管。神志不清者及婴幼儿禁用吹药法。治疗中，随时询问患者有无不适反应。操作完毕，记录所用药物名称、喷洒部位、时间、反应等，并签名备案。

6. 掺药疗法的护理 掺药疗法是将药物制成散剂直接撒布于溃疡、皮肤溃烂、湿疹等表面，以祛腐生新、收口生肌、消肿止痛的方法。

（1）适应范围 皮肤溃烂、湿疹、口腔黏膜溃疡等。

（2）操作方法 首先，患者采用适当的体位，治疗部位平面要向上。其次，局部皮肤消毒，清洁疮面。按疮面大小，均匀掺布药粉，厚薄适度。若为皮肤疾患，掺好药后，用消毒纱布或油膏纱布覆盖固定，关节活动处可加用绷带固定。去腐拔毒等掺药可能刺激创面引起不适或疼痛，应告知患者，以便取得配合。

（3）护理及注意事项 一般 1～2 天换药 1 次，换药时要清洗创面，将脓血污物及药物残留清除干净。渗出较多者，可增加换药次数。密切注意创面变化情况，如有恶化趋向，应及时更换治疗方法。

7. 灌肠疗法的护理 灌肠疗法是将药液灌入直肠至结肠内，通过肠黏膜吸收达到治疗目的的一种外治法。

（1）适应范围 慢性结肠炎、慢性痢疾、慢性肾衰竭、慢性盆腔炎、高热不退、便秘和肠道检查准备等。禁用于肛门、直肠和结肠术后、大便失禁、下消化道出血、妊娠妇女等。

（2）操作方法 中药直肠注入法：备好药液，药液温度以 39～41℃为宜，用注射器吸取药液备用，肛管前端用液状石蜡润滑，将注射器与肛管连接，排气后夹住肛管，轻轻插入肛门，一般插管深度 10～15cm，松开夹子缓缓推注药液，用输液瓶者按每分钟 60～100 滴的速度输入。药液注完后灌入温水 5～10ml，用夹子夹住肛管，轻轻拔出。

（3）护理及注意事项 操作中动作要轻柔，要保持床单清洁。凡灌肠使用后的物品，应分别进行清洁与消毒处理。药量一次不超过 200ml。可在晚间睡前灌肠，灌肠后不再下床活动。排便后要注意观察泄下物的色、质、量、味及排便次数，若有异常，如腥臭味、脓液、血液等，应及时送检，并作记录和报告。

8. 中药离子导入法的护理 中药离子导入法是利用直流电场的作用，使药物离子经皮肤或黏膜进入体内，使药物直接作用于病变部位，以治疗疾病的一种方法，又称为直流电离子导入法。

（1）适应范围 风寒湿痹、关节肿痛、骨质增生、神经痛、神经炎、盆腔炎等。

（2）操作方法 选好药物，用水煎、蒸馏水或酒精浸泡溶解，配制成浓度为2%～5%的药液，测定药物离子的极性。将浸湿药物的衬垫，拧至不滴水放在患处紧贴皮肤。带负离子药物衬垫放在负极板下，带正离子药物衬垫放在正极板下，连接好后把塑料薄膜放在电极板上，用沙包和绷带固定。将直流感应电疗机和电位器输出端调到“0”位，接通电源后，缓缓调到预定的电流强度。治疗时间一般每次15～20分钟，儿童不超过15分钟。每天1次，10～15次为1疗程。治疗结束，先将电位器调至“0”，再关闭电源开关。

（3）护理及注意事项 操作前先做好解释工作，告诉患者在治疗过程中可能出现的感觉，嘱咐患者不要移动体位。局部皮肤若有破损，可用胶布或油布覆盖，严重破损或感觉障碍则不宜做导入。毛发多者宜剃去或用温水浸湿。所使用的药物要质地纯正，衬垫上药物浓度一般为1%～10%，眼结膜及体腔内药物导入浓度可小些。每个衬垫只供一种药物使用。清洁消毒衬垫要按离子分开，不可用任何洗涤剂。导入过程中要随时观察患者反应和机器运行情况。多次治疗后，局部可出现瘙痒、脱屑、小的皲裂及皮疹等反应，可外涂青黛膏或皮炎平霜。有高热、出血疾患、活动性结核、妊娠、严重心功能不全、治疗部位有金属异物及带有心脏起搏器患者禁用。

9. 超声雾化法的护理 超声雾化法是用超声雾化器将中药液雾化为蒸汽，由患者主动或被动地吸入体内治疗疾病的方法。临床上多用于急性疾病，慢性病亦可使用。

（1）适应范围 急慢性支气管炎、咽喉炎、中风病痰涎壅盛者。本法具有湿润呼吸道和药物治疗双重作用，有利于消除呼吸道的炎症和排出痰涎，保持呼吸道的通畅。

（2）操作方法 根据病情配制不同浓度的药液，调好雾化器的气体排出量。雾化喷管要距离患者口鼻5～15cm，每次吸入15分钟左右。

（3）护理及注意事项 治疗前，应确定患者有无药物过敏史，患者过敏的药物要禁用。药液要随用随配，不宜保留过久。吸入过程中，患者痰涎较多者，要及时清除；吸入时胸闷气促加重或呛咳较甚者，应终止治疗。

二、常用中药中毒的解救原则及护理

中药用于防治疾病，在我国已有悠久的历史，对保障人民的健康和中华民族的繁衍昌盛发挥了巨大的作用。但也有些中药由于作用峻猛，毒性较强，或因炮制、煎煮不当，以及用量过大等，可引起中毒，甚至死亡。常见易中毒的药物有附子、乌头、半夏、马钱子、天南星等。因此，作为医护人员，必须对中药的毒性有足够的认识，并对中毒的原因及其解救与护理有所了解，以减少或杜绝中毒事故的发生，更好地发挥中药防治、调护疾病的作用。

（一）中药中毒的原因

中药中毒的原因，主要有以下几个方面。

1. 剂量过大或服用时间过长 有毒中药一般药性峻烈，治疗量与中毒量十分接近，故易发生剂量过大而中毒的情况，如砒霜、马钱子、雷公藤、川乌、草乌等。有些药物虽然用量适宜，但长期服用也可造成中毒，如黄丹、铅丹、朱砂、关木通等。

2. 炮制或制剂不当 有些毒性药物经适当炮制可减弱或消除毒性，若未经炮制或炮制不如法，内服就容易引起中毒，如附子、乌头、半夏、天南星等。有些毒物通过长时间煎煮也可以减弱其毒性，若煎煮时间过短，虽经适当炮制，也可能导致中毒，如附子、川乌。再如斑蝥，散剂比煎剂、酒剂比散剂中毒率高。

3. 配伍不当 有些毒性不大的药物可因配伍不当而增加其原有毒性，甚至一些单用无害的药物也可因配伍不当而产生毒性。前人将其视为配伍禁忌，并总结出了“十八反”“十九畏”歌诀，以便于诵读和记忆。

4. 药不对症 药物与毒物之间并没有严格的界限。同是一种药物，用之得当可以治病，用之不当可以致害。李时珍曰：“用之得宜，皆有功力，用之失宜，参术亦能为害”，古今临床都有滥用人参而中毒的实例。由此可见，药物原为补偏救弊而设，切不可随便服用。其他如误服伪品（如误以华山参、商陆根当人参使用，独角连当天麻使用等），自行服药，个体差异或煎药器具不妥等，也是引起中毒的原因。

（二）中药中毒的预防与解救护理

一旦发生中毒，必须采取合理措施，积极进行解救与护理。具体措施应根据所服药物的性质、进入途径、中毒原理、症状表现、体质差异而定。主要应注意以下几个方面。

1. 尽快清除毒物 因为中药大多经口服给药，一旦出现中毒症状，应迅速清除胃肠道内的毒物。

（1）催吐 中药入口在4小时以内即有中毒症状发生的患者，如神志清醒能配合者，可用压舌板、手指等刺激咽喉，以引起呕吐，可重复几次。必要时可给皮下注射吗啡以催吐。

（2）洗胃 是清除胃中残留毒物最有效的方法，除腐蚀性药物中毒外，对中药入口时间不超过6小时，且有中毒症状出现的患者，都应及时、彻底地给予洗胃。但合并休克的中毒患者则应先纠正休克，再行洗胃。洗胃液一般选用1∶1000～1∶2000的高锰酸钾溶液，亦可用温开水或小苏打水等，也可根据毒物的性质选用相应的洗胃液。如马钱子等生物碱中毒时，可选用碳酸氢钠溶液；罂粟壳中毒时，可选用3%过氧化氢溶液等。

（3）导泻法　有毒中药在肠道内未完全吸收之前，可服泻下药，使有毒中药由大便排出，如50%硫酸镁40～50ml口服，或玄明粉15～30g温水冲服等。直至毒物完全从体内排出。

（4）灌肠法　如口服有毒中药时间已超过6小时或服泻下药2小时后还未泄泻者，可采用清洁灌肠法，以清除肠道内的有毒物质，减少吸收。常用的灌肠液有生理盐水、0.1%～0.2%肥皂水、硫酸镁溶液或甘油溶液等。

（5）对少数毒物由呼吸道或皮肤吸收中毒者，应尽快离开污染环境，脱去被污染的衣服，清洗皮肤，以免继续吸收。

（6）解毒　针对不同的毒物，选用不同的药物或食物，能解除或降低其毒性。《本草纲目》记载，黄连、黑豆、绿豆、甘草、生姜、芫荽等药物均有较好的解毒作用。如生姜、甘草各15g，金银花12g，可解乌头毒。另外，临床常用静脉输液的方法，以使体内的毒物稀释，促进毒物的排出。

（7）加速已吸收毒物的排出　由于绝大多数毒物均由肾脏排出，因此，增加肾脏排泄量适用于大多数中药中毒的患者。在维持足够血容量和具有良好肾功能的情况下，可应用渗透性利尿剂，如甘露醇、速尿等，加速毒物的排泄。亦可通过改变尿液酸碱度，使其有利于毒物排出，如用乳酸钠使尿液碱化，输入大量维生素C可以使尿液酸化，也可采用血液透析或腹膜透析方法解除或降低毒性。

（8）支持疗法　若患者表现出烦躁不安、惊厥等，可给予镇静剂，如异丙嗪、苯巴比妥等；若患者出现痰阻可行吸痰法，以保持呼吸道通畅；若患者出现呼吸困难，可采取半卧位或坐位，严重时，可给予氧气吸入；呼吸衰竭时，可应用呼吸兴奋剂；呼吸停止可运用呼吸机或行人工呼吸等；若患者出现心律不齐时，可给予强心剂治疗，并进行心电监护；若患者血压下降时，应及时给予升压药治疗；若患者出现电解质紊乱或酸碱中毒时，应补充水分，纠正电解质和酸碱失衡等。

2. 严密观病情，预防并发症　严密观察病情变化，对急性中药中毒患者的抢救效果影响很大。可以对患者实行心、脑、肺、肾的监护；定时测量及了解脉搏、体温、血压的变化；密切观察患者的神志、呼吸、面色、瞳孔、肤温、饮食、情志、二便及有无呕吐、腹痛、腹泻、便血等情况，并及时做好记录；做好危重病情交班；一旦发生异常改变，要及时通知医生并配合抢救。积极、准确、及时做好各项抢救工作，做好口腔护理、压疮防治、情志调护、生活起居和饮食护理等工作。

3. 做好卫生宣传，预防中药中毒　中药中毒是可以预防的。首先，对中药的性能及可能发生的不良反应，要有清楚的认识。其次，应针对患者体质情况及疾病部位浅深、病程久暂等，恰当选择药物，并在用药前将用药注意事项向患者交代清楚。对毒性剧烈的药物，必须严格控制其剂量，且中病即止，不可过服。严格掌握炮制工艺，按规程进行漂洗、煎煮、炒制等，将其毒性控制在最低程度。注意个体差异，及时增减用量。药材部门应严格鉴定药品，防止使用伪品，严格管理剧毒中药。非经医生允许或指导，患者不能自行服药。纠正中药不会中毒的错误观念，如药方中有缺药，不能随便用有毒副作用的中药代替。运用复方制剂时要注意是否有配伍不妥的情况，以免因配伍不当产生毒性。另外，应当了解有些中药的主要有效成分不溶于水，所以只能入丸散剂，不入煎剂。

项目小结

中药基本知识包括中药性能、中药的应用及中药的分类和常用中药。

中药药性理论主要内容包括四气五味、升降浮沉、归经及毒性等。中药的应用，除了必须掌握每一药物的性能以外，对于它的配伍、禁忌、毒性、用量以及服用方法也必须有所了解。中药汤剂的煎煮法历代医家都颇为重视。特殊煎法包括先煎、后下、包煎、另煎、烊化、冲服、泡服、兑入冲服等。中药汤剂的服用方法对于中药疗效的发挥也至关重要。中药内服法与中药外治法的护理内容较多，须结合患者、病症、地域、气候等因素综合考虑来制定合适的护理方案。

目标检测

一、单项选择题

1. 煎药的水量，第一煎加水应浸过药物（　）处。

A. 2 ~3cm　　B. 3 ~4cm

C. 3 ~5cm　　D. 4 ~5cm

D. 5 ~7cm

2. 对于中药服用的方法，下列描述正确的是（　）。

A. 消导药应饭前服用

B. 平喘药应睡前时服用

C. 病情危重时，可一次性大量服用

D. 当汤药要求温服时，放凉后汤药，加温后即可服用

E. 补益药应睡前服用

3. 下列各类药物中，需要包煎的是（　）。

A. 介壳类药物　　B. 泥沙多的药物

C. 对咽喉有不良刺激的药物　　D. 质轻量多的药物

E. 矿石类药物

4. 中药煎药用水，下列描述不正确的是（　）。

A. 选取的水质若不好，可先煮沸放冷后可用来煎药

B. 煎药过程中，若水不够可随时加水

C. 煎药之前宜先用冷水泡药
D. 药材倒入容器内，第一煎加水应温过药物 3 ~5cm 处
E. 一般复方药泡药需要 30 分钟到 1 小时

5. 中药煎的用具最适宜的是（　）。
A. 铁锅　B. 铝锅
C. 砂锅　D. 不锈钢容器
E. 铜锅

6. 服用滋补药一般宜在（　）。
A. 饭后服用　B. 睡前服用
C. 饭前 2 小时服用　D. 饭前半小时服用
E. 饭前空腹服用

7. 下列属于熏洗法禁忌证的是（　）。
A. 虚寒证胃痛　B. 风寒湿痹
C. 肩周炎　D. 恶性肿瘤
E. 结膜炎

8. 下列不属于药熨法适应证的是（　）。
A. 虚寒性胃痛　B. 风寒湿痹
C. 腰扭伤　D. 跌打损伤引起的局部肿痛
E. 实热证

9. 药熨时（成人）袋内的温度不宜超过（　）。
A. 30℃　B. 40℃
C. 50℃　D. 60℃
E. 70℃

10. 煎药时间正确的计算方法是（　）。
A. 泡药开始计算　B. 用火开始计算
C. 煮沸开始计算　D. 煮沸 2 分钟火候稳定开始计算
E. 煮沸 5 分钟火候稳定开始计算

11. 关于护士告知患者服用解表发汗中药后的注意事项，下列说法正确的是（　）。
A. 多饮冰水　B. 少饮水
C. 加盖衣被捂汗　D. 汗出后即洗澡
E. 汗出后多食冰凉水果

12. 陈某，突然昏厥，四肢震颤，自汗肢冷，呼吸微弱，面色苍白，口唇无华，舌质淡，脉细无力。医生开方参附汤。下列有关煎药与服药指导不正确的是（　）。

A. 病情危急，可用开水煎药　　B. 病情危急，仍应文火煎药
C. 人参应另煎　　D. 应用砂锅煎药
E. 温服，可多次服药

二、简答题

1. 煎药时用水有哪几个方面的要求？
2. 简述中药汤剂的服用方法。
3. 简述中药煎煮法的护理及注意事项。
4. 简述“八法”中汗法、补法的护理措施。
5. 简述中药洗浴疗法的护理及注意事项。

项目十二 中医的一般护理

学习目标

知识目标

1. **掌握** 中医生活起居护理、饮食护理。
2. **熟悉** 中医情志护理。
3. **了解** 中医病情观察。

能力目标

1. 具备灵活把握中医一般护理中的饮食和情志护理原则的能力。
2. 运用中医一般护理的具体方法开展模拟护理工作。

案例导入

案例：患者，女，50 岁，因“瘿病”入院，某日因实习护士开窗未经她的允许感觉很生气，该护士很委屈，据理力争，致该患者大发脾气，不小心扭伤脚踝，事情闹大，实习护士被带教老师严厉批评。

问题：1. 该实习护士哪里做得不妥?

2. 如果是你，该如何对该患者进行合适护理?

任务一 病情观察

中医护理学认为，人是一个整体，局部病变可影响全身，内脏病变可从五官、四肢、体表等各方面反映出来。病情观察是指医护人员在临床工作中运用四诊的方法收集患者的病情资料，通过辨证的方法分析归纳，了解疾病的病因、病机、病性和病位，对病情做出判断的过程。病情观察是护士的基本职责，也是护理工作的一项重要内容，它贯穿于整个护理过程，及时、准确地观察病情可为诊断、治疗、护理疾病和预防并发症提供依据。

一、病情观察的内容

（一）一般状况

一般状况包括神色形态、头面、五官、四肢、皮肤、体温、脉搏、血压、呼吸、睡眠、饮食、排泄物、体重、大小便、妇女经带等。如神色的改变常能反映机体正气的盛衰，对疾病的治疗和预后判断有重要意义。

（二）主要症状与体征

全面、详细地了解主要症状与体征出现的时间、部位、性质、诱发因素及伴随症状等。对症状体征的观察和描述要准确、客观，并注意动态观察。如观察腹水患者腹水增减情况，可采用称体重、量腹围的方法。

（三）舌象

观察舌象能迅速客观地反映正气的盛衰、辨别病邪的深浅、区分病邪的性质、推断病情的进展，是判断疾病转归和预后的重要依据。如舌质红润为气血旺盛；舌质淡白为气血虚衰。舌苔薄白而润，是胃气旺盛；舌光无苔为胃气衰败或胃阴枯竭。如舌苔薄白多为疾病初期，病邪较浅，病位在表；苔厚则病邪入里，病位较深。舌质红绛为热入营血，病情危重；如黄苔多主热邪，白滑苔多主寒邪；腐腻苔多是食积痰浊；黄腻苔则是湿热。舌偏歪多为风邪；舌有瘀斑或瘀点则为瘀血等。舌苔与舌质，常随正邪的消长和病情的进展出现动态变化。如舌苔由薄白转黄，进而变灰黑，说明病邪由表入里，由轻转重，由寒化热。舌苔由润转燥，多为热盛伤津。反之，舌苔由厚转薄，由燥转润，往往是病邪渐退，津液复生，病情好转之象。

（四）脉象

脉象能反映全身脏腑功能、气血、阴阳的生理病理信息，可为辨证施护提供重要依据。通过诊脉可以了解病位的深浅、疾病的性质、脏腑功能的强弱，推断疾病的发展与转归，为治疗、护理指明方向。如浮脉主表，沉脉主里，迟脉多主寒证，数脉多主热证，洪脉多为邪实，脉细数多主正虚，芤脉见于失血，脉微欲绝为阳气衰微等。如久病脉见缓和，是胃气渐复、病退向愈之象。在观察时，要注意病、脉、证合参。在一般情况下，病、脉、证是相符的，但也可出现不相符的特殊情况。

（五）各种排泄物

观察大小便、呕吐物、痰液、汗液、经带等排泄物的性状、量、色、次数的情况。凡发热恶寒且无汗时，属表寒实证；发热恶风有汗的属表虚风热证；白日汗流不止，活动更甚者为自汗，属气虚阳虚，卫阳不固。睡眠时因汗出而醒，醒后汗即止的为盗汗，属阴虚。

（六）药物效果与反应

药物治疗是临床最常用的治疗方法，应注意观察其疗效、副作用及毒性反应，如使用峻下剂有无虚脱情况，使用甘遂、芫花有无腹痛、腹泻等胃肠道刺激症状；使用砒霜有无中毒症状。以及早发现并发症，及时处理。合理安排用药，用药时注意药物的特性、作用、剂量及个体差异等，严格执行查对制度。

（七）情志变化

各种异常的情绪改变可直接损伤脏腑而致病或加重原有病情，反之，各种疾病也会引起相应的情绪变化，如大怒会引起脑卒中的发生，脑卒中患者久卧病床也会引起抑郁、焦虑等情绪改变。如《灵枢·本神》说："肝气虚则愁，实则怒，心气虚则悲，实则笑不休。"因此，护士应充分了解患者的精神状态及情绪变化。

二、病情观察的方法

（一）运用四诊方法观察病情

望、闻、问、切是中医收集病情资料的基本方法。护士运用四诊的方法收集病情资料，进行有目的的病情观察和分析，可为正确进行辨证施护提供依据。因此护士应具有扎实的中医学专业知识、敏锐的观察能力、创造性的思维能力，以及时发现患者的病情变化，为抢救赢得时机。

（二）运用辨证方法分析病情

通过四诊所获得的病情资料，运用各种辨证的方法进行分析，进一步判断与确定疾病的性质、部位等，为辨证施护及制订护理措施提供依据。临床常用的辨证方法包括八纲辨证、脏腑辨证、卫气营血辨证、三焦辨证、六经辨证、经络辨证、气血津液辨证等。

任务二　生活起居护理

生活起居护理是指患者在患病期间，护士对患者个体在生活起居护理方面予以专业的指导和精心照料的过程。目时是为了保养患者的正气，调整机体内外阴阳的平衡，增强机体抗御外邪的能力，促进疾病的治疗和康复。在起居护理中，人体要顺应四时的变化，春保肝，夏保心，秋保肺，冬保肾，遵循"春夏养阳，秋冬养阴""虚邪贼风，避之有时"的原则。

一、顺应四时调阴阳

中医学认为，人与自然界是一个有机的整体。《黄帝内经》指出，"人以天地之气生，四时之法成"，"人与天地相应"。在护理工作中，应根据四时阴阳变化和自然界的规律，指导患者生活起居。自然界有春、夏、秋、冬四季变化，春夏属阳，秋冬属阴，其气候规律一般为春温、夏热、长夏湿、秋燥、冬寒。人体的生理活动也随着季节的变化而变化，以适应自然规律，保持机体内外环境的协调统一，祛病延年。若不顺应其变化，则可导致疾病的发生或加重。

春季阳气生发，但气候变化较大，应"夜卧早起，广步于庭"，适度运动，使春气之升发有序，阳气之增长有路，符合"春夏养阳"的要求。在衣着方面，应遵循"春捂秋冻”的原则，随时注意增减衣被，注意保暖，做到“虚邪贼风，避之有时”。此外，春季应心情舒畅，心胸开阔，情绪乐观，顺应肝气的疏泄条达，做到使体内阳气得以疏发，保持与外界环境的协调和谐。春季阳气升发，饮食上应多吃辛甘发散之品，以顺应肝之疏泄，如葱、大枣、花生等，不宜多吃酸味食物，以免影响阳气的升发和肝气的疏泄。

夏季气候炎热，人体阳气易于向外发泄，应“夜卧早起，无厌于日”，适当午休，以避炎热，消除疲劳。在衣着方面，应选用麻纱、丝绸等易散热、透汗、舒适、凉爽的面料。汗出后及时沐浴更衣，以免受凉。居室宜阴凉、通风，但避免直接吹风，空调温度不宜过低，保持空气新鲜。夏季应多食清心泻火、清热解暑之品，如苦瓜、菊花茶、绿豆汤、赤豆汤、酸梅汤等，切忌因贪凉而暴食冷饮、冰水、生冷瓜果等，以免寒凉太过伤及脾胃。忌食肥腻、辛辣、燥热之品，以免助阳化火，酿生湿热，影响脾胃的消化功能。

秋季为“阳消阴长”的过渡阶段，气候冷热多变，稍不留意便易感受外邪，旧病也易复发。秋天应“早卧早起，与鸡俱兴”。在衣着方面，应遵循“春捂秋冻”的原则，有意识地让人体逐渐适应向寒冷季节转换的环境变化。秋季总的气候特点是干燥，燥邪伤人，易伤肺气，耗人阴津，可多吃新鲜蔬菜瓜果，如梨、苹果、甘蔗、荸荠等，以润肺生津。

冬季气候寒冷，阴气盛极，阳气潜伏，宜“早卧晚起，必待日光”。早睡以养人体阳气，晚起以护人体阴精。在衣着方面，要随气候变化及时增减衣服。冬天是一年四季中营养物质最易蓄积的时期，可在医生指导下适当进补。日常生活中应心平气和，情绪安静、愉快，避免情志过激，最忌恐惧、惊吓和烦躁，以免影响阳气潜藏。

二、环境适宜避外邪

整洁安静的居室环境有利于疾病的康复，反之，也能影响患者的身心健康。故医护人员要尽力为患者创造舒适的环境条件。

（一）居室安排恰当

良好的环境有助于患者的治疗和康复。在护理中应根据患者的病证性质安置合适的医疗环境，如寒证、阳虚证者多畏寒怕风，应安置在向阳温暖的居室；热证、阴虚证者多恶热喜凉，可安置在背阳凉爽的居室，使患者感到心静、凉爽，有利于养病。居室要保持安静，避免噪声，特别是心气虚患者，以免其因突然的声响而心悸不已。

（二）居室通风整洁

居室经常通风换气，保持空气新鲜，可使患者神清气爽，气血通畅，促进疾病康复，但忌强风、对流风，以防感冒。居室的陈设应简单实用，保持地面和床、椅等用品的整洁，并定期消毒。厕所、浴室、水池应每日刷洗，定期消毒，便器应放在指定的位置，以免污浊气味逸进居室。

（三）居室温湿适宜

居室应保持适宜的温度，一般以 18～20℃为宜。室温过高，使患者感到燥热难受，又易感暑邪；室温过低，使患者感到寒冷，又易感寒邪。不同的病证应视病情做出相应的调整。居室湿度以 50%～60%为宜，湿度过高，患者感到胸中满闷、困倦、乏力，特别是对于风寒湿痹、脾虚湿盛的患者，易加重病情；湿度过低，患者感到口干唇燥、咽喉干痛，特别是对于阴虚肺热的患者，会出现呛咳不止。

（四）居室光线适度

一般居室要求光线充足而柔和，使患者感到舒适而不刺眼，避免日光直射患者的面部。患者休息时光线宜暗，应用窗帘遮挡。对不同病证可适当调节光线，对感受风寒、风湿、阳虚及里寒证的患者，室内光线宜充足。对感受暑热之邪侵犯的热证、阴虚及肝阳上亢 、肝风内动的患者，室内光线应稍暗；癫狂症、痉证患者，强光可诱使病情发作，应用黑窗帘遮挡。

（五）慎避外邪

患病之人正气虚弱，易于感受六淫和疫疠之气等外邪。指导患者根据四时气候的变化及时增减衣物；在反常气候或遇到传染病流行时，要注意避之有时，或采取其他方式提高机体抗病能力，避免外邪的侵袭。

三、起居有常适劳逸

古人认为，劳和逸必须“中和”，有常有节，不偏不过。劳逸结合应遵循“动静结合”“形劳而不倦”的原则，过度疲倦会损害人体，过度安逸亦可致病。只有动静结合，劳逸适度，才能活动筋骨，通畅气血，强健体魄，增强毅力，保持生命活力的旺盛。

（一）避免过劳

劳动是健康的源泉，是人生不可缺少的一个方面，经常合理的体力劳动和脑力劳动可使机体精气充沛而神旺，经络通畅，气血调和，肢节滑利，增强体质，提高抗病能力，但劳动必须适度。孙思邈在《备急千金要方》中指出：“养性之道，常欲小劳，但莫大疲及强所不能堪耳。”中医学认为，过度劳累常常是疾病发生的重要原因之一。实践证明，无论体力劳动还是脑力劳动，若过度劳倦均能降低机体抵抗力，影响内在脏腑器官的功能。即使是看上去并不过分用力的日常坐、卧、立、行，若是持续过久，也会损害机体。

1. 避免久视　久视伤血，“目受血而能视”，若用目过度，会耗伤气血。无论年轻人还是老年人，若过于用目，如用电脑、看书、看电视、看戏剧、看电影太久，都有可能造成血虚，引起头晕目眩、两目干涩。因此，在日常生活中用目持续时间不宜过久，若需长时间用目，则必须每隔 30～60 分钟适当休息，眺望远景或闭目养神。

2. 避免久立 站立是人体最基本的体位之一。久站不动，身体的重量全部压在脊椎和下肢骨上，下肢的骨骼、肌肉的负担增加，血液回流不畅，从而出现气滞血瘀，导致疾病。如下肢静脉曲张、痔疮、两足水肿等。若长期从事久站工作，可在站立时行甩腿动作、扭膝运动或在睡前按摩双腿及用温水泡脚。

3. 避免久行 《养生论》指出："久行伤筋，劳于肝。"人的行动以气血为基础，还须调动肌肉、筋骨等功能作用才能完成。长时间行走奔跑，不仅耗伤气血，还会使肌肉、筋脉处于疲劳状态。适度的步行有益于健康，但若长时间疾步行走，超过了机体的耐受能力，就有可能使没病者积劳成疾，有病者疾病加重。

4. 避免神劳 神劳即用脑过度，精神过度疲劳。中医学认为，心主神而藏血，脾在志为思。若思虑劳神过度，最易耗伤心血，损伤脾脏运化功能。脑力劳动者要善于用脑，劳而不倦，保持大脑常用不衰。应注意与体力劳动相结合，用脑时间不宜过长，每天都应有一定时间的体力活动，如早操、体育锻炼、庭院劳动等，以解决精神疲劳。"思"要有节制，能为者则为之，不能为者即舍之，强求者，常常枉费心神。

（二）避免过逸

过逸指过度的空闲，包括体力劳动和脑力劳动两个方面。中医学认为"逸则气滞"。一旦形体过度安逸，肌肉筋骨活动过少，容易使人气血迟滞而不得流畅，脾胃消化功能减退，引起食欲减退、身体软弱无力，抵抗力下降。同时筋骨肌肉日久不用，必然会"用进废退"，肢体痿弱无力或肥胖臃肿，动则气喘、心悸。因此，在日常生活中要避免过度安逸。

1. 避免久卧 适当的躺卧可以使人身心放松，有助于消除疲劳，但卧床过久则会"伤气"。可使人的气血运行迟缓，阳气不伸而伤气，导致气血阻滞、脏腑功能受到影响。研究证明，睡眠并非越多越好，睡眠过多和睡眠不足同样可引起机体功能紊乱，只有合适的睡眠才能达到养气安神、保持健康的目的。

2. 避免久坐 久坐伤肉，由于长时间处于坐位，臀部皮肤毛囊易受堵塞而生疖、毛囊炎等。久坐引起脾胃积滞而使脏腑气机不物，消化不良，气短乏力。此外，久坐者还易患颈椎病、肩周炎和冠心病等，因此，脑力劳动者和老年人要避免久坐，可每天做数次转胯运动、旋腰转脊及腰部按摩。

四、生活护理重舒适

在一些具体生活护理事情中，要以患者感觉舒适为前提。比如说患者衣着方面宜宽松透气。舒适一般指的是一个人对人、事、物的一种主观体验，因为每个人对即使是相同事物的认知评价和心理感受都印上了个人的经历、环境、受教育多少等诸多因素的烙印，所以在给患者提供生活护理时不能过分拘泥于理论上的一些做法而刻板执行，需要灵活地对待不同的患者和患者的不同阶段，总体来说就是要以尊重患者，以患者感觉舒适为度。当然，前提是达成这种舒适的具体操作或方式不能影响到正常的护理工作和其他患者的正常利益。比如在病房的安排时就可以考虑到这些因素的存在，把有相同兴趣爱好或学识水平差别不大且能沟通良好的患者安排在一起的做法，都可以达到增强患者舒适感的效果。现代心理学证明，让患者有心情上的愉悦感和舒适感，能帮助其提高免疫力，对疾病的痊愈也有明显的积极作用。事实上，临床中有些患者在住院后会出现短期病情很反常的加重，排除其他客观的因素外，一定要重视在生活护理过程中可能存在的、能引起患者不舒适的因素，及时调整，这样才能解决问题，利于病情康复。

任务三　饮食护理

民以食为天，饮食是维特人体生命活动的物质基础，合理的饮食是人体五脏六腑、四肢百骸得以滋养的源泉，饮食不当可使人体正气虚弱、抵抗力下降，导致多种疾病的发生。《黄帝内经》曰："谷盛气盛，谷虚气虚，此其常也，反此者，病。"饮食护理是在中医基础理论指导下，根据患者病情需要，给予适宜的饮食，预防或治疗疾病的一种方法。

一、饮食的性味和功效

（一）食物的性味与功效

1. 四性　是指食物具有的寒、热、温、凉四种属性，习称"四气"。加上不寒不热的平性，又可称为"五性"。如寒性和凉性的食物，具有清热、泻火基至解毒的作用，热性和温性的食物，具有温里、祛寒、助阳的作用。食物的属性一般可以通过其功效来反映，平性食物作用比较缓和，无明显偏性。

（1）寒性食物　性味苦寒、甘寒，具有滋阴、清热、泻火、凉血或解毒的功效，可用于热证。常见寒性食物有绿豆、苦瓜、冬瓜、茄子、西瓜、香蕉、白菜、海带、葫芦、莴笋、荸荠、柠檬、黑鱼、芦荟等。寒性食物易损伤阳气，故阳气不足、脾胃虚弱者应慎用。

（2）热性食物　性味甘温、辛热，具有温中祛寒、益火通阳的功效，适用于寒证，如脾胃虚寒、腹痛、泄泻等症。常见热性食物有辣椒、胡椒、桂皮、高良姜、白酒等。热性食物多辛香燥烈，容易助火伤津，热病、阴虚火旺者应忌用。

（3）温性食物　性味甘温，具有温中、散寒、通阳、补气的功效，适用于阳气虚弱的虚寒证或实寒证较轻者。常见温性食物有羊肉、鸡肉、牛肉、狗肉、鲢鱼、鳙鱼、蚕蛹、扁豆、葱白、生姜、大蒜、韭菜、桂圆肉、荔枝、橘子、南瓜、红糖、咖啡等。这类食物比热性食物平和，但仍有一定的助火、伤津、耗液的功效，热证、阴虚火旺者应慎用或忌用。

（4）凉性食物　性味甘凉，具有清热、养阴的功效，适用于热性病证的初期、疮疡、痢疾等，常见凉性食物有小麦、大麦、鸭蛋、豆腐、莲子、黄瓜、梨、菠菜、薏苡仁、绿茶等。凉性食物比寒性食物平和，但久用损伤阳气，阳虚、脾气虚损者应慎用。

(5) 平性食物　性味甘平，这类食物的性味较平和，为日常生活的基本饮食，可以根据患者的具体情况灵活选用。常见平性食物有玉米、红薯、胡萝卜、牛奶、猪肉、鸽肉、蚕豆、赤小豆、鲫鱼、鲤鱼、山药、莲肉、香菇、黑木耳等。

2. 五味　食物的味道，包括辛、甘（淡）、酸、苦、咸五种，另外还有淡味和涩味。食物的五味不同，具有的药效作用也不相同。《素问》中指出："辛、酸、甘、苦、咸，各有所利，或散，或收，或缓，或急，或坚，或软，四时五脏，病随五味所宜也。"食物性味不同，对五脏的功效也不一样。《素问》中记载，"五味所入：酸入肝，辛入肺，苦入心，咸入肾，甘入脾，是谓五入"，说明酸、辛、苦、咸、甘五味分别对五脏产生特定的联系和亲和功效。

(1) 辛味　具有能散能行的特点，即具有行气、行血、散风寒、散风热的作用。如萝卜、洋葱行气，黑木耳行血，生姜散风寒。

(2) 甘味　具有能补能缓的特点，即具有补虚和中、缓急止痛的作用。如糯米、红枣可治疗脾胃虚寒的胃痛。

(3) 苦味　具有能泄能燥的特点，即具有泻热、清热、通泄、燥湿的作用。如苦瓜具有清热、明目、解毒的功效。

(4) 酸味　具有能收能涩的特点，即具有收敛固涩的作用。如乌梅涩肠止泻。

(5) 咸味　具有能下能软的特点，即具有软坚、散结、泻下的作用。用于治疗热结、痰核、瘰疬等病证。如海带软坚散结。

(6) 淡味　具有渗利水湿的功效。如薏苡仁、冬瓜利水渗湿。

（二）食物的功效

食物的功效是对食物的预防、治疗和保健等作用与疗效的直接概括，是食物治疗疾病的主要依据。食物的功效是由它自身固有偏性（性能）如"性""味""归经""升降浮沉"等特性决定的。护理患者时可有针对性地选用具有不同功效的食物来祛除病邪。

二、饮食调护的原则

（一）饮食有节，适时定量

饮食要适时、定量。不可过饥过饱，更不能暴饮暴食。过饥造成机体营养来源不足，影响健康。过饱会加重胃肠功能负担，影响消化和吸收。食无定时会扰乱胃肠消化的正常规律，使脾胃功能失调，消化能力减弱，影响营养的吸收和输送。

（二）合理饮食，不可偏嗜

食物有四气五味，各有归经，若饮食偏嗜则可导致人体脏腑阴阳失调而发生多种疾病。如过食肥甘厚味可助湿生痰、化热，或生疮疡等；过食生冷会损伤脾胃之阳气，致寒湿内生，发生腹痛、泄泻等脾胃寒证；偏食辛辣，可使胃肠积热，在上则口腔破溃，牙龈出血，在下则大便干燥或有痔核。因此，患者的饮食应清淡，多样化，粗细相宜，寒热相适，质量兼顾，素荤搭配，比例适当，营养全面。忌肥甘厚味，嗜食偏好。

（三）重视脾胃，注意卫生

在饮食护理中，要重视脾胃功能的调理，不能片面追求营养摄入，强进荤腥油腻之品，以免加重脾胃负担，导致病邪滞留，加重病势。还应注意食物宜新鲜，忌生冷、不洁的食物，进食环境要整洁宁静，指导患者饭前要洗手、饭后应漱口，不能食后即睡，饭后要避免做剧烈运动，养成良好的饮食卫生习惯。

（四）辨证施食，相因相宜

在饮食护理中应根据病因、病位、病性及患者的年龄、体质、气候及地域等诸因素，结合食物的性味归经选择食物，遵循“寒者热之，热者寒之，虚则补之，实则泻之"的调护原则，注意不同疾病的饮食宜忌，做到因证、因时、因地、因人施食。如体胖者多痰湿，饮食宜清淡，多食蔬菜、瓜果，忌食肥甘厚腻、助湿生痰之品；老年人脾胃功能虚弱，运化无力，宜食清淡、温热、熟软之品，忌食生冷、黏硬、不易消化之品。

三、食物调护的种类

一般习惯将食物分成五大类：一是谷类及薯类，包括米、面、杂粮等；二是动物类，包括肉、禽、鱼、蛋、奶及奶制品等；三是豆类及其制品，包括大豆及其他干豆类；四是蔬菜水果类，包括鲜豆、根茎、叶菜、茄果等；五是纯能量类，包括动植物油、淀粉、食用糖、酒类等。此外，食物也可按形态与加工方式分为米饭、粥食、汤羹、菜肴、饮料、酒剂、散剂、蜜饯、糖果、膏类等；或按食物功效分为补益正气（具有营养保健作用）和祛除邪气（具有治疗作用）两大类。本书按食物的功效分类介绍部分常用食物。

（一）具有营养保健作用的食物

1. 润肤养颜类　黄精、甲鱼、枸杞子、薏苡仁、肉皮等。

2. 延年益寿类　人参、黄芪、白术、山药、鳖、鱼、瘦肉、苹果、贝类、芝麻、花生、蜂王浆、茶等。

3. 美发乌发类　何首乌、当归、熟地、黑芝麻、黑豆、核桃肉、葵花籽、大麦、葛根、海藻、动物肝肾等。

4. 强身健体类　小麦、糯米、排骨、瘦肉等。

5. 增加免疫力类　冬虫夏草、山楂、大蒜、芦荟、生姜、香菇、蜂胶、薏苡仁等。

6. 增强记忆力类　蛋黄、芝麻、核桃、黄花菜、蘑菇、大豆、牛奶、鱼、卷心菜、木耳等。

（二）具有治疗作用的食物

1. 辛温解表类 生姜、大蒜、胡椒等。

2. 辛凉解表类 杨桃、薄荷等。

3. 化痰类 海藻、海带、紫菜、萝卜等。

4. 止咳平喘类 白果、杏仁、冬瓜仁、橘、梨、萝卜等。

5. 清热解毒类 西瓜、冬瓜、黄瓜、苦瓜、绿豆、扁豆、乌梅等。

6. 利水类 西瓜皮、冬瓜皮、绿豆、赤豆、玉米须、葫芦、鲤鱼、黑鱼等。

7. 祛风湿类 薏苡仁、鳝鱼、樱桃、乌梢蛇等。

8. 润肠通便类 核桃仁、芝麻、松子、香蕉、蜂蜜等。

9. 行气类 佛手、玫瑰花等。

10. 止血类 花生内衣、黄花菜、木耳、莲蓬、藕等。

11. 活血类 山楂、茄子、酒、醋等。

12. 安神类 莲子、酸枣、百合、荔枝、龙眼、山药、鹌鹑、牡蛎肉等。

13. 涩肠止泻类 大蒜、马齿苋可用于热性泄泻；焦山楂、焦麦芽、焦谷芽、炒陈皮等用于伤食泻；薏苡仁、莲子、炒山药用于脾虚泄泻。

14. 驱虫类 槟榔、榧子、乌梅、南瓜子、椰子、胡萝卜等。

15. 降脂、降压类 荞麦、燕麦、小米、玉米、冬瓜、丝瓜、菠菜、西红柿、油菜、苋菜、海藻、紫菜、山楂、黑木耳、香菇、大蒜、洋葱、茶叶、荷叶、莲心、芹菜、荸荠、海蜇、蜂蜜、豆类等。

16. 生奶类 鲫鱼、猪蹄、鱼头、生南瓜子等。

17. 降糖止渴类 玉米 、猪胰、鳝鱼、泥鳅、鲜贝、甲鱼、绿豆、丝瓜、冬瓜、苦瓜、冬瓜、山药、豌豆、茭白、乌梅、马齿苋、新鲜绿叶蔬菜等。

18. 消炎类 大蒜、菠菜根、马齿苋、冬瓜子、油菜、山慈菇等。

19. 防痛抗癌类 玉米、白薯、番木、动物血、薏苡仁、葡萄、山楂、无花果、猕猴桃、黄瓜、芦笋、萝卜、番茄、大蒜、百合、银耳、黑木耳、海参、海带、扇贝、牡蛎、牛奶等。

（三）常用药膳食品

1. 药膳概述 药膳是在中医学、烹饪学、营养学三种理论的指导下，严格按药膳配方，将中药与某些具有药用价值的食物相配伍，采用我国独特的饮食烹调技术制作而成的具有一定色、香、味、形、效的美味食品。换言之，药膳即药材与食材相配伍而做成的美食。一份好的药膳，既对人体的养生防病具有积极作用，同时也能激起人们的食欲，给人以余味无穷的魅力。

2. 药膳的分类 根据药膳食品的形态、制作方法、作用的不同，分为以下几类。

（1）按药膳的食品形态分 ①流体类，包括汁类、饮类、汤类、酒类、羹类。②半流体类，包括膏类、粥、糊类、粉散类。③固体类（包括饭食类、糖果类）。

（2）按制作方法分　炖类、焖类、煨类、蒸类、煮类、熬类、炒类、熘类、卤类、烧类、炸类。

（3）按药膳的功用分　养生保健延寿类、美容美发类、祛邪治病类、疾病康复类等。

3. 常用药膳食品举例

（1）补阳药膳　山药薏苡仁枸杞子芡实粥。

原料：山药、薏苡仁各50g，枸杞子、芡实各20g。

制法：将上四味洗净放锅内，加水适量，用文火炖成稠粥即可。

功效：益气健脾，补肾摄精。

（2）补阴药膳　百合粥。

原料：鲜百合50g或干百合30g，粳米100g，冰糖或白糖适量。

制法：粳米洗净放锅内，加水适量，先用武火煮沸，再用文火煮至半熟，将鲜百合洗净放入锅内同煮成粥，加糖即可。

功效：润肺、养阴、止咳。

（3）补气药膳　黄芪炖鸡。

原料：生黄芪30g，母鸡1只，佐料适量。

制法：母鸡去毛及内脏，洗净，将黄芪放入母鸡腹中，置锅中加水及姜葱、大蒜、盐等佐料炖煮至鸡烂熟即可。

功效：补肺益气，健脾养胃。

（4）补血药膳　补血饭。

原料：黄芪10g，当归5g，红枣10个，龙眼肉10g，白扁豆20g，粳米100g，红糖适量。

制法：黄芪、当归先煎取汁，红枣洗净去核，龙眼肉、白扁豆洗净。先将白扁豆放入锅内，加水适量煮至半熟，加入粳米、红枣、龙眼肉、红糖，再加入黄芪、当归煎煮成的汁，拌匀，用文火煮至成粥。

功效：益气补血。

（5）除痰浊药膳　白果炖鸡。

原料：乌骨雌鸡1只，白果仁15g，莲肉15g，江米15g，胡椒3g。

制法：将白果仁、莲肉、江米、胡椒末放入洗净的乌鸡腹中，用小火煮至鸡烂熟。

功效：益脾肺，除痰浊。

（6）去瘀通络药膳　当归红花酒。

原料：当归20g，红花50g，葡萄酒500ml。

制法：当归切片，与红花一起放入葡萄酒中浸泡10天即可。

功效：养血活血，祛瘀通络。

（7）疏肝解郁药膳　三花茶。

原料：玫瑰花7朵，代代花3朵，绿梅花3朵。

制法：将上三花放入杯中，用沸水冲泡即可。

功效：行气活血，疏肝解郁。

（8）健脾化湿药膳　薏苡仁二豆粥。

原料：薏苡仁，赤小豆、绿豆各50g。

制法：将上三味洗净入锅，加适量水，小火煮至成粥即可。

功效：健脾化湿。

四、饮食宜忌

饮食宜忌，俗称忌口、食忌。临床上许多疾病难愈或愈而复发，往往与不注意饮食宜忌有关。《金匮要略》指出："所食之味，有与病相宜，有与身为害，若得宜则益体，害则成疾。"因此，饮食调护中强调饮食宜忌是十分必要的。

（一）疾病饮食宜忌

病症的饮食宜忌是根据病症的寒热虚实、阴阳偏盛，结合食物的四气、五味、升降浮沉及归经等特性来确定的。食物的性味、功效等应与疾病的属性相适应，否则会影响治疗结果。如热证患者忌辛辣、醇酒、炙烤等热性食物；阳虚者忌寒凉，宜温补类食物；阴虚者忌温热，宜淡薄滋润类食物。另外，中医学将能引起旧疾复发、新病加重的食物称为"发物"。如腥、膻、辛辣等食物，为风热证、痰热证、斑疹疮疡患者所忌。常见病证的饮食宜忌如下。

1. 阳虚病证　阳虚证患者多元阳不足，宜食用性味甘温的温补之品；忌食生冷或寒凉饮食，以免进一步损伤阳气。阳虚证患者往往消化功能欠佳，补充营养应循序渐进，忌暴饮暴食。常用补阳食物有羊肉、狗肉、鹿肉、花椒、虾、牛鞭、黄鳝、韭菜、冬虫夏草、蛤蚧、胡桃仁等。常用温补食物有鸡肉、猪肚、带鱼、海参、粳米、糯米、高粱、洋葱、大蒜、生姜、酒、饴糖、刀豆、扁豆、香菜、大枣、杨梅、杏子、栗子、樱桃、龙眼等。

2. 阴虚病证　阴虚证患者多真阴不足，宜滋阴与清热兼顾，选用填精、养血、滋阴的食物，兼顾理气健脾。忌油腻厚味，辛辣食物，以防燥热损伤阴液。常用补阴食物有猪肉、鸭蛋、鸭肉、龟甲胶、鳖甲胶、小麦、番茄、银耳、木耳、芝麻、桑葚、苹果、百合、玉竹、枸杞子、酸枣仁、豆浆等。性平或偏凉的食物有小米、大麦、鲤鱼、螃蟹、鳗鱼、田螺、梨、柿子、香蕉、甜菜、椰子、甘蔗、西瓜、丝瓜、冬瓜、苦瓜、菠菜、芹菜、茄子、竹笋等。

3. 气虚病证　气虚证患者多与肺、脾、心、肾虚损有关，食疗应以分别补其脏虚为原则，因"气之根在肾"，补气时可酌情加枸杞子、桑葚、蜂蜜等益肾填精之品，补气类食品易致气机阻滞，影响食欲，可配伍少许行气之品如陈皮、砂仁等，忌寒湿、油腻、厚味食物。常用补气食物有鸡肉、猪肚、鹅肉、鹌鹑、牛肉、兔肉、鲈鱼、青鱼、泥鳅、粳米、扁豆、甘蓝、山药、无花果、马铃薯、大枣、栗子、冰糖等。

4. 血虚病证　多食含铁食物，选择优质蛋白，摄入适量维生素，禁食油腻厚味及油炸香燥之物。常用补血食物有乌骨鸡、鸭血、动物肝脏、猪心、猪蹄、鲍鱼、驴肉、阿胶、菠菜、淡菜、荔枝、龙眼肉、花生、红糖等。

5. 脾胃病证　包括胃脘痛、呕吐、泄泻、便秘等，系脾胃运化失常所致。日常饮食应以清淡、细软、易消化、富有营养的食物为主。宜进蔬菜、瘦肉、鸡蛋、鱼类等，忌生冷、煎炸、硬固、刺激性食品，忌土豆、黄豆、白薯等易胀气食物，脾胃寒凉宜食温性食品；胃热者忌辛辣；胃酸过多，应避免食用刺激胃液分泌的食物，如浓茶、咖啡、巧克力、辣椒等；胃酸缺乏，可于饭后食少许醋或山楂片；消化道出血者应进食无渣流质，如牛奶、米汤；腹泻者以少油、半流质或软饭为宜，忌食生冷瓜果等寒凉滑润食物；呕吐剧者应暂禁食，好转后再进流质或半流质饮食，逐渐恢复软、普食，切忌饱食。

6. 肝胆病证　黄疸、腹胀等病证常与肝的疏泄功能失常有关。饮食宜清淡，营养丰富，多食蛋、奶、鱼、瘦肉及豆制品，忌食油腻生冷、辛辣食物。急性期以素食为宜，多食新鲜水果。肝硬化腹水者应予低盐或无盐饮食，肝性脑病（肝昏迷）者应控制动物蛋白的食入量。

7. 肺脏病证　饮食宜清淡，多食水果，供给多种维生素、无机盐，以利于机体代谢功能的修复，补充咳嗽或发热所消耗的能量，忌食辛辣、油腻、甜黏类食物，禁烟酒及海腥发物。咳嗽痰黄可选枇杷、梨等清热化痰之品；痰白清稀者避免食用生冷瓜果；痰中带血宜食藕片、藕汁等以清热止血；久病肺阴虚者可选食百合、银耳、甲鱼等滋阴补肺之品；哮喘患者常与过敏有关，应禁食发物类。

8. 心脏病证　饮食宜清淡、低盐，多食富含B族维生素、维生素C食物及豆制品类。食盐应控制在每日6g之内。烹饪用油应以植物油为主，如玉米油、菜籽油。忌高脂类食物，如猪油、动物内脏，忌食烟酒、浓茶、咖啡及辛辣刺激之品。

9. 肾脏病证　以水肿、消渴、淋浊、遗精等为主症。饮食宜清淡，富于营养，可多食动物性补养类食物。水肿者应低盐或无盐饮食，可食用冬瓜、赤小豆以利尿消肿。肾虚者可选用牛、羊、狗肉及蛋类，肾衰竭患者应补而有节，主要节制米、豆类食品，宜食优质低蛋白、高维生素、高热量食物，适当限制钠、钾为原则，食用鱼肉时以蒸煮、做汤为宜。

11. 外感病证　与外感风邪有关，以发热为主，如感冒、中暑、痢疾等。宜清淡饮食，如面条、米粥、新鲜蔬菜、水果等，忌食腥腻、酸涩之品，如肥肉、鱼虾、食醋等。以防外邪内陷入里，变生他证。

12. 疮疡皮肤病　宜清淡饮食，多食蔬菜水果，忌虾、蟹、猪头肉等荤腥发物。

（二）服药饮食宜忌

《调疾饮食辩》中说："病人饮食，藉以滋养胃气，宣行药力，故饮食得宜足为药饵之助，失宜则反与药饵为仇。"服药期间有些食物对所服之药有不良的影响，应忌服。

1. 一般忌食　服药期间，忌食生冷、黏腻、肉、酒、酪、腥臭等不易消化及有特殊刺激性的食物。

2. 特殊忌口 某些药物有特殊忌口，如人参忌萝卜、茶叶，土茯苓忌茶，半夏忌羊肉、羊血、饴糖，厚朴忌豆类，牡丹皮忌蒜、芫荽等。

（三）食物搭配宜忌

1. 有些食物搭配有利健康 根据中医五行学说，有些食物相宜，可以搭配一起进食，如“当归生姜羊肉汤”中，温补气血的羊肉与补血止痛的当归和温中散寒的生姜配伍，可增强补虚散寒止痛之功，同时还可以去掉羊肉的腥膻味；薏苡粥中添加红枣，可防止薏苡仁清热利湿过偏之性。

2. 有些食物搭配削弱食疗效果 某些食物搭配不当会削弱食疗效果，要尽量避免。如吃羊肉、狗肉之类温补气血的食物，不应同时吃绿豆、鲜萝卜、西瓜等，否则会减弱前者的温补作用。

饮食宜忌不是绝对的，要针对具体病情具体分析，还要注意个体差异，有些饮食经调制或配制后是可以改变其性质而改变其宜忌的，应灵活掌握。

任务四 情志护理

中医学认为，人有七情变化，即喜、怒、忧、思、悲、恐、惊。七情是人体对外界客观事物和现象所作出的不同情志反应。七情在正常情况下不会致病，但如果情志过极超出常度，就会引起脏腑气血功能紊乱，导致疾病的发生。

一、情志与健康的关系

七情不仅可以引起多种疾病的发生，而且对疾病的发展有着重要影响。不同的情志可影响不同的脏腑功能，从而产生不同的疾病。不同的疾病也会有不同的情志改变，并可影响疾病的转归和预后。

（一）情志正常，脏气调和

正常的情志活动是体内脏腑、气血、阴阳调和的反映，同时又能反作用于人体。正常的情志活动，能够调畅脏气，助正抗邪，增强人体抗病能力，预防疾病的发生，对维护人体的健康起着积极的促进作用。俗话所说的“人逢喜事精神爽，雨后青山分外明”，就是指喜的心境有益于人的身心健康。适度的喜对人体的健康十分有利，喜能调剂精神，乐而忘忧，同时流通营卫、和畅气血，促进人体生命活动。怒一般被认为是一种消极、否定的情绪，但作为人的基本情感之一，怒对人体的健康也有着其积极的一面，怒为肝之志，正常情况下有助于肝气的疏泄条达。情志正常，则脏气舒达调畅，从而使脏腑功能活动得到加强。

（二）情志异常，内伤脏腑

情绪变化对健康的影响，已引起国内外学者的高度重视。国外学者胡夫兰德在

《人生延长寿法》一书中说："一切对人不利的影响中，最能使人短命夭亡的就要算是不好的情绪和恶劣的心境，如忧虑、颓废、惧怕、贪求、怯懦和憎恨等。"

1. 直接伤及内脏　由于生理上情志与五脏有着密切的关系，因此，七情过极往往直接损伤相应的内脏。一般认为，喜、惊伤心，怒伤肝，思伤脾，悲、忧伤肺，恐伤肾。从临床上看，七情致病以心、肝、脾三脏为多见，因为心主血而藏神，肝藏血而主疏泄，脾主运化，为气血生化之源。其中心在七情发病中起主导作用，心为五脏六腑之大主，精神之所舍，七情发生之处，故七情太过首先伤及心神，然后影响到其他脏器，从而引起疾病，正如《灵枢》所曰，"悲哀愁忧则心动，心动则五脏六腑皆摇"。

2. 影响脏腑气机　七情致病伤及内脏，主要是导致脏腑气机紊乱、升降出入运动失常、脏腑功能活动失调。

考点提示

七情致气机逆乱的主要表现。

（1）怒则气上　是指过度愤怒可使肝气上冲，血随气逆，并走于上。临床可见头痛头晕、面红目赤，或呕血，甚则昏厥猝倒。

（2）喜则气缓　是指过度喜乐使心气涣散，神气不能收持，出现精神不能集中，甚则喜笑不休、失神狂乱等症状。

（3）悲（忧）则气消　是指过度悲忧可耗伤肺气。临床常见精神萎靡、意志消沉、胸闷乏力、少气懒言等症。

（4）恐则气下　是指过度恐惧可使肾气不固，气泄于下。临床可见下肢酸软无力、二便失禁、滑精等症。

（5）惊则气乱　是指突然受惊导致心气紊乱，气血失和，心神失常。临床可见心悸、失眠多梦、小儿夜啼，甚则精神失常等症。

（6）思则气结　是指思虑过度导致脾气郁结，运化失常，出现纳呆、脘腹胀满、便溏泄泻等症。

3. 影响病情变化　在疾病过程中，情志的异常变化往往影响病情的发展与变化。患者因自身脏腑气血功能失调，容易产生不良心境，引起情志的异常波动；而较大的情志波动，反过来又能加剧脏腑气血功能失调，促使疾病加重，甚至导致病情迅速恶化。

拓展阅读

诸葛亮"三气"周瑜

《三国演义》中，诸葛亮一气周瑜：夺了南郡取荆州，让周瑜金疮迸裂；二气周瑜，将计就计，让周瑜"赔了夫人又折兵"，金疮难愈；三气周瑜，诸葛亮识破周瑜假途伐虢之计，最终让周瑜大叫一声，吐血而亡。

二、情志护理的基本原则

情志护理是指以中医学理论为指导，以良好的护患关系为桥梁，应用科学的护理方法，改善和消除患者的不良情绪状态，从而达到预防和治疗疾病的一种方法。情志护理应根据患者个体情况，以促进患者的身心康复为目的，采取积极的护理措施，避免因情志而诱发或加重病情。主要掌握以下几条基本原则。

（一）诚挚体贴，全面照顾

由于角色、环境的改变，患者的情志状态和行为不同于常人，常常产生焦虑、紧张、悲观、抑郁等情绪。护士应运用多学科的知识来处理患者的心理反应，了解患者日常生活情况、对自己疾病的看法、存在的思想问题、家庭角色关系、人际交往等情况，调动其主观能动性，帮助树立战胜疾病的信心，以和蔼、诚恳的态度，同情、关怀的心情，协助患者适应新的社会角色。

（二）因人施护，有的放矢

《灵枢》中指出："人之生也，有刚有柔，有弱有强，有短有长，有阴有阳。"患者由于家庭、职业、年龄、经济条件、知识经验、生活阅历、性格、所患疾病及病程长短的不同，其心理状态也不同。因此，在情志护理过程中，应特别强调根据患者的遗传禀赋、性别、年龄、自然条件、社会环境、精神因素等特点因人施护。

（三）乐观豁达，怡情养性

孙思邈在《备急千金要方》中指出，"夫养性者，欲所习以成性，性自为善，性既自善，内外百病皆悉不生，祸乱灾害，亦无由作，此养性之大经也"。修身养性，保持心情舒畅，能使机体神安气顺、心清形静、气血调和、脏腑功能平衡协调，从而有益于健康。对患者而言，不管其病情如何，乐观豁达的心情均可以促进疾病的康复。护士应向患者说明保持情绪稳定的重要性，积极向患者宣传心理养生知识，调动患者的积极性。

（四）避免刺激，稳定情绪

人患病后，机体适应噪声的能力减弱。如体质虚弱或犯心惊、癫狂等症的患者听到轻微的声响就会坐立不安，心惊胆战，影响睡眠与休息。安静的环境则能使患者心情愉快，身体舒适，睡眠充足，饮食增加，有利于疾病的康复。因此，护士在工作中应注意"四轻"，对探视者视患者病情，提醒其保持情绪稳定，言语平和，避免给患者带来各种不良刺激。

三、情志护理的方法

情志护理的方法有多种，可根据患者的具体病情选择合适的方法，以取得较好的效果。

（一）说理开导

《灵枢》中指出："人之情，莫不恶死而乐生，告之以其败，语之以其善，导之以其所便，开之以其所苦，虽有无道之人，恶有不听者乎？"护士应针对患者不同症结，以说理开导的方法，有的放矢，动之以情，晓之以理，喻之以例，明之以法，尽快消除不良情志对人体的损害，帮助患者从各种不正常的心态中解脱出来，促进患者康复。

（二）顺情从欲

顺情从欲是指顺从患者的意志、情绪，满足患者身心需要的一种治疗方法，适用于当某种个人欲望未能得到满足，遂致内怀深忧而生的情志病变。护士应鼓励患者毫无保留地进行倾诉，充分宣泄内心深处的心理矛盾和痛苦，将压抑已久的不愉快情绪、欲望与冲突等全部发泄出来。对于患者心理上的欲望，应分析对待，若是合理的，在条件允许的情况下，应尽量满足其所求或所恶，或对其想法表示同情、理解和支持。对那些胡思乱想、淫欲邪念、放纵无稽等错误的、不切实际的欲望，不能放纵迁就，应采用善意的、诚恳的说服教育等方法处理。特别是对所患疾病有思想顾虑的患者，可为其讲述疾病的有关知识，帮助其消除疑虑。

（三）移情解惑

移情指排遣情思，使思想焦点转移他处。有些患者患病后，往往将注意力集中在疾病上，整天胡思乱想，陷入苦闷烦恼和忧愁之中。对于这类患者，可采用言语诱导的方法，转移患者的注意力，解除思想顾虑，常有不药而愈的疗效。解惑是通过一定的方法解除患者对事物的误解和疑惑，从而尽快恢复健康。俗话说"病者多疑"，特别是性格抑郁、沉默寡言的患者更为突出。患者常常产生各种各样的疑惑或猜测，或小病疑大，或轻病疑重，或久病疑死，最终疑虑成疾，使无病之躯真的疑出一场大病。对于这类患者，医护人员要耐心向他们解释病情，宣传有关疾病的知识，解除患者不必要的疑虑，千万不可搪塞，以免更加怀疑。对严重的疑心病，甚至可以用假解释的方法，巧妙地让其信以为真。

（四）发泄解郁

发泄即宣泄；郁即郁结，主要指忧郁、悲伤等使人不愉快的消极情绪。发泄解郁法是指通过发泄、哭诉等方式，将忧郁、悲伤等不良情绪宣泄出来，达到释情开怀、摆脱苦恼、身心舒畅、恢复心理平衡的目的。古人云："神者，伸也，人神好伸而恶郁，郁者伤神，为害非浅"，"郁者发之"。常用的发泄解郁法有挥泪痛哭法、倾诉苦衷法、"模拟"发泄法等。对于确有悲郁之情的患者，应引导其向医护人员哭诉苦衷，使悲郁之情得以发泄舒展，使气机调畅。但哭泣不宜过久、过重，以免伤身。

（五）以情胜情

以情胜情又称情志制约法，是指有意识地采用一种情志抑制另一种情志，达到淡化，甚至消除不良情志，以保持良好的精神状态的一种情志护理方法。五行模式的以情胜情法，是中医学独特的情志治疗护理方法，为历代医家广为运用，张子和指出，“悲可以制怒”“喜可以制悲”“恐可以制喜”“怒可以制思”“思可以制恐”。常用以情胜情法有激怒疗法、喜乐疗法、悲哀疗法、惊恐疗法、思虑疗法等。在运用“以情胜情”方法时，要掌握患者对情感刺激的敏感程度，选择适当的方法，避免太过。

（六）暗示法

暗示法指医护人员运用语言、情绪、行为、举止等给患者以暗示，从而使患者解除精神负担，相信疾病可以治愈，增强战胜疾病信心的治疗及护理方法。暗示作用不仅影响人的心理与行为，且能影响人体的生理功能。暗示治疗时要特别注意以下几点：①患者的受暗示性是各不相同的，应区别对待。②施治前要取得患者充分的信任与合作。③每一次施治过程应尽量取得成功。如不成功，则会动摇患者的信心，影响患者施治者的信任。

（七）药食法

选用适当的方药或食物，可调整五脏虚实、聪明益智、养心安神、疏肝理气，以达到调节情志活动的目的。如逍遥散有疏肝解郁、调畅情志之功效；泻青丸有清泻肝火之功效，可缓解郁怒而致的肝火郁结等。

四、预防七情致病的方法

以中医形神理论和藏象五志论为基础，喜、怒、忧、思、悲、恐、惊七情概括了复杂情感过程的基本状态，是情绪、情感等心理活动的外在表现。要预防七情致病，就必须保持心情舒畅，精神乐观，避免七情过极。

（一）清静养神

《黄帝内经》说：“恬淡虚无，真气从之，精神内守，病安从来”。我国历代医家认为神气清静，五脏安和，可健康长寿。清静养神，是指采取各种措施使精神保持淡泊宁静的状态，不为七情六欲所干扰。神是生命活动的主宰，它统御精气，是生命存亡的根本和关键。而患病之人对于情志刺激尤为敏感，调摄精神就更为重要。只有将“静”融于人的日常生活中，做到精神内守，心平气和，精气才能日见充实，形体亦可随之健壮。清静养神的方法很多精神内守、意守为清静养神的主要方法。要树立清静为本的思想，不过分劳耗心神，乐观随和，做到静神不用、劳神有度、用神不躁。此外，还要努力减少外界对神气的不良刺激，创造清静关神的有利条件。

（二）情志舒畅

情绪乐观，心胸宽广，性格开朗，精神愉快，可使营卫流通、气血和畅、生机旺盛、身心健康。通过各种情趣高雅、动静相参的娱乐活动，如音乐欣赏、书法绘画、读书赋诗、种花养鸟、弈棋垂钓以及外出旅游等，可以颐养心情、舒畅情怀、陶冶情操，从而达到远离疾病、延年益寿的目的。此外，要善于化解忧虑、烦恼之事。人一生中不可能不遇到忧虑、烦恼之事，关键在于能正确对待、妥善处理、及时解脱。如退步思量，对减轻烦恼具有积极的作用；若退步思量还不能减轻烦恼，可通过吐露交谈，听取别人的劝慰以消除心中的烦恼。

（三）修身养性

古人把道德和性格修养作为养生的一项重要内容，认为养生和养德是密不可分的，甚至把养性和养德列为摄生首务。养德可以养气、养神，有利于神定心静，气血调和，精神饱满，形体健壮，使"形与神俱"，从而健康长寿。道德和性格良好的人，待人宽厚，性格豁达，志向高远，对生活充满希望和乐趣。他们一般具有良好的心理素质和精神状态，能较好地控制和调节自己的情绪。如道德水平低下、个性狭隘，则常常会用神不当。

（四）平和七情

1. 以理胜情　即考虑问题要符合客观规律，能用理性克服情志上的冲动，使情志活动保持在适度状态而不过激，思虑有度，喜怒有节。若喜乐太过或不及，则可使心神受伤。

2. 以耐养性　即有良好的涵养，遇事能够忍耐而不急躁、愤怒，日常生活中能淡泊名利，淡忘烦恼。当大怒或暴怒时，可使阳气升发太过，血随气逆则呕血，甚至猝然昏不知人。

3. 以静制动　神静则宁，情动则乱，应倡导清静少欲，避大喜大怒，常保平和心情。静神之法很多，如书法、绘画等皆能怡神静心。

4. 以宣消郁　悲忧可使人体的气血受损，尤其易损伤肺气，出现胸闷气短、意志消沉、精神萎靡、倦怠乏力等症状。悲哀忧伤的最佳消除方法，就是及时用各种方法宣泄情绪，以免气机郁遏而生疾患。宣泄的方法很多，如向亲朋好友倾诉，用个人喜欢的方法发泄情绪，避免寂寞独处等。

5. 思虑有度　适度的思考能强心健脑，有益于健康；若思虑过度，所思不遂，则可影响气机正常运行，引起脾胃功能失调。用心思虑的时间不宜太长，工作 1～2 小时后应适当活动，以解除持续思虑后的紧张和疲劳。平常应坚持体育锻炼，晚间不宜熬夜太过，要养成按时作息的好习惯。

6. 慎避惊恐　惊恐对人体的危害极大，过度的惊恐可致气机紊乱、心神受损、肾气不回，出现心神不定、手足无措、下焦胀满、遗尿等症状，甚则心惊猝死。要有意识地锻炼自己，培养勇敢坚强的性格，以预防惊恐致病。同时也要避免接触容易导致惊恐的环境和因素。

项目小结

中医一般护理主要包括病情观察、生活起居护理、饮食护理、情志护理。病情观察主要介绍了其内容和方法；生活起居护理强调顺应四时调阴阳、环境适宜避外邪、起居有常适劳逸、生活护理重舒适四个方面；饮食护理中着重介绍了要利用饮食不同的性味和功效，把握好饮食调护的原则，合理选用饮食调护的种类，特别注意饮食宜忌开展中医护理工作；情志护理主要内容有：情志与健康的关系、情志护理的基本方法和原则、预防七情致病的方法。

目标检测

一、单项选择题

1. 疾病在一日内会呈现“旦慧、昼安、夕加、夜甚”的规律，护理中首先要注意（　）。

A. 夜间防寒　　B. 夜间防暑

C. 夜间病情变化观察　　D. 睡前活动锻炼

2. 根据病室环境安排的要求，需要光线较暗的患者是（　）。

A. 风寒证患者　　B. 急性热证患者

C. 长期卧床患者　　D. 阳虚证患者

3. 根据病室环境安排的要求，需要光线较亮的患者是（　）。

A. 长期卧床患者　　B. 急性热证患者

C. 肝阳亢进患者　　D. 痉证患者

4. 在生活护理中对于病室环境管理的要求，以下说法不正确的是（　）。

A. 春防凉　　B. 夏防暑

C. 秋防燥　　D. 冬防寒

5. 春季养生应重在（　）。

A. 养阴　　B. 养阳

C. 养血　　D. 阴阳并养

6. 根据四时气候护理要求，秋季人们的生活起居应（　）。

A. 夜卧早起，广步于庭　　B. 夜卧早起，无厌于日

C. 早卧早起，与鸡俱兴　　D. 早卧晚起，必待日光

7. 根据气候护理，夏季起居应（　）。

A. 早卧早起　　B. 早卧晚起

C. 晚卧早起 D. 晚卧晚起

8. 根据气候护理原则，冬季起居方面应遵循（ ）。

A. 早卧早起 B. 早卧晚起

C. 晚卧早起 D. 晚卧晚起

9. 根据情志护理的相制原理，思则以（ ）相制。

A. 悲 B. 喜

C. 怒 D. 恐

10. 根据情志护理中相制的原理，怒则以（ ）相制。

A. 悲 B. 喜

C. 恐 D. 思

11. 根据患者的兴趣、爱好，指导患者琴棋书画，是应用了情志护理的（ ）。

A. 说理开导法 B. 发泄解郁法

C. 暗示疗法 D. 移情易性法

12. 通过正面的说理，使患者认识到情志对人体的健康的影响，从而使患者能自觉地调和情志，积极配合治疗的情志护理方法是（ ）。

A. 说理开导 B. 顺情从欲

C. 释疑解惑 D. 暗示疗法

13. 叶某，女，27 岁，诊断为产后抑郁证，现住入你管理病床，时常与你讲述疾病的痛苦。请问在情志护理的方法中，首选的是（ ）。

A. 情志相制 B. 移情易性法

C. 顺情从欲 D. 说理开导

14. 下列有关使用食物方法，描述正确的是（ ）。

A. 糯米黏滞难化，故患者忌食

B. 土豆发芽仍可食用

C. 素体胃寒糖尿患者可用苦瓜

D. 蜂蜜具有润肠通便功能，婴儿便秘可选用

15. 下列水果中，具有降脂、降压、防止血管硬化作用的是（ ）。

A. 梨 B. 龙眼肉

C. 山楂 D. 苹果

二、简答题

1. 中医一般护理内容主要包括哪几方面？
2. 根据生活起居护理应适应四时气候变化的要求，要遵循哪两大原则？
3. 简述饮食护理的基本原则。
4. 简述情志护理的基本原则。
5. 简述预防七情致病的主要方法。

模块四

常用中医护理技术

项目十三　腧　穴

学习目标

知识目标

1. **掌握**　腧穴的分类、作用。

2. **熟悉**　常用腧穴名称、主治和操作方法。

能力目标

会在人体上点出常用腧穴，并将腧穴运用于中医护理中。

任务一　腧穴总论

一、腧穴的概念

腧穴是人体脏腑、经络之气输注于体表的特殊部位。“腧”有转输、输注的含义，言经气转输之所；穴，即孔隙的意思，言经气所居之处。腧穴又名“穴位”“气穴”“骨空”“孔穴”等。

虽然“腧”“输”“俞”三者均指腧穴，但在具体应用时却有所区别。腧穴，是对穴位的统称；输穴，是对五输穴中的第三个穴位的专称；俞穴，专指特定穴中的背俞穴。

二、腧穴的分类

人体的腧穴可分为十四经穴、奇穴、阿是穴三类。

（一）十四经穴

十四经穴简称“经穴”，是指具有固定的名称和位置，且归属于十二经脉与任、督二脉的腧穴。本类腧穴具有主治和反映本经病症的共同作用，是腧穴的主要组成部分。

（二）奇穴

奇穴又称“经外奇穴”，是指既有一定的名称，又有明确的位置，但尚未归入或不便归入十四经系统的腧穴。这类腧穴多数对某些病症有特殊的治疗作用。

（三）阿是穴

阿是穴又称“天应穴”“不定穴”“压痛点”等，是以压痛点或其他反应点作为针灸施术部位的一类腧穴，即《灵枢》所说的“以痛为腧”。其既无固定名称，亦无固定位置，无一定数目。

三、腧穴的作用

腧穴的治疗作用主要表现在三个方面，即近治作用、远治作用和特殊作用。

> **考点提示**
>
> 腧穴的作用。

（一）近治作用

近治作用指腧穴均具有治疗其所在部位局部及邻近组织、器官病证的作用，是一切腧穴主治作用所具有的共同特点。正所谓“腧穴所在，主治所在”。如膝关节及其周围的膝眼、鹤顶等能治疗膝关节疼痛；阿是穴可治疗所在部位的病痛等。

（二）远治作用

远治作用指腧穴具有治疗本经循行所及的远隔部位的脏腑、组织器官病证的作用。腧穴不仅能治疗局部病证，而且还能治疗远部的病证，正所谓“经脉所过，主治所及”。十四经穴，尤其是十二经脉中位于四肢肘膝关节以下的经穴，远治作用尤为突出，如足三里既可以治疗本穴所在局部的病变，也可以治疗本经所过腹部的病证。

（三）特殊作用

腧穴的特殊作用指有些腧穴具有双向的良性调整作用和相对的特异治疗作用。双向作用是指同一腧穴对机体不同的病理状态，可以起到两种相反而有效的治疗作用。如内关可治心动过速，又可治疗心动过缓；针刺天枢穴，腹泻时可止泻，便秘时也可通便。特异作用是指某些输穴对某些病证具有特殊的治疗作用。如至阴纠正胎位，大椎穴退热，少泽治疗乳少等。

四、特定穴

特定穴指十四经中具有特殊治疗作用，并有特定称号的腧穴，是临床最常用的经穴。特定穴分为五输穴、原穴、络穴、郄穴、背俞穴、募穴、下合穴、八会穴、八脉交会穴和交会穴。

五、腧穴的定位方法

取穴是否准确，直接影响针灸的疗效。常用的腧穴定位方法有体表解剖标志定位法、骨度分寸定位法、手指同身寸定位法、简便取穴法四种。

（一）体表解剖标志定位法

体表解剖标志定位法指以体表解剖学的各种体表标志为依据确定经穴位置的方法。体表解剖标志分为固定标志和活动标志两大类。①固定标志：指不受人体活动影响而固定不移的标志，如由骨骼和肌肉所形成的凸起或凹陷、五官轮廓、发际、指（趾）甲、乳头、脐窝等。②活动标志：指随人体活动各部的关节、肌肉、肌腱、皮肤随着活动出现的空隙、凹陷等。如张口取听宫等。

（二）骨度分寸定位法

骨度分寸定位法是以体表骨节为主要标志，将两骨节之间的长度折算为一定的分寸，用以确定腧穴位置的方法。不论男女老幼、高矮胖瘦，均可按这一标准在其自身测量。常用的骨度分寸见表13－1，13－2。

表13－1　骨度分寸法（前面观）

部位	起止点	骨度	度量	说明
头部	前两额头角（头维）之间	9寸	横寸	头前部横向
胸腹部	天突（胸骨上窝）至歧骨（胸剑联合中点）	9寸	直寸	1. 用于胸腹部直寸取穴 2. “天突”指穴名的名称
	歧骨（胸剑联合中点）至脐中	8寸		
	脐中至横骨上廉（耻骨联合上缘）	5寸	横寸	胸腹部取穴的横寸，可根据两乳头之间的距离折量。女性可用左右缺盆穴之间的宽度来代替两乳头之间的横寸
	两乳头之间	8寸		
上肢部	腋前、后纹头（腋前皱襞）至肘横纹	9寸	直寸	用于手三阴、手三阳经的骨度分寸
	肘横纹（平肘尖）至腕掌（背）横纹	12寸		
下肢部	耻骨联合上缘至股骨内上髁上缘	18寸	直寸	用于足三阴经的骨度分寸
	胫骨内侧髁下方至内踝尖	13寸		
	股骨大转子至腘横纹	19寸	直寸	1. 用于足三阴经的骨度分寸 2. “膝中”的水平线：前面相当于犊鼻穴，后面相当于委中穴
	腘横纹到外踝尖	16寸		

表13－2　骨度分寸法（后面观）

部位	起止点	骨度	度量	说明
头部	耳后两完骨（乳突）之间	9寸	横寸	用于量头部的横寸
背腰部	肩胛骨内缘至后正中线	3寸	横寸	背部腧穴根据脊椎定穴。一般临床取穴，肩胛骨下角相当第7（胸）椎，髂嵴相当第16椎（第4腰椎棘突）
下肢	肩峰缘至后正中线	8寸		
	臀沟至腘横纹	14寸		
	腘横纹至外踝尖	16寸		

任务二　常用腧穴

一、十四经穴常用腧穴

（一）手太阴肺经

左右各有中府、云门、天府、侠白、尺泽、孔最、列缺、经渠、太渊、鱼际、少商11穴。其主治咳嗽、气喘、咯血、咽喉痛等与肺脏有关的疾患，及经脉循行经过部位的其他病症。

1. 尺泽

（1）定位 在肘横纹中，肱二头肌腱桡侧凹陷处。

（2）主治 咳嗽、咯血、气喘、潮热、乳痈、吐泻、小儿惊风、肘臂挛痛。

（3）操作 直刺0.8～1.2寸，或点刺出血。

2. 孔最

（1）定位 在尺泽穴与太渊穴连线上，腕横纹上7寸处。

（2）主治 咳嗽、气喘、咯血、咽喉肿痛、热病无汗、痔疮、肘臂挛痛。

（3）操作 直刺0.5～1.0寸。

3. 列缺

（1）定位 在前臂桡侧缘，桡骨茎突上方，腕横纹上1.5寸，当肱桡肌与拇长展肌腱之间。简便取穴：两手虎口自然平直交叉，一手食指按在另一手桡骨茎突上，指尖尽处凹陷中即是该穴。

（2）主治 咳嗽、气喘、咽喉肿痛、头痛、牙痛、颈项强、口眼歪斜、半身不遂、手腕无力。

（3）操作 斜刺0.5～0.8寸。

4. 太渊

（1）定位 腕掌侧横纹桡侧端，桡动脉的桡侧凹陷中。

（2）主治 咳嗽、气喘、咯血、咽喉肿痛、无脉症、手腕疼痛。

（3）操作 避开动脉，直刺0.3～0.5寸。

5. 鱼际

（1）定位 在手拇指本节后凹陷处，约第1掌骨中点桡侧，赤白肉际处。

（2）主治 咳嗽、咯血、咽干、发热、咽喉肿痛、失音、乳痈。

（3）操作 直刺0.5～0.8寸。

6. 少商

（1）定位 在手拇指末节桡侧，指甲根角旁0.1寸。

（2）主治 咽喉肿痛、喉痹、鼻出血、气喘、昏迷、癫狂、热病、小儿惊风。

（3）操作 浅刺0.1寸，或点刺出血。

（二）手阳明大肠经

本经左右各有商阳、二间、三间、合谷、阳溪、偏历、温溜、下廉、上廉、手三里、曲池、肘髎、手五里、臂臑、肩髃、巨骨、天鼎、扶突、口禾髎、迎香20穴。其主治头面五官病、热病、肠胃病、咽喉疾患、皮肤病、神志病及经脉循行部位的其他病症。

1. 商阳

（1）定位 在食指末节桡侧，指甲根角旁0.1寸。

（2）主治　齿痛、咽喉肿痛、热病、咳喘、食指端麻木、中风昏迷及五官疾患。

（3）操作　浅刺0.1寸，或点刺出血。

2. 合谷

（1）定位　在手背，第1~2掌骨间，当第2掌骨桡侧的中点处。

（2）主治　头痛、齿痛、目赤肿痛、口眼歪斜、耳聋、鼻渊、鼻出血、咽肿失音、发热恶寒、无汗多汗、滞产、痄腮、胃痛、腹痛、小儿惊风、瘾疹、疟疾、上肢不遂。

（3）操作　直刺0.5~1.0寸；孕妇禁用。

3. 手三里

（1）定位　在前臂背面桡侧，在阳溪穴与曲池穴连线上，肘横纹下2寸处。

（2）主治　齿痛、面神经麻痹、颊肿、腹痛、腹泻、腹胀、肘臂无力、上肢不遂、急性腰扭伤。

（3）操作　直刺0.8~1.2寸。

4. 曲池

（1）定位　屈肘，当尺泽与肱骨外上髁连线中点。

（2）主治　热病、头痛、头晕、咽喉肿痛、齿痛、风疹、湿疹、瘾疹、癫狂、腹痛、吐泻、手臂痹痛、半身不遂。

（3）操作　直刺1.0~1.5寸。

5. 肩髃

（1）定位　肩峰端下缘，当肩峰与肱骨大结节之间，三角肌上部中央。臂外展或平举时，肩部出现两个凹陷，当肩峰前下方凹陷处。

（2）主治　肩臂挛痛、上肢不遂、风疹、瘾疹、瘰疬。

（3）操作　直刺或向下斜刺0.8~1.5寸。

6. 迎香

（1）定位　在鼻翼外缘中点旁开0.5寸，当鼻唇沟中。

（2）主治　鼻塞、鼻出血、口眼歪斜、胆道蛔虫症等。

（3）操作　略向内上方斜刺或平刺0.3~0.5寸。

（三）足阳明胃经

本经左右各有承泣、四白、巨髎、地仓、大迎、足三里、上巨虚、条口、下巨虚、丰隆、解溪、内庭、厉兑等45穴。其主治胃肠病、头面五官病、神志病、热病以及经脉循行部位的其他病症。

1. 地仓

（1）定位　在面部，口角旁约0.4寸，上直对瞳孔。

（2）主治　口眼歪斜、齿痛、颊肿、流涎、流泪、三叉神经痛。

（3）操作　斜刺或平刺0.5~0.8寸，或透刺颊车穴。

2. 下关

（1）定位　在耳屏前，下颌骨髁状突前方，当颧弓与下颌切迹所形成的凹陷中。

（2）主治　面痛、牙痛、口噤、耳鸣、耳聋、牙关不利、口眼歪斜、三叉神经痛等。

（3）操作　直刺或斜刺0.5～1.0寸。

3. 天枢

（1）定位　在腹部，脐中旁开2寸。

（2）主治　腹痛、腹胀、泄泻、痢疾、便秘、呕吐、肠痈、水肿、月经不调、痛经等。

（3）操作　直刺1.0～1.5寸。

4. 梁丘

（1）定位　屈膝，在髂前上棘与髌骨外上缘连线上，髌骨底上2寸。

（2）主治　膝肿痛、急性胃痛、下肢不遂、乳痈、乳痛等。

（3）操作　直刺1.0～1.2寸。

5. 犊鼻

（1）定位　屈膝，在髌骨与髌韧带外侧凹陷中。

（2）主治　膝关节疼痛、膝肿、屈伸不利、下肢麻痹等。

（3）操作　屈膝，向髌韧带内斜刺0.5～1.0寸。

6. 足三里

（1）定位　在小腿前外侧，犊鼻穴下3寸，胫骨前嵴外1横指（中指）处。

（2）主治　胃痛、呕吐、噎膈、腹胀、肠痈、泄泻、便秘、痢疾、疳积、乳痈、心悸、气短、消化不良、下肢痿痹等。本穴有强壮作用，为保健要穴。

（3）操作　直刺1.0～2.0寸。

7. 丰隆

（1）定位　在小腿前外侧，外踝尖上8寸，胫骨前嵴外2横指（中指）处。

（2）主治　痰多、咳嗽、头痛、眩晕、腹胀、腹痛、便秘、癫狂、下肢痿痹。

（3）操作　直刺1.0～1.5寸。

8. 内庭

（1）定位　在足背，第2～3趾间趾蹼缘后方赤白肉际处。

（2）主治　齿痛、头痛、咽喉肿痛、口眼歪斜、口臭、胃痛吐酸、腹胀、泄泻、痢疾、便秘、热病、足背肿痛。

（3）操作　直刺或向上斜刺0.3～0.5寸。

（四）足太阴脾经

本经左右各有隐白、太白、公孙、三阴交、漏谷、地机、阴陵泉、血海、大包等21穴。其主治脾胃病、妇科病、前阴病及经脉循行部位的其他病症。

1. 公孙

（1）定位　在足内侧缘，第一跖骨基底部的前下方，赤白肉际处。

（2）主治　胃痛、呕吐、腹痛、腹泻、痢疾、心烦失眠、月经不调。

（3）操作　直刺0.5～1.0寸。

2. 三阴交

（1）定位　在小腿内侧，足内踝尖上3寸，胫骨内侧面后缘。

（2）主治　痛经、月经不调、崩漏、阴挺、滞产、不孕、肠鸣、泄泻、腹胀、便秘、心悸失眠、下肢痿痹、脚气。

（3）操作　直刺1.0～1.5寸；孕妇禁用。

3. 地机

（1）定位　在小腿内侧，内踝尖与阴陵泉穴的连线上，阴陵泉穴下3寸。

（2）主治　痛经、崩漏、月经不调、腹痛、腹胀、腹泻、小便不利、水肿、腿膝疼痛麻木等。

（3）操作　直刺1.0～1.5寸。

4. 阴陵泉

（1）定位　在小腿内侧，胫骨内侧髁后下方凹陷处。

（2）主治　腹胀、泄泻、水肿、黄疸、小便不利或失禁、阴茎痛、月经不调、带下、膝痛等。

（3）操作　直刺1.0～2.0寸。

5. 血海

（1）定位　屈膝，在髌骨底内侧端上2寸，当股四头肌内侧头的隆起处。

（2）主治　月经不调、痛经、经闭、崩漏、瘾疹、皮肤瘙痒、丹毒、股内侧痛。

（3）操作　直刺1.0～1.5寸。

（五）手少阴心经

本经左右各有极泉、青灵、少海、灵道、通里、阴郄、神门、少府、少冲9穴。其主治心、胸、神志病及经脉循行部位的其他病症。

1. 通里

（1）定位　在前臂掌侧，尺侧腕屈肌腱的桡侧缘，腕横纹上1寸。

（2）主治　心悸、怔忡、失眠、健忘、舌强不语、腕臂痛。

（3）操作　直刺0.3～0.5寸。

2. 神门

（1）定位　在腕部，腕掌侧横纹尺侧端，尺侧腕屈肌腱的桡侧凹陷处。

（2）主治　心悸、怔忡、心痛、心烦、健忘、失眠、高血压、呕血、头痛眩晕、胸胁痛。

（3）操作　直刺0.3～0.5寸。

（六）手太阳小肠经

本经有少泽、前谷、后溪、阳谷、养老、支正、小海、肩贞、天宗、听宫等19穴。其主治头面五官病、热病、神志病及经脉循行部位的其他病症。

1. 少泽

（1）定位　小指尺侧指甲根角旁约0.1寸。

（2）作用　乳汁不通、少乳、乳痈、热病、昏迷、咽喉肿痛、耳鸣耳聋等。

（3）操作　浅刺0.1寸或点刺出血；孕妇慎用。

2. 后溪

（1）定位　在手掌尺侧，微握拳，第5掌指关节尺侧的远侧掌横纹头赤白肉际处。

（2）主治　头项强痛、眼睑闭合不全、耳聋、热病、疟疾、癫狂、盗汗、咽喉肿痛、急性腰扭伤、腰背痛。

（3）操作　直刺0.5~0.8寸。

3. 天宗

（1）定位　在肩部，肩胛骨冈下窝中央凹陷处，肩胛冈中点与肩胛下角连线上1/3与下2/3交点处。

（2）主治　肩胛疼痛、肩背部损伤、气喘、乳痈。

（3）操作　直刺或斜刺0.5~1.0寸。遇到阻力不可强行进针。

4. 听宫

（1）定位　在面部，耳屏前，下颌骨髁状突的后方，张口时呈凹陷外。

（2）主治　耳鸣、耳聋、齿痛、失音、癫痫。

（3）操作　微张口，直刺0.5~1.0寸。

（七）足太阳膀胱经

本经左右各有睛明、攒竹、天柱、大杼、风门、肺俞、厥阴俞、心俞、膈俞、肝俞、胆俞、脾俞、胃俞、肾俞、上髎、次髎、委阳、委中、秩边、承山、昆仑、申脉、至阴等67穴。其主治头面五官病，项、背、腰、下肢病症及脏腑、神志病。

1. 睛明

（1）定位　目内眦角稍内上方凹陷中。

（2）主治　目赤肿痛、流泪、视物不清、目眩、近视、夜盲、色盲等。

（3）操作　嘱患者闭眼，医者左手轻推眼球向外侧固定，右手缓慢进针，紧靠眶缘直刺0.5~1寸，不提插捻转。出针后按压针孔片刻，以防出血。本穴禁灸。

2. 攒竹

（1）定位　眉头凹陷中，目内眦直上，眶上切迹处。

（2）主治　头痛、眉棱骨痛、眼睑下垂、口眼歪斜、目视不明、迎风流泪、目赤肿痛、呃逆、面痛。

（3）操作　平刺0.5~0.8寸。禁灸。

3. 肺俞

（1）定位　第3胸椎棘突下，旁开1.5寸。

（2）主治　咳嗽、气喘、鼻塞、胸闷气短、咯血、肺痈、盗汗、骨蒸潮热等。

（3）操作　斜刺0.5~0.8寸。

4. 膈俞

（1）定位　第7胸椎棘突下，旁开1.5寸。

（2）主治　呕吐、呃逆、气喘、吐血、贫血、黄疸、瘾疹、皮肤瘙痒、潮热、盗汗等。

（3）操作　斜刺0.5~0.8寸。

5. 胃俞

（1）定位　第12胸椎棘突下，旁开1.5寸。

（2）主治　胃痛、呕吐、腹胀、完谷不化、肠鸣、胃下垂等。

（3）操作　斜刺0.5~1.0寸。

6. 肾俞

（1）定位　第2腰椎棘突下，旁开1.5寸。

（2）主治　遗精、早泄、阳痿、遗尿、小便频数、肾虚腰痛、头晕、耳鸣、耳聋、月经不调、带下、水肿。

（3）操作　直刺0.5~1.0寸。

7. 大肠俞

（1）定位　第4腰椎棘突下，旁开1.5寸。

（2）主治　腰腿痛、腹胀、腹泻、便秘、脱肛、遗尿等。

（3）操作　直刺0.8~1.2寸。

8. 次髎

（1）定位　在骶部，约当髂后上棘与后正中线之间，第2骶后孔中。

（2）主治　痛经、月经不调、带下、小便不利、遗精、阳痿、疝气、腰骶痛、下肢痿痹。

（3）操作　直刺1.0~1.5寸。

9. 委中

（1）定位　在腘横纹中点。

（2）主治　腰背痛、下肢痿痹、中风昏迷、半身不遂、小便不利、腹痛、呕吐、腹泻、丹毒等。

（3）操作　直刺1.0~1.5寸或用三棱针在腘静脉上点刺放血。

10. 昆仑

（1）定位　在外踝尖与跟腱之间凹陷处。

（2）主治　头痛、项强、眩晕、腰骶疼痛、目赤痛、癫痫、疟疾、滞产等。

（3）操作　直刺0.5~0.8寸。孕妇禁用，经期妇女慎用。

11. 至阴

（1）定位　在足小趾末节外侧，趾甲根角旁0.1寸。

（2）主治　胎位不正、滞产、头痛、目痛、鼻塞、鼻出血等。

（3）操作　浅刺0.1寸或点刺出血，胎位不正用灸法。

（八）足少阴肾经

本经左右各有涌泉、太溪、大钟照海、复溜、阴都、通谷、幽门、步廊、神封、灵墟、神藏等27穴。其主治妇科病、前阴病、肾脏病以及与肾有关的肺、心、肝、咽喉、舌及经脉循行经过部位的其他病症。

1. 涌泉

（1）定位　在足底，足趾跖屈时，约当足底（去趾）与足跟连线的前1/3与后2/3连线的交点处。

（2）主治　头痛、目眩、小儿惊风、昏厥、中暑、癫证、咽喉肿痛、咯血、便秘、小便难、足心热。

（3）操作　直刺0.5~1.0寸。

2. 太溪

（1）定位　在足内侧，足内踝尖与跟腱之间的凹陷处。

（2）主治　头痛、目眩、齿痛、耳鸣、咳嗽、气喘、失眠、消渴、遗精、阳痿、月经不调、腰痛、足跟痛等。

（3）操作　直刺0.5~1.0寸。

3. 照海

（1）定位　在足内侧，足内踝尖下方凹陷处。

（2）主治　失眠、癫痫、咽喉干痛、目赤肿痛、月经不调、痛经、带下、阴挺、小便频数、癃闭等。

（3）操作　直刺0.5~0.8寸。

（九）手厥阴心包经

本经左右各有天池、天泉、曲泽、郄门、间使、内关、大陵、劳宫、中冲9穴。其主治心、心包、胸、胃、神志病及经脉循行经过部位的其他病症。

1. 内关

（1）定位　在前臂掌侧，腕横纹上2寸，掌长肌腱与桡侧腕屈肌腱之间。

（2）主治　心痛、心悸、呃逆、舌强不语、小儿惊风、中暑、胃痛、呕吐、失眠、晕车、晕船、健忘、昏厥、癫狂等。

（3）操作　直刺0.5~1.0寸。

2. 大陵

（1）定位　腕横纹中央，掌长肌腱与桡侧腕屈肌腱之间。

（2）主治　心痛、心悸、胸闷胸痛、胃痛、呕吐、口臭、癫狂痫、肘臂挛痛、上肢不遂。

（3）操作　直刺0.3~0.5寸。

3. 中冲

（1）定位　在手中指末节尖端的中央。

（2）主治　心烦、心痛、中风昏迷、舌强不语、中暑、昏厥、小儿惊风、小儿夜啼、热病等。

（3）操作　浅刺0.1寸；或点刺出血。为急救要穴之一。

（十）手少阳三焦经

本经左右各有关冲、液门、中渚、阳池、外关、支沟、肩髎、翳风、耳门、丝竹空等23穴。其主治侧头、目、耳、颊、咽喉、胸胁病和热病，以及经脉循行经过部位的其他病症。

1. 外关

（1）定位　在前臂背侧，腕背横纹上2寸，尺骨与桡骨之间。

（2）主治　感冒、头痛、目赤肿痛、耳鸣、耳聋、热病、落枕、胸胁痛、瘰疬、上肢痹痛、腕关节疼痛。

（3）操作　直刺0.5～1.0寸。

2. 支沟

（1）定位　在前臂背侧，腕背横纹上3寸，桡骨与尺骨之间。

（2）主治　便秘、耳鸣、耳聋、暴音、落枕、胁肋疼痛、肩背痛、瘰疬、热病。

（3）操作　直刺0.5～1.0寸。

3. 翳风

（1）定位　在耳垂后，乳突与下颌角之间的凹陷处，平耳垂后下缘的凹陷中。

（2）主治　耳鸣、耳聋、耳鸣、牙关紧闭、口眼歪斜、瘰疬、呃逆。

（3）操作　直刺0.5～1.0寸。

（十一）足少阳胆经

本经左右各有瞳子髎、听会、上关、颔厌、率谷、头窍阴、阳白、头临泣、风池、肩井、渊腋、环跳、风市、膝阳关、阳陵泉、光明、悬钟、丘墟、足临泣、足窍阴等44穴。其主治肝胆、侧头、目、耳、咽喉、胸胁、神志病和热病，以及经脉循行经过部位的其他病症。

1. 风池

（1）定位　在项部，胸锁乳突肌与斜方肌之间凹陷中，平风府穴处。

（2）主治　头痛、颈项强痛、感冒、眩晕、耳鸣、耳聋、目赤肿痛、鼻塞、口眼歪斜、癫痫、热病等。

（3）操作　向鼻尖方向斜刺0.8～1.2寸。深部为延髓，必须严格掌握针刺角度和深度。

2. 肩井

（1）定位　在肩上，大椎与肩峰端连线的中点。

（2）主治　颈项强痛、肩背疼痛、上肢不遂、难产、乳痈、乳汁不下、瘰疬等。

（3）操作　直刺0.5～0.8寸。内有肺尖，慎不可深刺；孕妇禁针。

3. 环跳

（1）定位　在臀外侧部，侧卧屈股，当股骨大转子最高点与骶管裂孔连线的外1/3与内2/3交点处。

（2）主治　腰腿疼痛、坐骨神经痛、半身不遂、下肢痿痹、风疹等。

（3）操作　直刺2.0～3.0寸。

4. 阳陵泉

（1）定位　在小腿外侧，腓骨小头前下方凹陷处。

（2）主治　胁痛、黄疸、口苦、呕吐、膝肿痛、下肢痿痹、半身不遂、小儿惊风、胸乳胀痛。

（3）操作　直刺1.0～1.5寸。

5. 悬钟

（1）定位　在小腿外侧，外踝尖上3寸，腓骨前缘。

（2）主治　下肢痿痹、半身不遂、项强、偏头痛、胸胁胀痛、咽喉肿痛、痴呆、脚气等。

（3）操作　直刺0.5～0.8寸。

（十二）足厥阴肝经

本经左右各有大敦、行间、太冲、中封、蠡沟、中都、膝关、曲泉、阴包、足五里、阴廉、急脉、章门、期门14穴。其主治肝胆病，妇科病，少腹、前阴病，以及经脉循行经过部位的其他病症。

1. 行间

（1）定位　在足背侧，当第1～2趾间，趾蹼缘的后方赤白肉际处。

（2）主治　头痛、目眩、目赤肿痛、口眼歪斜、中风、癫痫、月经不调、痛经、闭经、崩漏、带下、阴中痛、遗尿、癃闭、胸胁满痛、下肢内侧痛、足跗肿痛等。

（3）操作　直刺0.3～0.5寸。

2. 太冲

（1）定位　在足背侧，第1～2跖骨结合部之前的凹陷处。

（2）主治　头痛、眩晕、耳鸣、口眼歪斜、胁痛、黄疸、遗尿、崩漏、月经不调、痛经、中风、下肢痿痹等。

（3）操作　直刺0.5～1.0寸。

3. 期门

（1）定位　在胸部，乳头直下，第6肋间隙，前正中线旁开4寸。

（2）主治　胸胁胀痛、乳痈、咳喘、呕吐、吞酸、呃逆、腹胀、腹泻、疟疾。

（3）操作　斜刺或平刺0.5～0.8寸，不可深刺，以免伤及内脏。

（十三）督脉

本经有长强、腰俞、腰阳关、命门、至阳、身柱、大椎、哑门、风府、百会、上星、神庭、素髎、水沟、兑端、龈交等28穴。其主治神志病，热病，相应的内脏病症及腰骶、背、头项等经脉循行的局部病症。

1. 腰阳关

（1）定位　在后正中线上，第4腰椎棘突下凹陷中。

（2）主治　腰骶疼痛、月经不调、赤白带下、遗精、阳痿、下肢痿痹等。

（3）操作　直刺0.5~1.0寸。

2. 命门

（1）定位　在后正中线上，第2腰椎棘突下凹陷中。

（2）主治　腰脊强痛、下肢痿痹、遗精、阳痿、月经不调、痛经、精冷不育、小腹冷痛、腹泻。

（3）操作　直刺0.5~1.0寸。

3. 大椎

（1）定位　在后正中线上，第7颈椎棘突下凹陷中。

（2）主治　头痛、项强、脊背强痛、热病、疟疾、感冒、咳嗽、气喘、骨蒸盗汗、癫痫、风疹、小儿惊风等。

（3）操作　斜刺0.5~1.0寸。

4. 百会

（1）定位　在头部，当后发际正中直上7寸或前发际正中直上5寸处，或当头部正中线与两耳尖连线的交点处。

（2）主治　头痛、眩晕、中风、失语、耳鸣、胃下垂、脱肛、阴挺、久泻、痴呆、健忘、失眠等。

（3）操作　平刺0.5~0.8寸。升阳举陷用灸法。

5. 水沟

（1）定位　在面部，人中沟的上1/3与下2/3交点处。

（2）主治　昏迷、晕厥、小儿惊风、鼻塞、鼻出血、消渴、口眼歪斜、中风、癫狂病、急性腰扭伤等。

（3）操作　向上斜刺0.3~0.5寸，或手指掐按。

（十四）任脉

本经有会阴、中极、关元、石门、气海、神阙、水分、下脘、建里、鸠尾、中庭、膻中、玉堂、紫宫、华盖、天突、廉泉、承浆等24穴。其主治少腹、胃脘、胸、颈、咽喉、头面等局部病症和相应的内脏病症，部分腧穴有强壮作用或可治疗神志病。

1. 中极

（1）定位　在下腹部，前正中线上，脐中下4寸。

（2）主治　小便不利、遗尿、遗精、阳痿、疝气、月经不调、崩漏、带下、不孕。

（3）操作　直刺1.0~1.5寸。针前嘱患者排便，孕妇禁用。

2. 关元

（1）定位 在下腹部，前正中线上，脐中下3寸。

（2）主治 中风脱证、小腹疼痛、腹泻、脱肛、遗尿、尿闭、尿频、月经不调、痛经、带下、崩漏、遗精、阳痿等。

（3）操作 直刺1.0～1.5寸，排尿后进行针刺；孕妇慎用。

3. 气海

（1）定位 在下腹部，前正中线上，脐中下1.5寸。

（2）主治 虚脱、形体羸瘦、消化不良、腹泻、腹痛、小便不利、遗尿、水肿、遗精、阳痿、月经不调、带下。

（3）操作 直刺1.0～1.5寸；孕妇慎用。

4. 神阙

（1）定位 在腹中部，脐中央。

（2）主治 虚脱、四肢厥冷、中风脱证、便秘、脱肛、腹痛、腹胀、腹泻、水肿、小便不利等。

（3）操作 禁刺；可用艾条灸或隔盐灸。

5. 中脘

（1）定位 在腹上部，前正中线上，脐中上4寸。

（2）主治 胃痛、呕吐、反酸、纳呆、小儿疳积、泄泻、黄疸、咳喘痰多、癫痫等。

（3）操作 直刺1.0～1.5寸。

6. 膻中

（1）定位 在胸部，前正中线上，平第4肋间隙；或两乳头连线的中点处。

（2）主治 咳嗽、气喘、胸闷、心痛、心悸、噎嗝、呃逆、呕吐、产后乳少、乳痈等。

（3）操作 平刺0.3～0.5寸。

二、经外奇穴常用穴位

1. 四神聪

（1）定位 在头顶部，当百会前后左右各1寸，共4个穴位。

（2）主治 头痛、眩晕、失眠、健忘、癫痫、目疾等。

（3）操作 平刺0.5～0.8寸；可灸。

2. 印堂

（1）定位 在额部，当两眉头的中间。

（2）主治 头痛、眩晕、失眠、鼻出血、鼻渊、痴呆、小儿惊风、子痫等。

（3）操作 提捏进针，向下平刺0.3～0.5寸，或向左向右透攒竹，刺0.5～1.0寸。

3. 太阳

（1）定位　在颞部，当眉梢与目外眦之间，向后约1横指的凹陷处。

（2）主治　头痛、眼疾、面瘫、三叉神经痛、口眼歪斜等。

（3）操作　直刺或斜刺0.3～0.5寸，或用三棱针点刺出血。

4. 定喘

（1）定位　在背部，第7颈椎棘突下，旁开0.5寸。

（2）主治　哮喘、咳嗽、项强、肩背痛、落枕。

（3）操作　直刺0.5～0.8寸；可灸。

5. 夹脊

（1）定位　在背腰部，当第1胸椎至第5腰椎棘突下两侧，后正中线旁开0.5寸，一侧17穴，左右共34穴。

（2）主治　适应范围较广，其中胸椎1～5的夹脊穴治疗心肺、上肢疾病；胸椎6～12的夹脊穴治疗胃肠、脾、肝胆疾病；腰椎1～5的夹脊穴治疗腰、骶、小腹及下肢疾病。

（3）操作　直刺0.3～0.5寸，或用梅花针叩刺；可灸。

6. 四缝

（1）定位　第2～5指掌侧，近端指关节的中央，一手4穴，左右共8穴。

（2）主治　小儿疳积等。

（3）操作　点刺出血，或挤出少许黄色透明黏液。

7. 十宣

（1）定位　在手十指尖端，距指甲游离缘0.1寸处，左右共10个穴位。

（2）主治　高热、昏迷、中暑、癫痫、惊风、咽喉肿痛、急性吐泻、手指麻木等。

（3）操作　直刺0.1～0.2寸，或用三棱针点刺出血。

8. 阑尾

（1）定位　犊鼻下5寸，胫骨前缘旁开一横指。

（2）主治　急慢性阑尾炎、消化不良等。

（3）操作　直刺1.0～2.0寸。

项目小结

腧穴是人体脏腑、经络之气输注于体表的特殊部位。人体的腧穴可分为十四经穴、奇穴、阿是穴三类。腧穴的治疗作用主要表现在三个方面，即近治作用、远治作用和特殊作用。常用的腧穴定位方法有四种：体表解剖标志定位法、骨度分寸定位法、手指同身寸定位法、简便取穴法。在临床护理中，需掌握常用穴位的定位、主治作用及操作方法。

目标检测

一、单项选择题

1. 骨度分寸中，腘横纹到外踝尖折为（ ）寸。

A. 16　　B. 18

C. 13　　D. 19

E. 12

2. 两乳头之间的骨度分寸是（ ）。

A. 8 寸　　B. 9 寸

C. 5 寸　　D. 13 寸

E. 12 寸

3. 胸剑联合中点至脐中的骨度分寸是（ ）。

A. 4 寸　　B. 5 寸

C. 6 寸　　D. 8 寸

E. 9 寸

4. 脐中至耻骨联合上缘的骨度分寸是（ ）。

A. 4 寸　　B. 5 寸

C. 6 寸　　D. 8 寸

E. 9 寸

5. 以两手虎口交叉定取列缺，属于（ ）。

A. 动作标志取穴法　　B. 食指同身寸法

C. 简便取穴法　　D. 手指同身寸法

E. 骨度分寸取穴法

6. 拇指同身寸是指（ ）。

A. 以患者拇指第一节的长度作为 1 寸

B. 以患者拇指第一节的宽度作为 1 寸

C. 以患者拇指第二节的长度作为 1 寸

D. 以患者拇指第二节的宽度作为 1 寸

E. 以患者拇指指间关节的宽度作为 1 寸

7. 下列哪个不是腧穴的主治特点（ ）。

A. 近治作用　　B. 远治作用

C. 特殊作用　　D. 辨证论治

8. 手指同身寸不包括（ ）。

A. 拇指同身寸　　B. 食指同身寸

C. 中指同身寸　　D. 横指同身寸

二、简答题

1. 简述腧穴的分类。
2. 简述腧穴的作用并举例说明。
3. 简述腧穴的定位方法。

项目十四　毫针刺法

学习目标

知识目标

1. **掌握**　毫针刺法的适应证及禁忌证；指导针刺的流程。
2. **熟悉**　针刺意外的处理与护理。

能力目标

能够在人体上进行毫针针刺的护理工作。

任务一　概　念

针法，即刺法，指采用针具，运用手法，刺激人体一定部位（一般是腧穴）以疏通经络、调和气血，从而达到防治疾病目的的方法。

毫针刺法，又称体针疗法，是以毫针为针刺工具，通过在人体腧穴施行一定的操作方法，以疏通经络、调和气血，从而防治疾病的方法。毫针刺法泛指毫针的持针法、进针法、行针法、补泻法、出针法等完整的针刺方法。毫针疗法是我国传统针刺医术中最主要、最常用的一种疗法，是刺疗法的主体。

任务二　针刺宜忌

一、部位宜忌

在重要脏器组织的部位，如后项、胸腹、腰背等部位的腧穴，针刺时应严格掌握针刺的深度、角度和方向，防止刺伤延脑、心、肺、肝、脾等脏器，发生不良后果。

除了以刺血络、刺筋骨为目的的刺法外，一般均须避开血管和筋骨。对于重要血管附近的穴位，要注意针刺方向与深度，避免大幅度捻转、提插，以防刺伤血管引起大出血。

乳中、神阙禁针。小儿出生18个月内囟门未合时，其所在部位不可针刺。

妇女怀孕三个月以内者，下腹部腧穴禁针；怀孕三个月以上者，腹部及腰骶部腧穴也不宜针刺。三阴交、合谷、昆仑、至阴等一些具有通经活血作用的腧穴，孕妇更应禁针。

此外，皮肤有感染、溃疡、瘢痕或肿瘤的部位，以及深部脓疡的局部，均不宜针刺。

二、体质宜忌

对强壮者，可适当深刺，留针时间较长，刺激量较大；对瘦弱者，宜浅刺，留针时间较短，刺激量较小；对小儿，宜浅刺，不留针。对孕妇有习惯性流产史者慎用针刺。常有自发性出血或损伤后出血不止的患者，不宜针刺。

三、病情宜忌

1. 表证者宜浅刺，表寒者可用温针，表热者应疾出针；里证者宜深刺，里寒者可用补法，里热者应行泻法。虚证者用补法，虚寒者宜少针多灸，虚热者可多针少灸；实证者用泻法，表实证宜浅刺，里实证可深刺。寒证者宜深刺，久留针，用灸法；热证者宜浅刺，疾出，并可刺出血。

2. 危重证候、预后不良的不宜针刺。

3. 劳累、饥饿、大渴、大饱、醉酒、情绪激动紧张、气血不定等情况，必须经过处理后方可针刺。在正常情况下，针刺后也不宜马上进行剧烈活动，需适当休息，以使气血调和，才有助于治疗。

四、时间宜忌

留针时间，包括留针的久暂和施术时间或时令，后者为按时取穴法所运用。对表证和热证，留针时间宜短；对里证和虚寒证，留针宜长。

任务三　操作准备

一、操作者准备

仪表端庄，衣帽整洁，戴好口罩，洗手，向患者解释针刺工作，减少患者恐惧心理；安神定志，精力集中于患者身上。

二、用物准备

治疗盘、消毒液、棉签、无菌毫针盒（内备各种毫针）、干棉球、纱布、镊子及清洁弯盘，必要时备屏风。

三、环境准备

整洁安静、光线明亮，调节适宜的温度，关闭门窗，必要时屏风遮挡。

四、患者准备

排空大、小便，选择适当的体位，安神定志。

任务四　操作方法

一、用物准备

备齐用物，再次核对，解释操作的方法，请患者配合。

二、体位

取适当体位，协助患者松开衣着，暴露针刺部位，注意保暖，必要时用屏风遮挡。

（一）选择体位的原则

选择体位应该以操作者能正确取穴，操作方便，患者感到舒适自然，并能持久留针为原则。

（二）临床常用体位

1. 仰卧位　适用于前身部的腧穴。仰卧位舒适自然，不易疲劳，宜于持久，是临床上最常选的体位。

2. 俯卧位　适用于取后身部的腧穴。

3. 侧卧位　适用于取侧身部的腧穴。

4. 仰靠坐位　适用于取头面、颈部、胸部及上肢腧穴。

5. 俯伏坐位　适用于取头顶、后头、肩背部的腧穴。

6. 侧伏坐位　适用于取侧头部、耳部、颈项部的腧穴。

三、定位

拇指循经按压腧穴，询问患者感觉，以确定穴位。

四、消毒

局部皮肤消毒，术者消毒手指。

五、进针

选用型号适当的毫针，检查针柄、针体是否有质量问题。根据部位选择正确的进针方法。

（一）选择针具

凡是腧穴所在部位的肌肉丰厚或胖人，病邪在里应选长针；凡是腧穴所在部位的肌肉浅薄或瘦人，病邪在表应选短针。凡是体质壮实、实热证应选粗针；凡是体质虚弱、虚寒证应选细针。

（二）进针

1. 刺手与押手

（1）刺手　持针施术的手，多为右手。作用是掌握针具，实行操作。

（2）押手　按压腧穴局部，辅助进针的手。作用主要是固定穴位皮肤，使毫针能准确地刺入。

2. 持针姿势　刺手持针的姿势，一般以拇、食两指指夹持针柄，中指抵住针身，进针时帮助着力，防止针身弯曲。

3. 常用进针法

（1）单手进针法　用右手拇、食指持针，中指抵住腧穴，指腹紧靠针身下端，当拇指和食指向下用力按压时，中指随之屈曲，将针迅速刺入，直刺至所要求的深度。此法多用于短针的进针。

（2）双手进针法　既双手配合，协同进针。又分以下四种。

1）指切进针法　又称爪切法，用左手拇指或食指指甲切按在腧穴皮肤上，右手持针，将针紧靠左手指甲缘将针刺入皮下。此法多用于短针的进针。

2）夹持进针法　用左手拇、食两指持捏消毒干棉球，夹住针身下端，露出针尖，将针尖固定在腧穴的皮肤表面，右手持针，双手协同用力用插入法或捻入法将针刺入皮下，直至所要求的深度。此法多用于长针的进针。

3）舒张进针法　用左手拇、食两指或食、中两指将针刺部位的皮肤向两侧撑开，使之绷紧，右手持针刺入。此法主要适宜皮肤松弛或有皱纹部位的腧穴进针，特别是腹部腧穴。

4）提捏进针法　用左手拇、食两指将腧穴局部的皮肤肌肉捏起，右手持针从捏起部的上端刺入。此法适用于皮肉浅薄的穴位，特别是面部腧穴的进针。

4. 针刺的角度、方向和深度　在针刺过程中，正确掌握针刺的角度、方向和深度，是增强针感、提高疗效、防止意外事故发生的重要环节。

针刺角度是指进针时针身与皮肤表面所构成的夹角。

（1）直刺　是指针身与皮肤表面成90°角垂直刺入。

适用范围：全身大部分腧穴，尤其是肌肉丰厚处的穴位。

（2）斜刺　是指针身与皮肤表面成45°角左右倾斜刺入。

适用范围：肌肉较浅薄处或内有重要脏器，或不宜直刺深刺的腧穴，如胸背部、关节处等部位的腧穴。在施用某些行气、调气手法时，亦常用斜刺法。

（3）平刺　又称横刺、沿皮刺。是指针身与皮肤表面成15°角左右沿皮刺入。

适用范围：肌肉特别浅薄处，如头面部。有时在施行透穴刺法时也用平刺。

针刺方向是指进针时和进针后针尖所朝的方向，分依循行定方向、依腧穴定方向、依病情定方向。

针刺深度一般以既有针感而又不伤及组织器官为原则。在临床应用时，还应根据患者具体情况决定。

六、行针

运用提插或捻转等手法使用者产生酸、麻、重、胀感并向远端扩散，即为“得气”，并根据病情运用补泻手法，达最佳针感后留针10～20分钟。行针手法包括基本手法和辅助手法两类。

（一）基本手法

行针的基本手法，是针刺的基本动作，常用的有以下两种。

1. 提插法　针刺达到一定深度后，将针由深层提至浅层，再由浅层插至深层，如此反复地上提下插。这种纵向的行针手法，称为提插法。

2. 捻转法　将针刺入腧穴一定深度后，拇指与食指夹持针柄做一前一后，左右交替旋转捻动的动作。这种使针反复来回旋转的行针手法，称为捻转法。

（二）辅助手法

行针的辅助手法，是行针基本手法的补充，是为了促使针后得气和加强针刺感应的操作手法。常用的辅助手法有以下几种。

1. 循法　用手指顺着经脉的循行路径，在腧穴的上下部轻柔的循按。此法能推动气血，激发经气，促使针后得气。针刺不得气时，可用此法催气；如已气至，可激发经气循经感传。

2. 弹法　在留针过程中，用手指轻弹针尾或针柄，使针体微微震动，以加强针感，助气运行。本法有催气、行气作用。

3. 刮法　用拇指抵住针尾，以食指或中指的指甲由下而上频频刮动针柄；或用食、中指抵住针尾，以拇指指甲刮动针柄。本法可加强针感和促使针感扩散，有催气、行气的作用。

4. 摇法　针刺入一定深度后，手持针柄，将针轻轻摇动，以行经气。一般摇法有二：一种是直立针身而摇，以加强针感；另一种是卧倒针身而摇，使针感向一定的方向传导。

5. 飞法　针刺入一定深度后，用拇、食两指执针柄细细捻搓数次，然后张开两指，一捻一放，反复数次，状如飞鸟展翅。本法的作用在于催气、行气、增强针感。

6. 震颤法　以拇、食、中三指夹持针柄，用小幅度、快频率的提插捻转动作，使针身发生轻轻震颤，可以催气、增强针感。

七、观察

观察有无晕针、弯针、折针以及有无血肿、气胸等，并给予及时处理。

八、出针

先用左手拇、食指夹持消毒干棉球按住针孔周围皮肤，右手轻微捻针，缓缓退至皮下，再迅速拔出，切不可强行拔出，否则会造成出血或痛感。出针后要核对腧穴和针数，以防遗漏。

九、整理

协助患者穿着衣裤，安置舒适体位，整理床单。

十、终末处理

十一、洗手记录

任务五　常见的针刺意外与护理

针刺治病是一种安全、有效的疗法，但由于种种原因，有时也可能会发生一些异常情况，如晕针、滞针、弯针等，必须进行有效处理。

一、晕针

晕针是在针刺过程中患者发生的晕厥现象。

> **考点提示**
> 针刺意外的护理。

（一）原因

患者在施针时精神过度紧张，或体质虚弱、过度劳累、饥饿、大汗出、大泻后、大失血后、体位不适以及操作者在针刺操作时手法过重等，而致大脑暂时性缺血。

（二）现象

患者在针刺过程中，突然出现面色苍白、头晕目眩、心慌气短、出冷汗、精神疲乏、胸闷泛恶、脉象沉细。严重者会发生四肢厥冷、神志昏迷、血压下降、脉微欲绝。

（三）处理

要立即停止针刺，并迅速出针，使患者平卧，头部稍低，松解衣带，注意保暖。轻者静卧片刻，给予温开水或温糖水之后即可恢复。重者在上述处理的基础上，可针刺水沟、内关、涌泉、足三里等穴，并可温灸百会、气海、关元等穴，必要时可配用现代急救措施。晕针缓解后，仍需适当休息方能离去。

（四）预防

对晕针要重视预防，如初次接受针刺治疗和精神紧张者，要做好解释工作，解除其恐惧心理。选择舒适持久的体位，尽量采取卧位。选穴宜少，手法要轻。对饥饿、劳累的患者，应嘱其进食、休息后再予针刺。针刺过程中应随时注意观察患者的神态，询问患者的感觉，以便尽早发现晕针先兆，及时处理。

二、滞针

滞针是指在行针时或留针后，医者感到针下滞涩、行针困难的现象。

（一）原因

患者精神紧张或疼痛所致肌肉痉挛，或因行针时捻转角度过大和持续单向捻转等，而致肌纤维缠绕针身所致。

（二）现象

针在穴内，提插、捻转、出针均感滞涩、困难，若勉强捻转、提插，则患者感到疼痛。

（三）处理

嘱患者消除紧张，使局部肌肉放松；或延长留针时间，用循、摄、按、弹、刮等手法；或在滞针附近加刺一针，以缓解肌肉紧张。如因单向捻转而致者，可向相反方向将针捻回。

（四）预防

对精神紧张者，应先做好解释工作，消除顾虑。同时针刺手法要轻巧，捻转角度不要太大，更不宜连续单向捻转。

三、弯针

弯针是指针刺入腧穴后，针身在患者体内形成弯曲现象。

（一）原因

操作者进针手法不熟练，用力过猛；或针下碰到坚硬物质；或因患者在针刺过程中变动了体位；或针柄受到某种外力碰压；或滞针处理不当等。

（二）现象

进针时或将针刺腧穴后，针身弯曲，针柄改变了进针时刺入的方向和角度。常伴有提插、捻转及出针困难，或患者感到疼痛。

（三）处理

出现弯针后，不可再行手法。如针身轻度弯曲，可将针缓慢退出；如针身弯曲角度较大，应顺着弯曲方向将针退出；若由患者体位移动所致，应使患者先恢复原来体位，局部肌肉放松后，再将针缓缓起出。切忌强行拔针，以免出现断针。

（四）预防

医者手法要熟练，指力要轻巧；患者体位要舒适，留针期间不要移动体位；避免外力碰撞或压迫针柄；如有滞针应及时正确处理。

四、断针

断针是指针身折断在患者体内。

（一）原因

针具质量差，针身或针根已有损坏剥蚀，针前失于检查；行针时强力提插、捻转，肌肉猛力收缩；针刺时将针身全部刺入腧穴内；留针时患者移动体位或外物碰撞针柄；或弯针、滞针未能及时正确处理等。

（二）现象

针身折断，残端尚露于皮肤之外或全部没于皮肤之下。

（三）处理

嘱患者保持原体位，切勿乱动，以防断针陷入深层。如断端显露，可用镊子夹住断端取出；若断端与皮肤相平，可用手指按压针孔两旁，使断端暴露体外，用镊子取出；若断端完全陷入肌肉层时，视其所在部位，如果在重要脏器附近或在肢体活动处，应在 X 线下定位，用手术方法取出。

（四）预防

针前应仔细检查针具，有不符合要求者，剔除不用。针刺手法要轻巧，针身不宜全部刺入。针刺入腧穴后，嘱患者不要随意变动体位。如有弯针、滞针，应及时正确处理。

五、血肿

（一）原因

针尖带钩，使皮肉受损，或针刺时误伤血管。个别患者为凝血功能障碍。

（二）现象

出针后，针刺部位出血，局部肿胀疼痛，继则皮肤呈青紫色。

（三）处理

针孔出血，可用消毒干棉球压迫止血。若微量皮下出血而局部小块青紫时，一般不必处理，可自行消退。如局部青紫肿痛较甚或活动不便，要先行冷敷止血后，再行热敷或在局部轻轻揉按，以促使瘀血消散吸收。

（四）预防

仔细检查针具，熟悉解剖部位，避开血管针刺。出针时立即用消毒干棉球按压针孔，眼区腧穴针刺更应注意。要询问有无出血病史，要注意排除血友病。

六、刺伤脏器组织

（一）创伤性气胸

创伤性气胸指针刺时刺伤肺脏，使空气进入胸膜腔，而导致的气胸。

1. 原因　针刺胸部、背部、锁骨上窝及胸骨切迹上缘等处的腧穴过深，或方向不当，因而刺伤肺脏，空气进入胸膜腔所致。

2. 现象　针后患者突感胸痛、胸闷、心悸气短，甚则呼吸困难、发绀、出冷汗及血压下降等休克现象。检查时，肋间隙变宽，外胀；叩诊呈鼓音；听诊肺呼吸音减弱或消失；严重者，气管可向健侧移位。X线胸透可见肺组织被压缩现象。有的患者针刺后并不马上出现症状，而是过一段时间才慢慢感到胸闷、胸痛、呼吸困难，应多加注意。

3. 处理　发现气胸后，应立即起针，并让患者采取半卧位休息。轻者漏气量少，可自然吸收，医者要密切观察，给予镇咳、镇痛、抗感染等对症处理。严重者须及时抢救，如胸腔排气、输氧、抗休克治疗等。

4. 预防　凡针刺背部第10胸椎、侧胸第8肋间、前胸第6肋间以上的部位以及锁骨上窝及胸骨切迹上缘的腧穴，均应严格按照针刺角度、方向和深度进针，操作时医者思想要集中，提插手法的幅度不宜过大。患者体位必须舒适，不宜长时间留针。肺气肿患者，胸背部针刺时尤应谨慎。

（二）刺伤脑脊髓

1. 原因　在项部正中的风府、哑门以及两旁的风池等穴针刺过深，或角度、方向不当，可误伤延脑；在背部正中线第1腰椎以上棘突间的督脉腧穴，华佗夹脊穴针刺过深、方向不当，可刺伤脊髓。

2. 现象　如伤及延脑，可出现头痛、恶心、呕吐、呼吸困难、昏迷，甚至危及生命；如刺伤脊髓，则出现触电样感觉向肢端放射，甚至引起暂时性肢体瘫痪。

3. 处理　当出现上述症状时，应及时出针。轻者需安静休息，对症处理，经过一段时间后可自行恢复。重者则应及时抢救，或结合有关科室综合治疗。

4. 预防　凡针刺上述有关部位腧穴时，必须严格掌握针刺的角度、方向和深度，行针时只宜捻转，避免提插，禁用粗针捣刺。

（三）刺伤内脏

1. 原因　医者缺乏解剖学知识，在内脏部位腧穴针刺过深，或提插幅度过大。

2. 现象　刺伤肝、脾可引起出血、肝脾区疼痛，如出血不止，继而引起腹痛、腹肌紧张、腹部压痛、反跳痛等急腹症症状。刺伤肾脏，除肾区疼痛及叩击痛外，并有血尿等症状。肝、脾、肾三脏出血过多时，可出现血压下降等休克症状。刺伤心脏，轻者出现强烈刺痛，重者有剧烈撕裂痛，引起心外射血，即刻导致休克等危重情况。

刺伤胆囊、膀胱、胃、肠等空腔脏器时，可引起疼痛、腹膜刺激征或急腹症等症状。

3. 处理 轻者应卧床休息，一般都能自愈。重者，继续出血，应注意观察血压，加用止血药；出现急腹症及休克时，应采取相应急救方法进行处理。

4. 预防 针刺胸腹、腰背部的腧穴时，应掌握好针刺的深度，行针幅度不宜过大。特别是对心脏扩大或肝脾肿大的患者，尤其应该注意。

拓展阅读

针刺补泻

针刺补泻是根据《灵枢·经脉》中“盛则泻之，虚则补之”的理论而确立的两种不同的治疗原则和方法。补法，能鼓舞人体正气，使低下的功能恢复旺盛的针刺方法。泻法，能疏泄病邪，使某些亢进的机能恢复正常的针刺方法。针刺补泻就是通过针刺腧穴，运用适当的针刺手法，激发经气以补虚泻实，从而调整人体脏腑经络功能，促使阴阳平衡协调而恢复健康。

临床常用的单式补泻手法如下。

1. 徐疾补泻　是指按进针、出针过程的快（疾）慢（徐）为基础的一种补泻方法。

补法：先在浅部候气，得气后，将针分步缓慢向内推入到一定深度，退针时可快速一次提至皮下。

泻法：进针快，一次就进到应刺的深度候气，气至后，引气向外，将针缓慢分步退至皮下。

2. 提插补泻　指针刺得气后，在提插时，以针的上下用力轻重不同来进行补泻的一种方法。

补法：针刺得气后，先浅后深，重插轻提，反复多次。

泻法：针刺得气后，先深后浅，轻插重提，反复多次。

3. 捻转补泻　指针刺得气后，以针身左右旋转方向和用力强度不同来进行补泻的一种方法。

补法：针刺得气后，左转为主（大指向前用力重，向后用力轻），反复多次。

泻法：针刺得气后，右转为主（大指向后用力重，向前用力轻），反复多次。

4. 迎随补泻　以针刺方向与经脉循行顺逆来区分补泻的一种方法。

补法：进针时针尖随着经脉循行去的方向刺入。

泻法：进针时针尖迎着经脉循行来的方向刺入。

5. 呼吸补泻　是以进针、出针时，结合患者的呼吸来区分补泻的一种方法。

补法：当患者呼气时进针，吸气时出针。

泻法：当患者吸气时进针，呼气时出针。

6. 开阖补泻　是根据出针后，是否揉按针孔来区分补泻的一种方法。

补法：出针后，迅速按压针孔。

泻法：出针时，不按压针孔或摇大针孔。

7. 平补平泻　是指进针得气后，均匀地提插、捻转即可出针。是一种不分补泻而仅以达到得气为目的的针刺法。主要适用临床虚实不明显的一般病证。

上述几种补泻手法可以单独使用，也可配合使用，特别是徐疾补泻、迎随补泻、呼吸补泻、开阖补泻一般很少单独运用，大多与其他补泻手法配合使用。

项目小结

毫针刺法：又称体针疗法，是以毫针为针刺工具，通过在人体腧穴施行一定的操作方法，以疏通经络，调和气血，从而防治疾病的方法。毫针刺法泛指毫针的持针法、进针法、行针法、补泻法、出针法等完整的针刺方法。毫针疗法是我国传统针刺医术中最主要、最常用的一种疗法，是刺疗法的主体。在临床护理工作中，严格掌握该疗法的适应证及禁忌证，能熟练地按规范操作，并能处理针刺意外等情况。

目标检测

一、单项选择题

1. 同时取头项、背腰、臀部以及下肢后面的腧穴应选择的体位是（　）。

A. 仰卧位　　B. 侧卧位
C. 俯卧位　　D. 仰靠坐位
E. 俯伏坐位

2. 同时取用面部、下腹部及足背部穴位，最适宜的体位是（　）。

A. 仰卧位　　B. 侧卧位
C. 俯卧位　　D. 仰靠坐位
E. 俯伏坐位

3. 舒张进针法适用于（　）。

A. 皮肉浅薄处　　B. 皮肤松弛处
C. 皮肤紧绷处　　D. 肌肉丰厚处
E. 以上都不是

4. 印堂的进针法应采用（　）。

A. 指切进针　　B. 夹持进针
C. 提捏进针　　D. 舒张进针
E. 单手进针

5. 斜刺的角度应为（　）。

A. 10°左右
B. 15°左右
C. 30°左右
D. 45°左右
E. 60°左右

6. 下述不宜做深刺的是（　）。

A. 身体强壮者
B. 中青年患者
C. 肌肉丰厚处
D. 阳证、新病
E. 阴证、久病

7. 下列皆为行针辅助手法的是（　）。

A. 提插法、捻转法、震颤法
B. 提插法、捻转法、震颤法
C. 提插法、捻转法、刮柄法
D. 震颤法、弹针法、刮柄法
E. 提插法、刮柄法、震颤法

8. 下列晕针处理方法有误的是（　）。

A. 患者平卧，头部垫高
B. 注意通风，保暖
C. 予以温开水或糖水
D. 指掐或针刺人中、内关等穴
E. 可灸百会、气海、关元等穴

二、简答题

简述临床常见针刺体位及适用范围。

项目十五　推拿手法

学习目标

知识目标

1. **掌握**　常用推拿手法操作。
2. **熟悉**　推拿治疗操作流程及注意事项。

能力目标

会运用推拿方法处理常见疾病。

任务一　推拿的基本知识

一、推拿的作用原理

推拿又称按摩或乔摩，是指在中医基本理论（尤其是经络腧穴学说）指导下，通过在人体体表一定的部位施以各种手法，或配合某些特定的肢体活动来防治疾病的一种方法。

推拿疗法的基本原理是“力”“能”“信息”三方面的作用。即操作者通过手法所产生的外力，在人体特定的部位或穴位上做功，进而起到纠正解剖位置的作用；这种功也可转换成各种能，并渗透到体内，改变其有关的系统内能，进而起到治疗作用；这种功还可转换为信息的载体，向人体某一系统或器官传入信号，具有疏通经络、滑利关节、舒筋整复、活血化瘀、调整脏腑气血、增强人体抗病能力等治疗作用。

二、推拿手法的分类和技术要求

（一）推拿手法的分类

手法主要按其动作形态、作用部位、用力方向及应用对象等进行分类。

1. 根据手法的动作形态特点分类　可分为摆动类、摩擦类、振动类、挤压类、叩击类及运动关节类。

2. 根据手法的主要作用部位分类　可分为松解类和整复类。

3. 根据手法的用力方向分类　可分为垂直用力类、平面用力类、对称合力类、对抗用力类及复合用力类。

4. 根据手法的应用对象分类　可分为成人推拿手法和小儿推拿手法。

（二）手法的基本技术要求

1. 松解类手法的基本技术要求 手法要求持久、有力、均匀、柔和，从而达到“深透”。所谓“持久”，是指手法能按要求持续运用一定时间；所谓“有力”，是指手法必须具有一定的力量，这种力量应该根据患者体质、病证、部位等不同情况而增减；所谓“均匀”，是指手法动作要有节律性，速度不宜时快时慢，压力不宜时轻时重；所谓“柔和”，是指手法要轻而不浮，重而不滞，用力不可生硬粗暴或用蛮力，变换动作要自然。所谓“深透”，是指手法作用的最终效果不能局限于体表，而要达到组织深处的筋脉、骨肉，功力达于脏腑，使手法的效应能传之于内。要想达到“深透”的目的，必须保持上述四个方面协调统一。要熟练掌握各种手法并能在临床上灵活运用，必须经过一定时期的手法练习和临床实践，才能由生而熟，熟而生巧，乃至得心应手，运用自如，做到如《医宗金鉴》所说，“一旦临证，机触于外，巧生于内，手随心转，法从手出”。

2. 整复类手法的基本技术要求 整复类手法为了保证安全性和有效性，其操作应符合稳、准、巧、快的基本技术要求。

三、操作要领

（一）介质选择

推拿时常应用各种介质，如葱姜水、滑石粉、麻油、冬青膏、松节油、红花油等。应用介质不但可以加强手法作用，提高治疗效果，而且还可起到润滑和保护皮肤的作用。

（二）体位的选择

手法操作前要选择好恰当的体位。对患者而言，宜选择感觉舒适，肌肉放松，既能维持较长时间，又有利于操作者实施手法的体位；对操作者来说，宜选择一个方便手法操作，并有利于手法运用、力量发挥的操作体位，同时整个过程要做到意到、身到、手到，步法随手法相应变化，操作者身体各部位动作协调一致。

（三）手法刺激强度的把握

手法刺激强度主要与手法的压力、作用部位、着力面积、受力方式及操作时间有关。一般而言，刺激强度与手法压力成正比关系，即压力越大刺激越强。手法刺激量与作用部位的敏感性和治疗部位的肌层厚度有关。如用同样压力的手法，在经络、穴位较敏感的部位操作，就显得刺激较强，而在非经络、穴位处应用，则刺激相对较弱；作用在胸腹部等肌肉不发达部位刺激较强，作用于腰臀部等较发达部位则刺激较弱。所以，对于青壮年及肌肉发达者，手法的力量相对适当地加重，以增强刺激；老年人和儿童等肌肉松软者，手法力量应减轻，以免造成不必要的损伤。软组织损伤的初期，局部肿胀、疼痛剧烈，手法的压力宜轻；宿痛、劳损，或感觉迟钝、麻木者，手法刺激宜强。久病体弱，用力以轻为宜；初病体实，用力应适当加重。手法的刺激强度一般与着力面积成反比。相同的压力，着力面积大，则刺激强度小；反之，着力面积小，则刺激强度大。如双掌按法，压力较大，但刺激并不强，而掐法和点法的压力并不太大，而刺激非常强。一般冲击力量的施力形式要比缓慢形式的施力刺激强烈得多。如叩击类手法的拳背击法、点穴法以冲击力方式作用于人体，此类手法刚劲有力，操作时特别要注意动作的技巧性和选择适当的力度。另外，操作时间短，手法刺激强度小；操作时间长，手法刺激量大。故操作时间太短则达不到治疗效果，但操作时间过长也可对局部组织产生医源性损伤，所以操作时间要依手法和疾病的性质以及操作范围大小而定。

（四）手法操作的施力原则

就一个完整的手法操作过程而言，一般应遵循“轻—重—轻”的原则，即前、后各1/4段的时间手法刺激量相对较轻，中间1/2段的时间手法刺激量相对较重，整个过程体现出一定的轻重节奏变化。而具体在某一部位操作时，又需注意手法操作的轻重交替，以及点、线、面的结合运用，切忌在某一点上持续性运用重手法刺激。

（五）手法的变换与衔接

一套完整的推拿过程往往由数种手法组合而成，操作时常需要经常变化手法的种类，要求操作者的步法应根据手法的需要而变化，使手法变化自然、连续，而不间断，如同行云流水，一气呵成。要做到这一点，一方面要求操作者对手法的掌握和运用十分熟练；另一方面，要充分集中注意力，做到意到手到，意先于手。

四、推拿的适应证和禁忌证

（一）适应证

1. 骨伤科疾病　颈椎病、落枕、腰椎间盘突出症、肩周炎、软组织扭伤等。

2. 内科疾病　胃脘痛、失眠、头痛、感冒、久泻、卒中后遗症、尿潴留等。

3. 外科疾病　术后肠粘连、慢性前列腺炎、慢性阑尾炎、下肢静脉曲张、乳痈等。

4. 妇科疾病　月经失调、痛经、闭经、慢性盆腔炎、产后耻骨联合分离症等。

5. 儿科疾病　小儿发热、腹泻、疳积、惊风、便秘、脱肛、肠套叠、哮喘、遗尿、夜啼、小儿麻痹后遗症等。

6. 五官科疾病　鼻炎、耳聋、耳鸣、斜视、近视等。

（二）禁忌证

1. 未确诊的急性脊柱损伤。

2. 各种骨折、骨质疏松症、骨结核。

3. 严重的心、脑、肺疾病。

4. 有出血倾向者。

5. 皮肤破损处及瘢痕部位。

6. 急性传染病。

7. 妊娠妇女及精神病患者。

五、护理及注意事项

1. 施术前应修剪指甲，洗手，避免损伤患者皮肤；寒冷季节要注意操作者手的温度。

2. 在腰、腹部施术前，嘱患者排空大、小便。

3. 施术中要随时遮蔽不需要暴露的部位，防止受凉。

4. 施术中动作要柔和、均匀、持久、有力、深透，禁止使用暴力；随时观察患者的反应，根据患者具体情况调整手法。若有不适，应当停止操作。

5. 严格掌握禁忌证。急性传染病、各类感染性疾病、皮肤损伤部位、癌症、严重心脏病、精神病、出血性疾病、骨折等部位禁止推拿；孕妇腰部、臀部、腹部禁止推拿；空腹、情绪过于激动时不宜推拿。

六、操作前准备

（一）操作者准备

操作者应仪表整洁，洗手、修剪指甲、戴口罩。核对患者姓名、床号等；向患者解释操作目的、主要步骤、配合要点以及相关事项；说明可能产生的不良反应，取得患者和（或）家属对执行该操作的知情同意；准确检查患者的发病部位及局部皮肤情况；评估患者当前的心理状态、年龄、体质、肌肉的厚薄、筋骨的盛衰、耐受能力；女性患者须了解经孕史。

（二）用物准备

备推拿专用床（或硬板暂空床）、高低不等的凳子、靠背椅及各种规格的软垫或大小不等的枕头、大毛巾等，按实际情况备推拿介质（如滑石粉、生姜水、冬青膏、冷水、麻油等）。

（三）环境准备

整洁安静，光线明亮，调节适宜的温度，关闭门窗，必要时屏风遮挡。

（四）患者准备

排空大、小便，选择适当的体位。

七、操作步骤

1. 备齐用物至患者床前，核对患者姓名、床号等。

2. 协助患者按需取舒适体位，暴露推拿部位，注意保暖，室温保持在 25 ~ 27℃

为宜。

3. 准确取穴并应用适宜的手法和刺激强度进行推拿。

4. 操作过程中观察患者的一般情况，及时调整手法和刺激强度。

5. 操作后协助患者取安全舒适体位，整理床单元；清理用物，消毒用具；洗手；再次核对，观察并记录签名。

任务二　推拿的常用手法

一、成人推拿手法

（一）摆动类手法

以指或掌、腕关节做协调的连续摆动，称摆动类手法。包括一指禅推法、㨰法和揉法等。

1. 一指禅推法　用大拇指指端、螺纹面着力于一定部位或穴位上，腕部放松，沉肩、垂肘、悬腕，肘关节略低于手腕，以肘部为支点，前臂做主动摆动，带动腕部和拇指关节做屈伸活动，手法频率为每分钟 120～160 次。腕部摆动时，尺侧要低于桡侧，使产生的力持续地作用于治疗部位上。本法接触面积较小，但深透度大，适用于全身各部穴位，用于治疗头痛、胃痛、腹痛及关节筋骨酸痛等疾病。

2. 㨰法　用小鱼际和第五、四、三掌骨及其掌指关节部分着力于一定部位上，使腕关节做屈伸外转的连续活动，带动着力部位的运动。适用于肩、背、臀及四肢等肌肉较丰厚的部位。常用于治疗关节、肌肉等软组织挫伤，半身不遂，腰椎间盘突出症，颈椎病，肩周炎等疾病。

3. 揉法　分掌揉法和指揉法两种。掌揉法是用大鱼际或掌根吸定于一定部位或穴位上，腕部放松，以肘部为支点，前臂做主动摆动，带动腕部做轻柔缓和的摆动。指揉法是用手指螺纹面吸定，其他要领与掌揉法相同。频率为每分钟 120～160 次。本法轻柔缓和，适用于全身各部，常用于治疗慢性胃炎、胃及十二指肠溃疡、便秘、面神经麻痹、腰肌劳损等疾病。

（二）摩擦类手法

以掌、指或肘贴附在体表做直线或环旋移动称摩擦类手法。包括摩法、擦法、推法、搓法和抹法等。

1. 摩法　用掌面或食、中、无名指面，附着于一定部位上，以腕关节为中心，连同前臂做环旋移动。频率为每分钟 120 次左右。适用于胸腹、胁肋部，常用于治疗胃脘痛、食积腹胀、腹痛等疾病。

2. 擦法　用手掌的大鱼际、掌根或小鱼际附着在一定部位，进行直线来回摩擦。频率为每分钟 100～120 次。适用于胸胁、腹、肩背、腰臀及下肢部，常用于治疗内脏虚损和气血功能失常的疾病。

3. 推法 用指、掌或肘部着力于一定部位上做单方向的直线移动，分为指推法、掌推法和肘推法。适用于人体各部，常用于治疗肌肉损伤、术后肠粘连、颈椎病、肌腱周围炎等疾病。

4. 搓法 用手掌面夹住一定部位，相对用力做快速揉搓，同时做上下往返运动。适用于腰背、背部、胁肋及四肢部，一般作为结束手法。

5. 抹法 用单手或双手拇指螺纹面紧贴皮肤，做上下或左右往返移动。适用于头面及颈部，常用于配合治疗头晕、头痛及颈项强痛等疾病。

（三）振动类手法

以较频的节律，轻重交替刺激，持续作用于人体，称振动类手法。包括振法和抖法。

1. 振法 用手指或掌着力于体表，前臂和手部的肌肉强力地静止性用力，产生震颤动作。分为指振法和掌振法。适用于全身各部位和穴位，常用于高血压病、失眠健忘、胸腹痛、中暑恶心等病症。

2. 抖法 用双手握住患者的上肢或下肢远端，用力做连续的小幅度的上下颤动。适用于四肢，尤其是上肢，多作为治疗的结束手法。

（四）挤压类手法

用指、掌或肢体其他部分按压或对称性地挤压体表，称挤压类手法。包括按法、点法、捏法、拿法、捻法和踩法等。

1. 按法 用拇指端或指腹、单掌或双掌重叠按压一定部位，分指按法和掌按法。适用于人体各部位，常用于治疗头痛、失眠 、胃痛、半身不遂、颈椎病、腰椎间盘突出等疾病。

2. 点法 用拇指端或拇指、食指指间关节点压体表。适用于肌肉较薄的骨缝处，常用于脘腹挛痛、腰腿痛等疾病。

3. 捏法 用拇指和食、中两指，或其余四指夹住肢体，相对用力挤压。适用于头部、颈项部、四肢及背脊部，常用于伤风感冒、恶心呕吐、腹痛泄泻、四肢厥冷、伤筋错节、跌打损伤等病症。

4. 拿法 用拇指和食、中两指，或其余四指相对用力，在一定部位上或穴位上，做一松一紧的提捏。适用于颈项、肩、四肢等部位，常用于治疗颈椎病、肩周炎、失眠、感冒等病症。

5. 捻法 用拇、食指螺纹面捏住一定部位，两指相对做搓揉动作。适用于四肢小关节，常配合其他手法治疗小关节疼痛、肿胀或屈伸不利等病症。

6. 踩法 患者俯卧，在胸部和大腿部各垫 3～4 个枕头，使腰部腾空。操作者双手扶住预先设置好的横木，以控制自身体重和踩跳时的力量，同时用脚踩患者腰部并做适当的弹跳动作，跳时足尖不要离开腰部。根据患者体质，可逐渐加重踩踏力量和弹跳速度，同时嘱患者随弹跳的起落，配合呼吸，跳起时吸气，踩踏时呼气，切忌屏气。常用于治疗腰椎间盘突出症、肥大性脊柱炎 、腰部肌肉僵硬等疾病。

（五）叩击类手法

用手掌、拳背、手指、掌侧面或桑枝棒叩打体表，称叩击类手法。包括拍法、击法和弹法等。

1. 拍法　用虚掌（手指自然并拢，掌指关节微屈）拍打体表一定部位。适用于肩背、腰臀及下肢部，常用于肌肉痉挛、肌肉萎缩、风湿痹痛、关节麻木 、胃肠痉挛疼痛等疾病。

2. 击法　用拳背、掌根、掌侧小鱼际、指尖或借助于桑枝棒叩击体表一定部位。适用于腰背、臀、四肢等部位，常用于风湿痹痛、脘腹痉挛、头痛、闪腰岔气等疾病。

3. 弹法　用一手指指腹紧压住另一手指甲，用力弹出，连续弹击体表一定部位。频率为每分钟 120～160 次。适用于全身各部，尤以头面、颈项部常用，常配合其他手法治疗项强、头痛、面神经麻痹等疾病。

（六）运动关节类手法

对关节做被动性活动的手法，称为运动关节类手法包括摇法、背法和扳法等。

1. 摇法　用双手托拿所摇关节的两端做环旋摇动；或用一手固定关节近端肢体，另一手握住关节远端肢体，以关节为轴，使肢体做被动的环旋动作。适用于颈、腰和四肢各关节，用以治疗半身不遂、颈椎病、肩周炎、急性腰扭伤、腰椎间盘突出症、四肢关节扭伤等病症。

2. 背法　操作者和患者背靠背站立，操作者两肘套住患者肘弯部，然后弯腰屈膝挺臀，将患者反背起，使其双脚离地，以牵伸患者腰脊柱，再做快速伸膝挺臀动作，同时以臀部着力颤动或摇动患者腰部。治疗腰部扭伤疼痛、腰椎间盘突出症常用本法做配合治疗。

3. 扳法　以一手扶住关节近端，另一手握住关节远端，双手向同一方向或不同方向用力，使关节被动地在正常伸度内得以伸展。常用于腰、肩、颈、四肢关节。治疗关节错位或关节功能障碍等疾病。

二、小儿推拿手法

1. 推法　包括直推法和旋推法。直推法，以拇指桡侧或指腹，或用食、中指螺纹面在穴位上做直线推动；旋推法，以拇指螺纹面在穴位上做回旋推动；分推法，用两手拇指桡侧面或指腹，或用食、中指指面自穴位向两旁做“八”字形推动。动作要领是要有节奏，蓄力于指腹，用力要均匀，频率为每分钟 200～300 次。

2. 揉法　以拇指、食指或中指固定在穴位或部位上，带动皮肤做回旋揉动。动作要领是操作时要由腕关节发力，手法轻柔和缓，揉动时带动皮肤，频率为每分钟 200 次。

3. 运法 以拇指桡侧面或食、中指指腹从一穴位向另一穴位做弧形运动或在选定穴位上做轻缓的环行运动。动作要领同推法，但运动时不要带动皮肤，力量要比推法轻，速度宜慢，频率为每分钟 120 次。

4. 按法 以拇指或掌根在一定穴位上逐渐向下用力按压，一般用手指按压适用于头、面、肩及四肢，用掌根按压适用于胸腹部。动作要领是有一定压力，且由轻到重，逐渐增加，力量大小以小儿感到有酸麻胀重感为宜，力求做到压力在皮肤，而作用力深达肌肉、脏腑。

5. 摩法 以手掌或食、中、无名指指腹，放在一定穴位或部位上做研摩动作。动作要领要协调，用力要轻，速度要均匀，频率为每分钟 120～150 次。

6. 捏法 也称为捏脊法，以拇指螺纹面在前，食指屈曲在后，在拇指螺纹面及食指第二指关节之间捏住皮肤，两手同时交替向前捏动皮肤；或拇指在后，食、中两指在前，捏住皮肤交替向前移动也可。动作要领是手法轻柔迅速，操作者用拇指桡侧缘分别顶住脊柱两旁皮肤，食、中指前按，三指同时用力捏皮肤，双手交替捻动，直线向前，自长强穴直捏到大椎穴。

7. 掐法 以指甲重刺穴位或局部，如人中穴。此是推拿手法中最强刺激者，切忌用蛮力，指甲要剪短，不能损伤小儿皮肤，可在施术部位垫置薄布。

8. 拿法 同成人手法，操作时适当减少作用力。

项目小结

推拿疗法的基本原理是“力”“能”“信息”三方面的作用。松解类手法要求持久、有力、均匀、柔和，从而达到“深透”的效果。整复类手法其操作应符合稳、准、巧、快的基本技术要求。成人推拿手法常分为 6 大类：摆动类手法、摩擦类手法、振动类手法、挤压类手法、叩击类手法、运动关节类手法。小儿推拿手法常见的有：推法、揉法、运法、按法、摩法、捏法、掐法、拿法等手法。在临床护理工作中，严格掌握该疗法的适应证、禁忌证，能根据需要选择适宜的手法进行操作护理。

目标检测

一、单项选择题

1. 下列哪种疾病不是推拿的适应证（　）。

A. 骨伤科疾病　　B. 小儿肌性斜颈
C. 遗尿　　D. 肺结核
E. 头痛

2. 下列哪种疾病是推拿的禁忌证（　）。

A. 胃脘痛　　B. 腰椎间盘突出症

C. 便秘 D. 恶性肿瘤

E. 失眠

3. 在患者肩背、腰臀及下肢后侧进行推拿时常采用（ ）。

A. 仰卧位 B. 俯卧位

C. 侧卧位 D. 端坐位

E. 俯坐位

4. 在患者项肩部及上背部操作时常采用（ ）。

A. 仰卧位 B. 俯卧位

C. 侧卧位 D. 端坐位

E. 俯坐位

5. 用拇指和其他手指在施术部位做对称性挤压称（ ）。

A. 推法 B. 挤法

C. 拍法 D. 捏法

E. 抖法

6. 捏法常用于哪个病症的治疗（ ）。

A. 肢体酸痛，关节活动不利 B. 头痛、头晕

C. 肌肉痉挛，风湿痹痛 D. 皮肤胀满，胸胁胀痛

E. 疲劳性四肢酸痛、颈椎病

7. 拿法主要作用于（ ）。

A. 颈、肩、四肢及头部 B. 肩背、腰骶及下肢部

C. 头、颈、项及四肢部 D. 全身各部，尤其经络穴位

E. 以上都不是

8. 用虚掌有节奏的拍打体表为（ ）。

A. 拍法 B. 击法

C. 点法 D. 击法

E. 捏法

二、简答题

1. 简述推拿的适应证。
2. 简述推拿的禁忌证。

项目十六　灸　法

学习目标

知识目标

1. **掌握**　灸法的种类、适应证、禁忌证及操作流程。

2. **熟悉**　灸法的作用。

能力目标

会熟练运用艾灸方法对患者进行护理。

任务一　灸法的基本知识

一、灸法基本概念

艾灸疗法简称灸法，是运用艾绒或其他药物在体表的穴位上烧灼、温熨，借灸火的热力以及药物的作用，通过经络的传导，以起到温经通络、升阳举陷、行气活血、回阳救逆、防病保健等作用，从而达到防治疾病的一种治法。

二、灸法的作用

（一）温经散寒

气行则血行，气止则血止，人体的正常生命活动有赖于气血的作用，血气在经脉中流行，完全是由于“气”的推送。灸法正是应用其温热刺激，起到温经通痹的作用。通过热灸对经络穴位的温热性刺激，可以温经散寒，加强机体气血运行，达到临床治疗目的。

（二）扶阳固脱

灸关元、神阙等穴，由于艾叶有纯阳的性质，再加上火本属阳，两阳相得，往往可以起到扶阳固脱、回阳救逆、挽救垂危之疾的作用，在临床上常用于中风脱症、急性腹痛吐泻、痢疾等急症的急救。

（三）升阳举陷

由于阳气虚弱不固等原因可致上虚下实，气虚下陷，出现脱肛、阴挺、久泻久痢、崩漏、滑胎等，《灵枢·经脉》篇云“陷下则灸之”，故气虚下陷、脏器下垂之症多用灸疗。因此，灸疗不仅可以起到益气温阳、升阳举陷、安胎固经等作用，对卫阳不固、腠理疏松者，亦有效果，使机体功能恢复正常。

（四）防病保健

常灸足三里、关元、大椎等穴，能激发人体正气，提高抗病能力，起到保健强身作用。

任务二　灸法的种类

一、艾条灸

取纯净细软的艾绒平铺在细草纸上，将其卷成直径约1.5cm圆柱形的艾卷，要求卷紧，外裹以质地柔软疏松而又坚韧的桑皮纸，用胶水或糨糊封口而成。也有在每条艾绒中加入中药，则成为药艾条。

（一）温和灸

施灸时将艾条的一端点燃，对准应灸的腧穴部位或患处，距皮肤2~3cm，进行熏烤。熏烤使患者局部有温热感而无灼痛为宜，一般每处灸5~7分钟，至皮肤红晕为度。对于昏厥、局部知觉迟钝的患者，医者可将食、中二指分开，置于施灸部位的两侧，这样可以通过医者手指的感觉来测知患者局部的受热程度，以便随时调节施灸的距离和防止烫伤。

（二）雀啄灸

施灸时，将艾条点燃的一端与施灸部位的皮肤并不固定在一定距离，而是像鸟雀啄食一样，一上一下活动地施灸。另外也可均匀地上、下或向左右方向移动或做反复地旋转施灸。

（三）回旋灸

距皮肤1.5~3cm，艾灸条在皮肤上做顺时针或逆时针转动。

二、艾炷灸

将艾炷置于施灸部位点燃而治病的方法。艾炷是用艾绒制成的圆锥形艾团，制作时将纯净的艾绒放在平板上，用手搓捏成大小不等的艾炷，一般小如麦粒、中如半截枣核、大如半截橄榄等。每燃烧一个艾炷称为一壮。

（一）直接灸

直接灸指直接将艾炷放置在皮肤上的施灸的方法，又分为无瘢痕灸和瘢痕灸。

1. 无瘢痕灸　施灸时先在所灸部位涂以少量的凡士林，以使艾炷便于黏附，然后将艾炷置于施灸部位点燃施灸，当艾炷燃剩2/5，或患者感到微有灼痛时，即可易炷再灸，以局部皮肤出现红晕而不起泡为度。因其皮肤无灼伤，故灸后不化脓，不留瘢痕，易为患者接受。

2. 瘢痕灸 又名化脓灸，施灸时先将所灸腧穴部位，涂以少量的大蒜汁，以增加黏附和刺激作用，然后将大小适宜的艾炷置于腧穴上，用火点燃艾炷施灸。每壮艾炷必须燃尽，除去灰烬后，方可继续易炷再灸，待规定壮数灸完为止。施灸时由于火烧灼皮肤，因此可产生剧痛，此时可用手在施灸腧穴周围轻轻拍打，借以缓解疼痛。在正常情况下，灸后1周左右，施灸部位化脓形成灸疮，5～6周，灸疮自行痊愈，结痂脱落后而留下瘢痕。

（二）间接灸

1. 隔姜灸 是用鲜姜切成直径2～3cm、厚0.2～0.3cm的薄片，中间以针刺数孔，然后将姜片置于应灸的腧穴部位或患处，再将艾炷放在姜片上点燃施灸。当艾炷燃尽，再易炷施灸。灸完所规定的壮数，以使皮肤红润而不起泡为度。适用于一切虚寒病证。

2. 隔蒜灸 用鲜大蒜头，切成厚0.2～0.3cm的薄片，中间以针刺数孔，然后置于应灸腧穴或患处，然后将艾炷放在蒜片上，点燃施灸。待艾炷燃尽，易炷再灸，直至灸完规定的壮数。此法多用于治疗瘰疬、腹中积块及初起的肿疡等症。

3. 隔盐灸 用纯净的食盐填敷于脐部，或于盐上再置一薄姜片，上置大艾炷施灸。多用于治疗伤寒阴证或吐泻并作，中风脱证等。

4. 隔附子饼灸 将附子研成粉末，用酒调和做成直径约3cm、厚约0.8cm的附子饼，中间以针刺数孔，放在应灸腧穴或患处，上面再放艾炷施灸，直到灸完所规定壮数为止。

（三）温针灸

针刺与艾灸相结合的一种方法，又称针柄灸，即在留针过程中，将艾绒搓团捻裹于针柄上点燃，通过针体将热力传入穴位。本法具有温通经脉、行气活血的作用，适用于寒盛湿重、经络壅滞之证，如关节痹痛、肌肤不仁等。

任务三　灸法的适应证及禁忌证

一、适应证

艾条悬起灸适用于多种慢性病，如消化不良、贫血、低血压眩晕、失眠、肌肉劳损、关节痛和痛经、胎位不正等。实按灸适用于风寒湿痹、痿证和虚寒证等。直接灸热力较强，温经散寒的作用也较大，适用于一些慢性虚寒性疾病，如胃脘痛、慢性支气管哮喘、风寒湿痹、半身不遂、神经衰弱等；间接灸的隔姜灸在温中散寒、通经活络方面的功效显著，适用于虚寒性呕吐、胃脘痛、胃肠炎、痛经和多种慢性风湿性关节炎；隔蒜灸具有拔毒、消肿、止痛、活血化瘀的功效，适用于治疗早期肺结核、未化脓的疖肿和类风湿关节炎；隔盐灸具有温中散寒、扶阳固脱的功效，适用于虚脱和虚寒吐泻；由于附子辛温大热，有温肾补阳的作用，故隔附子饼多用于治疗命门火衰而致的阳痿、早泄、遗精和疮疡久溃不敛的病证。

二、禁忌证

凡属实热证、阴虚阳亢、邪热内炽等均不宜施灸；头、颜面部，血管表浅部位，孕妇的腹部和腰骶部，有破溃或溃疡的皮肤局部不宜施灸；对于体质虚弱、空腹、极度疲劳和对灸法恐惧者，应慎施灸，施灸过程刺激量不可过强，以防发生“晕灸”。

三、常见不良反应及处理

（一）晕灸

施灸患者突然出现头晕眼花、恶心、心慌出汗、面色苍白、脉细肢冷、血压降低，甚至晕厥等症状，即为晕灸。虽较少见，但施术者也应注意。对初次施灸或体弱的患者，熏灸的时间宜短，不可刺激量过大。发现晕灸，应立即停止施灸，将患者扶至空气流通处。去枕平卧或头低足高位，轻者给饮温开水或糖水，静卧片刻即可恢复；重者在上述处理的基础上，指掐或针刺人中、合谷、内关、足三里穴位；或灸百会、气海、关元穴位。若仍不缓解，应配合其他治疗及抢救措施。

（二）皮肤出现水泡

施灸后，局部皮肤出现微红灼热，属于正常现象，无需处理。如因施灸过量，时间过长，局部出现小水泡，只要注意不擦破，可任其自然吸收。如水泡较大，可用消毒的毫针刺破水泡，放出水液，或用注射针抽出水液，再涂以甲紫，并以无菌纱布包敷，注意保持局部干洁，以防感染。

（三）身体不适

有少数患者开始施灸时出现低热、疲倦 、口干、全身不适等感觉，一般不需处理，继续施灸可逐渐消失。必要时可拉长施灸的间隔时间。

（四）口渴、便秘、尿黄

少数患者可出现，为有些伤阴之象，可服食滋阴之品，或遵医嘱内服“加味增液汤”。

（五）过敏

艾条熏处瘙痒、潮红、水肿、水泡；重者心悸、胸闷、气急，需对症处理。

拓展阅读

灸法的顺序

通常来说应先灸阳经，后灸阴经，先灸上部，后灸下部；灸的数量来说，先少后多；就艾炷的大小而言先小后大。

项目小结

艾灸疗法简称灸法，是运用艾绒或其他药物在体表的穴位上烧灼、温熨，借灸火的热力以及药物的作用，通过经络的传导，以起到温经通络、升阳举陷、行气活血、回阳救逆、防病保健等作用，从而达到防治疾病的一种治法。灸法的种类众多，临床常见的有艾条灸、艾炷灸、温针灸等，在临床护理工作中，需严格掌握灸法的适应证及禁忌证，能根据需要选择适宜的灸法进行护理。

目标检测

一、单项选择题

1. 灸法的作用是（　）。

A. 温经散寒　　B. 扶阳固脱

C. 消瘀散结　　D. 以上全是

2. 不属于灸法应用范围的是（　）。

A. 虚证　　B. 阴虚阳亢

C. 寒证　　D. 阴证

3. 以下病症哪个适合艾灸治疗（　）。

A. 中风闭证　　B. 高热神昏

C. 遗精阳痿　　D. 阴虚咯血

4. 下列哪些部位不宜使用直接灸（　）。

A. 面部穴位　　B. 乳头

C. 大血管　　D. 孕妇的腹部

E. 以上均是

5. 下列哪种疾病不适合灸法（　）。

A. 虚证　　B. 痹痛

C. 中风脱证　　D. 中风闭证

6. 瘢痕灸是指下列哪种方法（　）。

A. 化脓灸　　B. 非化脓灸
C. 间接灸　　D. 灯火灸

7. 可以治疗蛇蝎毒虫所伤的灸法是（　）。
A. 隔姜灸　　B. 隔蒜灸
C. 隔附子饼灸　　D. 隔盐灸

8. 下列哪项不属于艾条灸（　）。
A. 回旋灸　　B. 无瘢痕灸
C. 雀啄灸　　D. 温和灸

二、简答题

1. 简述灸法的适应证。
2. 简述灸法的禁忌证。

项目十七　拔　罐

学习目标

知识目标

1. **掌握**　拔罐分类、适应证、禁忌证、操作流程及注意事项。

2. **熟悉**　罐具的种类。

能力目标

具备熟练运用火罐对患者进行护理的能力。

任务一　拔罐的基本知识

一、拔罐基本概念

拔罐疗法是指以罐为工具，利用燃烧、抽吸、挤压等方法，排除罐内空气形成负压，使之吸附于施术部（穴）位的体表而产生刺激，使局部皮肤充血、瘀血，从而达到疾病治疗作用的一种外治法。拔罐是我国古代劳动人民在与疾病作斗争的过程中积累的宝贵经验，有着悠久的历史，是中医治疗学的一个重要组成部分。

二、罐具的种类

在古代，医者采用拔罐法治疗疾病，多选用动物的犄角做罐具。后来，随着社会的发展，人们在长期的实践中不断发明创造，丰富了拔罐用具，制成了形态各异、各具特色的罐具。

（一）传统罐具

1. 竹罐　竹罐的制备，是选用竹身正圆，坚固无损的竹子，截成长 6～9cm 的竹管，一端留节做底，另一端作为罐口，用刀刮去竹筒的外皮及内膜，制成如腰鼓的圆筒，用砂纸打磨罐口至平滑即可。竹罐口径可选用 3cm、4.5cm、6cm 等几种，以适合不同部位使用。此种罐取材容易，经济轻巧，耐高温，不易破碎，但易爆裂、漏气，现常用于水煮罐法。

2. 陶罐　是用陶土烧制而成，口小肚圆而大，一般长 4～9cm，口径 3～8cm，厚度适宜，罐口光滑。此罐吸附力强，耐高温且不透明，但较重易碎。

3. 玻璃罐 是由耐热质硬的玻璃加工制成的，形如球状，罐口平滑，分大、中、小三种型号。玻璃罐的特点是光滑透明，可观察罐内皮肤充血、瘀血程度，还可用于“走罐”，故临床使用广泛，但传热较快，易碎裂。

（二）现代罐具

按排气方法分类包括抽气罐和挤压排气罐两类。

1. 抽气罐 是指用抽出罐中气体的方法排气的罐具，常用的有注射器抽气罐、空气筒抽气罐、橡皮排气球抽气罐、电动吸引抽气罐和旋转手轮活塞式抽气罐。

2. 挤压排气罐 是指用挤压罐体排气法排气的罐具，主要是橡胶罐，外形与玻璃罐具相似，此罐轻便，不易破裂。缺点是不能观察拔罐部位的皮肤变化，负压调节不够准确方便。

三、罐法的分类

拔罐疗法的种类很多，经整理和归纳，可根据操作方法、拔罐形式及综合治疗的不同来分类。

（一）按排气方法分类

1. 火罐 利用火力燃烧排去空气。

2. 水罐 利用水蒸气的热力排去空气。

3. 抽气罐 以注射器抽出空气。

4. 挤压罐 用手挤压橡胶皮球排出空气。

（二）按拔罐的形式分类

1. 单罐 主要用于病变范围较小的部位或压痛点。可按病变的范围大小，选用适当口径的罐具，如胃脘痛者在中脘穴拔罐；感冒前额痛者在印堂穴拔罐。

2. 多罐 用于病变范围比较广泛的疾病。根据病痛组织的面积，可酌情吸拔 3 ~ 10 个罐，如腰背痛、胁肋痛，按顺序纵横排列拔罐 4 ~ 6 个，故又称为排罐法。多用于神经肌肉疼痛、陈旧性软组织损伤等证。

3. 闪罐 此法是将罐拔住后，随即取下，再迅速拔住，如此反复吸拔多次，至皮肤潮红为止。多用于表证、虚证引起的肌肉疼痛、麻木等，病变部位较广泛或游走不定者。

4. 留罐 又称坐罐，即拔罐后留置 10 ~ 15 分钟。此法多用于深部组织损伤、颈肩腰腿痛以及临床各科多种疾病。留罐时间应视拔罐反应及患者体质而定。

5. 走罐 又称推罐，一般用于面积大且肌肉丰厚的部位，如腰背、大腿等。选取口径较大的玻璃罐，先在罐口边缘或拔罐部位涂抹凡士林等润滑油脂，将罐吸拔住，然后用手握住罐体，用力在患部上下左右缓慢移动罐体 6 ~ 8 次，至局部皮肤呈深度潮红或瘀血为度。多用于久病或多个脏腑同病，病变部位广泛而深在者。

（三）按综合治疗分类

1. 药罐 用药液煎煮竹罐后吸拔，或在罐内贮药液吸拔，可根据不同病症配用不同药液。

2. 针罐 此法是将针刺与拔罐相结合应用的一种方法。即先针刺，待得气后留针，再以针为中心点拔罐，留置10～15分钟，然后起罐起针，多用于风湿痹证。

3. 刺络（刺血）罐 是将拔罐与刺血疗法配合应用的一种方法，即用三棱针、粗毫针或注射器针头等刺出血后拔罐。治疗部位先行皮肤消毒，然后用针散刺相应部位，使之出血少许，再拔罐，可以加强刺血法的效果。多用于实证、瘀血证及某些皮肤病等。

4. 水罐 在罐内注入温热水后吸拔病变部位，多用于表证、热证。

任务二 拔罐的操作方法

拔火罐法是临床最为常用的一种拔罐方法，它主要利用点火燃烧法排出罐内空气，形成负压，以吸附于体表。本节以拔火罐为例，介绍拔罐的操作方法。

> **考点提示**
> 拔罐的适应证与禁忌证。

一、适应证与禁忌证

（一）适应证

外感风寒之头痛，关节疼痛，腰背酸痛，咳嗽气喘，脘腹胀满腹痛泄泻，疮疡将溃或已溃脓毒不泄的外科疾患以及蛇伤急救排毒等。

（二）禁忌证

高热抽搐，凝血机制障碍患者，皮肤过敏、溃疡破溃处、水肿、肿瘤和大血管处，孕妇的腹部及腰骶部等均不宜拔罐。

二、操作前准备

（一）操作者准备

仪表整洁，洗手，戴口罩。核对患者姓名、床号等；向患者解释操作目的、主要步骤、配合要点以及相关事项；说明所用拔罐的作用及可能产生的不良反应，取得患者和（或）家属对执行该操作的知情同意；评估局部皮肤情况；了解患者年龄、文化程度、目前心理状态和对疾病的认识；根据病情协助患者取安全舒适体位。

（二）用物准备

治疗盘内放罐具（根据拔罐部位和拔罐方法选择合适的罐具，并用纱块检查罐口边缘是否光滑，有无裂痕）、止血钳、酒精棉球或纸片、火柴或火机、小口瓶、大毛巾等，必要时准备屏风。

（三）环境准备

环境应清洁、干燥、光线充足，保持安静，室温适宜，有条件者在治疗室操作。

（四）患者准备

排空大、小便，取适宜体位。

三、操作步骤

（一）用物准备

备齐用物至患者床旁，核对患者姓名、床号等。

（二）体位

根据病情、拔罐部位，协助患者取舒适的体位，暴露拔罐部位，注意保暖、遮挡。

（三）部位准备

擦干操作部位皮肤汗液，需要时清洁皮肤，有较粗长的毛发者宜刮净。

（四）操作前检查

拔罐前再次检查罐口边缘是否光滑和有无缺损，再次核对患者。

（五）拔罐方法选择

罐具常用的吸附方法有投火法、贴棉法、滴酒法、闪火法和架火法。在临床上最常用闪火法，本法适用于各种体位，特别适用于闪罐法和走罐法，操作时用钳子或镊子夹住酒精棉球，点燃后伸入罐内中段旋转1～2圈后，迅速退出，将罐扣在应拔的部位。需较大吸拔力时，可将燃烧的酒精棉球在罐内壁上中段旋转涂擦，使酒精在罐壁燃烧，然后迅速抽出棉球并将罐扣在应拔的部位。棉球不宜蘸取酒精太多，以免流溢烧伤皮肤。

（六）拔罐操作

以闪火法为例介绍拔火罐法，用止血钳夹住酒精棉球点燃并伸入罐内中段绕1～2圈后迅速退出，立即将罐扣在所选部位，将酒精棉球放在小口瓶灭火。拔罐时动作要稳、准、轻、快，防止烫伤。

> **考点提示**
>
> 罐具常用的吸附方法是闪火法。

（七）留罐

留罐10～15分钟，随时观察罐口吸附的情况、皮肤的颜色和患者的全身情况。

（八）起罐

起罐时用左手轻按罐具向左倾斜，右手食指或拇指按住罐口右侧的皮肤，使罐口与皮肤之间形成空隙，空气进入罐内则罐自起。在背部拔多个罐时，应按顺序先上后下起罐，以防止发生头晕、恶心呕吐等不良反应。起罐后用纱布轻轻擦去罐斑处皮肤上的小水珠，瘙痒者切不可搔抓皮肤。治疗疮疡时，应预先在罐口周围填以脱脂棉花或纱布，以免起罐时脓血污染衣服、被褥物品，起罐后擦净脓血，适当处理伤口。

（九）操作后处理

协助患者取安全舒适卧位，整理床单位；清理用物，消毒罐具；洗手；再次核对医嘱，观察并记录结果。

四、注意事项

（一）护士需要注意的事项

病室温度应适宜，注意防风保暖。拔罐时使患者取合理、舒适的体位，选择肌肉较丰厚、富有弹性的部位拔罐，骨骼凹凸不平和毛发较多处不宜拔罐。拔罐时动作要稳、准、快，避免酒精灼伤皮肤，起罐时切勿强拉或扭转，以免损伤皮肤。拔罐过程中应密切观察局部皮肤反应和全身情况，注意患者有无不适，若患者感觉拔罐部位有凉气外出或有温热感、微痛等现象，罐内皮肤呈紫斑、瘀血或丹痧，应告知患者此情况为正常反应，避免患者精神紧张；注意有无晕罐先兆，若出现头晕、心慌、恶心、面色苍白、呼吸急促、四肢厥冷、脉细数等现象，应立即起罐，协助患者平卧（或头低足高位），轻者适量饮水、休息片刻即可恢复，重者可点按人中、合谷、内关、足三里、百会、气海、关元等穴，必要时采用中西医结合方法急救。

（二）患者需要注意的事项

患者充分暴露拔罐部位，注意保暖。拔罐过中尽量避免变换体位，以免罐具脱落损坏。患者如有特殊不适应应及时向护士说明。

五、常见不良反应及处理

（一）局部不适、晕罐

拔罐时应注意询问患者的感觉，观察局部和全身的情况。局部发热、发紧、发酸、疼痛较明显时，应取下重拔；有晕罐先兆时，应及时起罐，让患者平卧，轻者喝些开水，静卧片刻即可恢复，重者应立即做相应的处理。

（二）烫伤

如局部出现小水泡，可不必处理，待自行吸收；如水泡较大，应消毒局部皮肤后，用无菌注射器吸出液体，覆盖无菌敷料。

拓展阅读

拔罐后皮肤形态的变化及意义

拔罐后局部皮肤出现点片状紫红色瘀点、瘀斑或兼有微热痛感，这种现象称之为“罐斑”。罐斑是拔罐疗法的治疗效应，是体内病理的反映，一般持续一至数天便可自行消失。表现为皮肤潮红、紫红或紫黑色瘀血，小点状紫红色疹子，同时还常伴有不同程度的热痛感。如在拔罐后皮肤表面出现水泡、水肿，或在罐内壁上挂满水珠，或起罐后有水流出，表示患者体内湿盛，或因感受潮湿而致病；若出现紫红或紫黑色的罐斑，多提示患有血瘀证，兼见发热或丹痧者，多为热毒证；若水泡呈血红或黑红色，多为久病夹湿之血瘀证；若皮肤表面无皮色变化，触之不温，多为虚寒证；若皮肤表面出现微痒或皮纹，多系风邪为患。

项目小结

拔罐疗法是指以罐为工具，利用燃烧、抽吸、挤压等方法，排除罐内空气形成负压，使之吸附于施术部（穴）位的体表而产生刺激，使局部皮肤充血、瘀血，从而达到疾病治疗作用的一种外治法。罐具与罐法的种类众多，在临床中较常用的为玻璃罐与竹罐，最为常用的一种拔罐方法为火罐法。在临床护理工作中，需严格掌握罐法的适应证及禁忌证，操作过程需特别注意防烫伤。

目标检测

一、单项选择题

1. 具有宣解、润肺、化痰等功效的罐法是（ ）。

A. 火力排气法　　B. 抽气排气法

C. 挤压排气法　　D. 刺络（刺血）罐法

2. 下列对拔罐时间宜长的描述，正确的是（ ）。

A. 病情重、病灶深及疼痛性疾患

B. 拔罐部位肌肉薄，如头部、胸部

C. 气候炎热

D. 血管浅显处

3. 下列对玻璃罐缺点描述，正确的是（ ）。

A. 易燥裂漏气，不易观察皮肤的变化

B. 罐具较重，容易打破，无法观察罐内皮肤变化

C. 容易破损，导热快
D. 负压维持时间较短

4. 下列对竹罐优点描述，正确的是（　）。
A. 轻便、耐用、不易打破
B. 价格低廉、吸拔力大
C. 便于在罐外观察皮肤的变化
D. 操作简单，可随时调整负压

5. 拔火罐的适应证是（　）。
A. 急性腰扭伤　　B. 外感风寒，风寒湿痹
C. 平素体质虚弱　　D. 各种疮疡疖肿
E. 高热、抽搐、昏迷

6. 中医拔罐治疗中，用镊子或止血钳夹住酒精棉球，点燃后在罐内绕一圈后，立即退出，然后迅速将罐扣在施术部位的方法是（　）。
A. 投火法　　B. 贴棉法
C. 闪火法　　D. 架火法
E. 熄火法

二、简答题

1. 简述拔罐疗法的适应证及禁忌证。
2. 简述闪火法的步骤。

项目十八　刮　痧

学习目标

知识目标

1. **掌握**　刮痧适应证、禁忌证及操作方法。

2. **熟悉**　刮痧的作用。

能力目标

具备熟练运用刮痧对患者进行护理的能力。

任务一　刮痧的基本知识

一、刮痧的概念

刮痧法是用边缘钝滑的器具如铜钱、瓷匙、水牛角、檀香木板等，蘸上水、香油或润滑剂等介质，在人体某一部位的皮肤上进行刮磨，使局部皮肤出现痧斑或痧痕的一种外治法。

二、刮痧的作用

刮痧法的基本原理是基于人体的脏腑、营卫、经络、腧穴的学说，通过运用一定的工具刮摩人体皮肤，作用于某些腧穴（即刮痧的经穴部位），产生一定的刺激作用。一方面可疏通腠理，使脏腑秽浊之气通达于外，促使周身气血流畅，逐邪外出，达到治病的目的；另一方面疏通经络，通调营卫，协调脏腑，从而达到保健的目的。

三、适应证与禁忌证

（一）适应证

1. 内科病证　眩晕、失眠、肥胖、感冒、头痛、咳嗽、呕吐、腹泻、中暑等。

2. 骨外科病证　腰腿痛、漏肩风、落枕等；痔疮、皮肤瘙痒症、荨麻疹、痤疮、湿疹、脱发等。

3. 妇科病证　痛经、闭经、月经不调、乳腺增生、产后缺乳等。

4. 儿科病证　疳证、积滞、小儿感冒发热、腹泻、遗尿等。

5. 五官科病证　牙痛、鼻渊、咽喉肿痛、近视、弱视、耳聋、耳鸣等。

6. 其他 用于养颜美容、消斑除痘。

（二）禁忌证

1. 急性传染病、急腹症、重症心脏病、严重高血压等。

2. 形体过于消瘦者或久病体弱者或空腹者，皮肤有缺损或有病变、下肢静脉曲张、有出血倾向等。

3. 妇女经期或妊娠期禁用。

任务二 刮痧的操作方法

一、刮痧用具

刮痧工具包括刮痧板和润滑剂。工具的选择直接关系到刮痧治病保健的效果。古代用汤勺、铜钱、嫩竹板等作为刮痧工具，用麻油、水、酒作为润滑剂。现常用以下工具。

（一）刮痧板

刮痧板是刮痧的主要工具。刮痧板一般加工为长方形，边缘光滑，四角钝圆。刮板的两长边，一边稍厚，一边稍薄。薄面用于人体平坦部位的治疗刮痧，凹陷的厚面适合于按摩保健刮痧，刮板的角适合于人体凹陷部位刮拭。还有适合经络全息刮拭方法的刮痧板，一侧短边为对称的圆角，其两角除适用于人体凹陷部位刮拭外，更适合用于椎部位及头部全息穴区的刮拭。目前，各种形状的刮痧板、多功能刮痧梳很多，有水牛脊角制品，也有玉制品。水牛角质地坚韧，光滑耐用，加工简便，具有发散行气、清热解毒 、活血化瘀的作用。《本草纲目》认为，玉具有清音哑、止烦渴、定虚喘、安神明、滋养五脏六腑的作用。古人常将玉质品佩戴在手腕、颈部及胸部。水牛角及玉质刮痧板均有行气活血、疏通经络的作用。水牛角和玉制品的刮痧板，刮拭完毕可用肥皂水洗净擦干或以酒精擦拭消毒。为避免交叉感染，最好固定专人专板使用。水牛角刮板如长时间置于潮湿之地，或浸泡在水里，或长时间暴露在干燥的空气中，会发生裂纹，影响使用寿命。因此刮毕洗净后应立即擦干，最好放在塑料袋或皮套内保存。玉质板在保存时要避免磕碰。

（二）润滑剂

刮痧介质作为刮痧工具与人体表面之间的润滑剂，可减少刮痧时的阻力，方便刮拭，保护皮肤免受擦伤。介质中添加某些药品还可增强治疗效果。常见的介质有以下几种。

1. 水剂 常用凉开水，如患者在发热时可用温开水或白酒。

2. 油剂 常用香油或其他植物油。

二、刮痧部位及顺序

（一）刮痧的部位

1. 项背部 后项发际下至骶部脊柱的两侧，由上往下顺刮；背部肋间，由内往外斜刮。这是刮痧最重要、最常用的部位。

2. 肩颈部 颈部后外侧至肩峰，由内上往外下斜刮，颈前部气管两侧，由上往下顺刮。

3. 胸腹部 天突至歧骨（胸骨部），剑突下至脐上；均由上往下顺刮。胸腹部肋间，由内往外斜刮。

4. 肘腘窝 由上往下顺刮。刮痧时，一般先刮肩颈部、项背部、背部，然后再刮胸腹部及肘腘窝。

（二）刮痧的角度

刮痧板与刮拭方向保持45°～90°角进行。

三、操作前准备

（一）操作者准备

仪表整洁，洗手，戴口罩。核对患者姓名、刮痧的部位；嘱患者餐后1～2小时才能刮痧；了解患者的意识、心理状态及合作程度；向患者解释操作目的、主要步骤、配合要点以及相关事项，说明本治疗方法可能产生的副作用，以取得患者和（或）家属对执行该操作的知情同意；根据病情取合适安全体位，并检查局部皮肤状况。

（二）用物准备

治疗盘，刮具（检查刮具边缘的完整性和圆滑性），水、香油、其他润滑剂或药液等介质，清洁纱块，必要时备大毛巾、屏风、温开水及水杯等。

（三）环境准备

环境应光线充足、清洁、安静，空气清新。

（四）患者准备

排空大小便，取适宜体位，充分暴露刮痧的部位。

四、操作步骤

1. 根据刮痧部位备齐用物，携至床旁，再次核对。

2. 解释治疗的目的、方法，协助患者取舒适、合理的体位。如胸腹、下肢、内侧、前侧部多选用仰卧位或仰靠坐位；头部、颈部、背部、上肢和下肢外侧部多选用俯卧位或俯伏坐位及坐位。

3. 暴露刮痧部位，非刮痧部位盖上大毛巾或小棉被；必要时屏风遮挡。

4. 检查刮具边缘，确定光滑无缺损后一手固定患者，一手持刮具，蘸介质在选定的部位，使刮痧用具始终与皮肤保持45°~90°，从上至下，由内向外，单一方向刮擦局部皮肤，不要来回刮动。如刮背部，则应在脊椎两侧沿肋间隙呈弧线由内向外刮，每次刮8~10条，每条刮6~15cm。

5. 操作中，应保持刮痧板的湿润，刮擦数次后，操作者感觉刮具涩滞时，须及时蘸介质再刮，直至局部皮下呈现红色或紫红色瘀痕为止，一般一个部位刮擦20次左右。

6. 观察痧斑：痧斑均匀紫红色属正常现象；痧斑鲜红或绛红为体内热盛；痧斑紫黑不均匀为体内夹瘀等。

7. 操作完毕，清洁局部皮肤或用手掌按摩，协助患者穿衣并安置舒适卧位。刮痧出痧后嘱患者饮一杯温开水，并休息15~20分钟。

8. 整理用物，分类消毒处理，归还原处，洗手，记录并签名。

9. 刮痧板的保存：用肥皂和清水清洗，或用酒精、消毒液浸泡消毒后，涂食用油或刮痧油，置塑料袋中阴凉保存。如出现裂纹或缺口，可用细砂纸打磨。

五、刮痧护理以及注意事项

1. 保持室内空气流通，注意保暖。

2. 刮痧过程中要注意观察患者的反应，及时调整力量。如出现头晕目眩、心慌、心悸、出冷汗、面色苍白等症状，应立即停止，并报告医师。

3. 刮痧结束后，嘱咐患者饮用一杯温开水，避风稍作休息，30分钟之内禁忌洗澡，饮食上禁食生冷、油腻之品。

4. 皮肤溃烂和有皮肤病的患者不适宜进行刮痧。

六、常见不良反应及处理

晕痧

晕痧表现为头晕、面色苍白、心慌、出冷汗、四肢发冷、恶心欲吐或神昏仆倒等。

1. 预防措施 空腹、过度疲劳患者忌刮；低血压、低血糖、过度虚弱和神经紧张特别怕痛的患者轻刮。

2. 处理 迅速让患者平卧；让患者饮用温开水；迅速用刮板刮拭患者百会穴（重刮）、人中穴（棱角轻刮）、内关穴（重刮）、涌泉穴（重刮），报告医生，必要时用中西医结合抢救措施。

项目小结

刮痧法是用边缘钝滑的器具如铜钱、瓷匙、水牛角、檀香木板等，蘸上水、香油或润滑剂等介质，在人体某一部位的皮肤上进行刮磨，使局部皮肤出现痧斑或痧痕的一种外治法。刮痧一方面可疏通腠理，使脏腑秽浊之气通达于外，促使周身气血流畅，逐邪外出，达到治病的目的；另一方面疏通经络，通调营卫，协调脏腑，从而达到保健的目的。在临床护理工作中，严格掌握该疗法的适应证及禁忌证，能根据病情需要选择适宜的部位进行刮痧护理。

目标检测

一、单项选择题

1. 刮痧的方向总原则不包含（　）。

A. 由上而下　　B. 由内而外

C. 尽可能拉长距离　　D. 先头面后手足

2. 刮痧的主要工具有牛角、砭石、（　）、玉石等质地坚硬的材质制成的板关器具。

A. 木材　　B. 骨骼

C. 塑料　　D. 陶瓷

3. 在刮痧时，刮痧板的按压的力度大，刮拭的速度快，刮拭时间相对较短为（　）。

A. 补法　　B. 平补平泻法

C. 其他刮痧　　D. 泻法

4. 在刮痧时一般局部刮痧（　）为宜。

A. 5 分钟　　B. 10 ~ 20 分钟

C. 20 ~ 30 分钟　　D. 60 分钟

5. 刮痧的程度包括（　）和出痧的程度。

A. 力量的强度　　B. 角度的大小

C. 速度的快慢　　D. 长度的长短

6. 用刮痧板的边角直接点压穴，力量逐步加重，以患者能承受的为度，保持数秒后快速抬起，重复操作 5 ~ 10 次称之为（　）。

A. 摩擦法　　B. 角刮法

C. 点压法　　D. 按揉法

7. 刮痧后可（　）。

A. 洗冷水澡　　B. 吹风

C. 喝杯温开水　　D. 大量运动

二、简答题

1. 简述刮痧的作用。

2. 简述项背部刮痧的顺序。

参考答案

项目一

一、单项选择题

1. A　2. D　3. A　4. B　5. C　6. D　7. D　8. B　9. C　10. B　11. A

项目二

一、单项选择题

1. C　2. A　3. C　4. B　5. C　6. B　7. D　8. A　9. C　10. D　11. C　12. D

项目三

一、单项选择题

1. B　2. B　3. C　4. C　5. A　6. D　7. E　8. C　9. B　10. E　11. A　12. B　13. E
14. C　15. C　16. A　17. C

项目四

一、单项选择题

1. C　2. E　3. A　4. C　5. B　6. C 7. B　8. A　9. E　10. C　11. B　12. A　13. D
14. E　15. C

项目五

一、单项选择题

1. D　2. D　3. C　4. E　5. D　6. E　7. C　8. D　9. B　10. A　11. D　12. E　13. D
14. D　15. E

项目六

一、单项选择题

1. C　2. A　3. C　4. B　5. E　6. A　7. B　8. D　9. A　10. C

项目七

1、单项选择题

1. B　2. C　3. D　4. C　5. A　6. C　7. D　8. A　9. A　10. C

项目八

一、单项选择题

1. D　2. A　3. C　4. D　5. B　6. D　7. B　8. D　9. B　10. A　11. D　12. D　13. A
14. B　15. D　16. B

项目九

一、单项选择题

1. C　2. C　3. B　4. B　5. C　6. C　7. A　8. C　9. D　10. A　11. C　12. A　13. D

14. A　15. C

二、多项选择题

1. ABE　2. BCDE　3. ABCE　4. ABCDE　5. ABDE　6. ADE　7. ABDE　8. BCDE　9. ABCE

项目十

一、单项选择题

1. D　2. A　3. C　4. A　5. B　6. A　7. B　8. B　9. A　10. E

项目十一

一、单项选择题

1. D　2. D　3. C　4. B　5. C　6. A　7. D　8. E　9. E　10. C　11. C　12. A

项目十二

一、单项选择题

1. C　2. B　3. A　4. A　5. B　6. C　7. C　8. B　9. C　10. A　11. D　12. A　13. C　14. A　15. C

项目十三

一、单项选择题

1. A　2. A　3. D　4. B　5. C　6. E　7. D　8. B

项目十四

一、单项选择题

1. C　2. A　3. B　4. C　5. D　6. D　7. D　8. A

项目十五

一、单项选择题

1. D　2. D　3. B　4. E　5. D　6. E　7. A　8. A

项目十六

一、单项选择题

1. D　2. B　3. C　4. E　5. D　6. A　7. B　8. B

项目十七

一、单项选择题

1. A　2. A　3. C　4. A　5. B　6. C

项目十八

一、单项选择题

1. D　2. D　3. D　4. B　5. A　6. C　7. C

参考文献

[1] 孙秋华．中医护理学［M］．北京：人民卫生出版社，2017.

[2] 范俊德，徐迎涛．中医学基础概要［M］．北京：人民卫生出版社，2019.

[3] 马秋平．刘桂瑛．中医护理学［M］．北京：科学出版社，2014.

[4] 邓尚平，中医护理［M］．重庆：重庆大学出版社，2017.

[5] 张官印．中医护理［M］．郑州：河南科学技术出版社，2008.

[6] 徐桂华，胡慧．中医护理学基础［M］．北京：中国中医药出版社，2016.

[7] 张波，刘冰．中医护理［M］．郑州：河南科学技术出版社，2014.

[8] 陈佩仪．中医护理学基础［M］．北京：人民卫生出版社，2012.

[9] 沈爱明，魏素华．中医护理学［M］．南京：东南大学出版社，2015.